中药丸剂

杨晓东　黄勤挽　刘兴文　主编

全国百佳图书出版单位
中国中医药出版社
·北　京·

图书在版编目（CIP）数据

中药丸剂 / 杨晓东，黄勤挽，刘兴文主编. -- 北京：中国中医药出版社，2024.8

ISBN 978-7-5132-8861-3

Ⅰ. R283

中国国家版本馆 CIP 数据核字第 2024Y22H83 号

中国中医药出版社出版

北京经济技术开发区科创十三街 31 号院二区 8 号楼

邮政编码　100176

传真　010－64405721

北京盛通印刷股份有限公司印刷

开本 880×1230　1/32　印张 11.5　字数 258 千字

2024 年 8 月第 1 版　2024 年 8 月第 1 次印刷

书号　ISBN 978-7-5132-8861-3

定价　59.00 元

网址　www.cptcm.com

服务热线　010－64405510

购书热线　010－89535836

维权打假　010－64405753

微信服务号　zgzyycbs

微商城网址　https://kdt.im/LIdUGr

官方微博　http://e.weibo.com/cptcm

天猫旗舰店网址　https://zgzyycbs.tmall.com

如有印装质量问题请与本社出版部调换（010－64405510）

《中药丸剂》编委会

主　编

杨晓东　黄勤挽　刘兴文

副主编

李福兵　彭　腾　范润勇

编　委

王　瑾　刘　骏　李　波

肖　芳　郭洪明　梅　娇

序

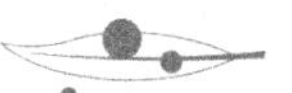

中药丸剂有着悠久的历史。我国最早的医学专著《五十二病方》就有以酒制丸、以油脂制丸、以醋制丸等记载。《黄帝内经》对丸剂有更详细的阐述，列出了两种丸剂的处方和制备工艺。其中《素问·腹中论》记载“以四乌鲗骨一藘茹二物并合之，丸以雀卵”，指出乌鲗骨丸用雀卵做黏合剂，丸剂大如小豆，服用量为五丸，饭前服用。所列小金丹虽为丸剂，但在制备工艺中体现了原始的升降丹制作过程，最后用炼白沙蜜为黏合剂制丸，大小如梧桐子大；服法也别具一格：每晨太阳初升时，面向东方，吸一口气，用冷水和气送下一丸，共服十粒（连服十日），可免受疫疠的传染。该服药方法含有道家的益气养身原理。由此可见，这些内容为中药药剂学的形成奠定了一定的基础。

后来的医学古籍对中药丸剂的记述更是日趋完善。有对丸剂药粉提出明确要求的，如《本草纲目》对丸剂的细粉要求捣细、过筛、混匀作了详细的描述：“丸散须用青石碾、石磨、石臼，其砂石者不良。凡筛丸散，用重密绢，各筛毕，更合于臼中，捣数百遍，色理和同，乃佳也。”对含油脂类及较脂腻类中药的加工方法和过程也有记述：“捣令如膏……乃稍稍入散中，合研擣散，以轻疏绢筛度之，再合擣匀。”对丸剂黏合剂，有用炼蜜、酒、姜汁糊、枣肉、蜂蜡等；对丸剂大小，有梧子大、弹子大、麻子大、鸡子黄大等。

过去，中药丸剂被认为是中药剂型“粗、大、黑”的代表，其实这是一种误解。正如《本草纲目》总结的那样，中药丸剂“药性有宜丸者……随药性，不得违越”，陶弘景注“按病有宜服丸……以为其制”。说明中药丸剂起源早，从我们的祖先认识疾病、认知药性开始，就创造了中药丸剂，并且有不同规格、不同种类、不同用途的丸剂。也就是说，中药丸剂诞生的因素包括两方面：一方面根据处方内药物的性质及功效特点适宜制作成丸剂；另一方面根据病情需要，患者应该较长时间服用相对固定的处方，以控制病情或巩固疗效，所列处方可制作成丸剂。这在一定程度上显示出中药丸剂的剂型特点和优势：易于贮存，方便患者较长期服用。相较液体制剂来说，固体制剂的丸剂贮存期较长，且贮存期内性质稳定。目前，正规药厂出厂的丸剂，一般贮存的有效期是 3 年，还有的长达 5 年。丸剂含药量较大，单次服用量可达 9g 或以上，这是其他固体制剂不可比的，且服用方法（温开水送服）较易。此外，一般丸剂制作不用深度加工提取，就能较好地保存原方原味。

所谓的“粗、大、黑”，指过去的加工工艺没有严格的标准，将成型前的药粉过筛混匀制备成丸，可见药物粗纤维充斥其中。目前我国药典规定，制丸用的中药饮片细粉必须全部通过 80 目筛，并有 95％以上通过 100 目筛，或者全部通过 100 目筛，并有 95％以上通过 120 目筛（最细粉），“粗”已不复存在。所谓“大”，是因为人们对中药丸剂剂型不完全了解。

丸剂分大蜜丸、小蜜丸、水蜜丸、水丸、糊丸、蜡丸、浓缩丸、微丸等，其中大蜜丸的规格有丸重 9g、6g 及 3g 等，需要咀嚼后吞服，我国北方许多地区都习用这种丸剂。大蜜丸之所以“大”（每丸重量在 0.5g 及以上者称为大蜜丸），是因为这种丸剂的含蜜量较高，一般含炼蜜量是药物细粉的同等量或以上；须知，蜂蜜在处方中不仅是黏合剂和矫味剂，尚有补中、润燥、止痛、解毒等功效。所谓“黑”，是因为中药丸剂外观色泽大多是黑色或者棕褐色，这是中药处方内药物及赋形剂固有的自然本色，无可非议。

《中国药典》（1963 年版）首次收载中药成方制剂 197 种，其中收载中药丸剂达 110 种，占 55.8%。当时生产中成药的药厂很少，生产的中成药以中药丸剂居多。由于是首次载入，尚缺乏严谨的质控指标。之后，中药丸剂的制备发展较快。生产标准上，起初是对不同丸剂的水分含量、崩解时限的控制要求，后来逐步对处方成分的显微特征鉴别及个别品种的理化鉴别，有了药品卫生标准要求；再后来要求有薄层色谱鉴别及主要成分的含量测定，有的品种还有指纹图谱的要求。

值得一提的是，近年来一些先进中药提取浓缩技术的广泛应用，使中药丸剂中的微型丸、浓缩丸和滴丸发展极快。这些先进工艺和质控标准的应用，对缩小中药丸剂的体积和保证中药丸剂的质量以及临床疗效起到了至关重要的作用，也进一步推进了中药丸剂发展以及走向国际市场。到《中国药典》（2015 年版），收载的中药制剂总数近 1500 种，其中丸剂在十几个剂型中独占鳌头，占比近 26%。根据部颁标准，各级医疗机构的医院制剂中，丸剂的数量和所占比例也不少，可见该剂型的重要地位。可以预言，今后中药丸剂在人们防病治病及保健养身方面仍有较好的发展前景。

我先后与学友杨晓东、黄勤挽等，从事中药制剂的实践、教学及科研工作多年。工作之余更具匠心，在重庆市北碚中医院及成都中医药大学药学院的鼎力支持下，搜集查阅了古今大量文献，整理、研究编撰了这部《中药丸剂》。本书源于传统，但不拘泥于传统，想呈现给读者的是从理论文献到工作实践的统一、传统经验与科技创新的统一、作坊式操作的考究与现代化标准要求的统一。该书奉献给同行及社会，希望能对中药丸剂的传承和发展起到承前启后的作用。古人言，中药丸剂因病情需要和药物性质而产生。我们相信中药丸剂也必将因社会发展而传承创新。

该书可作为中药学、药学相关专业辅导教学参考用书，也可作为中药学、药学学生及专业人员的业务工具书。由于编纂此等专业书尚属首次，其中难免有遗漏不足，祈盼师长、同行提出宝贵意见，使之不断充实完善，在中医药界发挥更实用的价值。仅此为序。

刘兴文

二〇二四年四月于重庆嘉陵江畔

前言

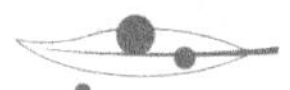

丸剂是中药最古老的剂型之一，起源于先秦，历秦汉、隋唐，至宋代发展成熟，到了现代，中药丸剂的发展也进入了一个崭新且快速发展完善的时期。丸剂是古代中医药家们一种智慧的发明，经历几千年传承发展至今。《神农本草经》卷一记："药性有宜丸者、宜散者……并随药性，不得违越。"记载最早见于《五十二病方》，《素问》亦记载了乌鲗骨藘茹丸、小金丹。至宋代，《太平惠民和局方》中丸剂比例占所有方剂的36％。可见中药丸剂的历史源远流长，历久弥香。

随着中药药剂学的发展，中药剂型几乎与西药剂型的种类相当。20 世纪以前没有的注射剂、颗粒剂、片剂、胶囊剂、滴丸剂、栓剂等都出现在了现代中药的剂型中。中药剂型的与时俱进改变了人们对中药"粗、大、黑"的印象，也进一步凸显了中药"简、便、效、廉"的特点。中药丸剂作为中药传统四大剂型（膏、丹、丸、散）之一，至今仍然有着广泛的应用，如金匮肾气丸、六味地黄丸、安宫牛黄丸、九味羌活丸、速效救心丸等。在《中国药典》一部中，丸剂占收载中成药品种总品种数的 26％，这凸显了中药丸剂在中药剂型中的重要地位。今后，中药丸剂也将在中医临床及保健养身方面有广泛的应用，因而值得好好继承和发展。

该书的编写始于主编们 2011 年获批的重庆市科学技术委员会的科研课题《中药传统丸剂整理研究》。研究团队查阅中医药经典古籍及国家药品标准，按时间顺序整理出四百多万字的中药丸剂文献资料，并将所收集整理的资料从中药药剂学角度汇编成书。编委多次讨论编写目录、内容等，几年来数易其稿（大的调整有 7 次），经过我院第四、五、六批全国老中医药专家“师带徒”指导老师刘兴文主任中药师的多次审阅，中国中医药出版社编辑审查，以及主编修改方得以完成。

本书旨在从历史资料中搜寻丸剂的影踪，力求从中药药剂学角度，系统总结各类中药丸剂的制作流程、剂型特点、制作关键技术等，以期展现中药丸剂的历史脉络和真貌，供中药学专业人员以及对中药丸剂制作感兴趣的人员参考。由于编者水平所限，不足之处在所难免，恳请读者提出宝贵意见，以期再版时更正。

编者

2024 年 3 月

目　录

第一章

中药丸剂概述

丸剂是中药传统剂型之一，最早见于《五十二病方》。《素问》中有乌鲗骨藘茹丸，“以四乌鲗骨，一藘茹，二物并合之，丸以雀卵，大如小豆，以五丸为后饭，饮以鲍鱼汁，利肠中及伤肝也”。《五十二病方》中有“以茯苓，撮取大者一枚，捣，捣之以舂，脂弁之，以为大丸，操”“冶蘼芜本，防风，乌喙，桂皆等，渍以醇酒而丸之，大如黑菽，而吞之”的记载，对丸剂名称、处方、规格、剂量以及服用方法均有较为详细的描述。丸剂于宋代发展至鼎盛，我国第一部中成药专著《太平惠民和剂局方》所载丸剂数占总方剂数的 36%。历代文献对丸剂的应用多有论述，《神农本草经》卷一记载：“药性有宜丸者、宜散者……并随药性，不得违越。”《苏沈良方》云：“大毒者须用丸……”此外，尚有“丸者，缓也，不能速去病，舒缓而治之也”“炼蜜丸者，取其迟化”等论述。

传统丸剂的制备一般较为简便，适用范围较广，既可小量制备，也可大量生产。丸剂可以充分利用处方内的药物，不需要过度的提取手段就能使药物均衡地包容于剂型中。在贮存和使用时，其品质均较稳定，服用时也较为方便，加之在生产时所需设备及工艺过程相对简单等优点，所以丸剂在中药成药中的发展是很快的。但传统丸剂也存在一些不足：生产过程各环节控制不当容易造成溶散时限不合格；若忽略了工艺卫生或无菌观念不强则容易感染细菌，造成产成品微生物限度超标；服用的剂量较大；儿童用药、急症用药的品种较少等。

一、中药丸剂的定义

中药丸剂指将处方内的药物与适宜的辅料经特定的工艺加工制成的球形或类球形固体制剂，制成的丸剂必须符合相应的质量标准。中药丸剂包括蜜丸、水蜜丸、水丸、糊丸、蜡丸、微丸、浓缩丸和滴丸等，除滴丸和部分浓缩丸，其余丸剂均为中药传统丸剂。

二、中药丸剂的特点

中药丸剂是中药传统剂型之一，其剂型特点显著。

首先，中药丸剂具有含药量大的特点。一个处方的药味无论多少，也无论剂量大小，除另有要求外，制作丸剂一般不需对处方内药物提纯分离，只需粉碎制粉后（或部分药物的提取浓缩液）与适量辅料混匀，就可以将药物均匀包容其中。这样可以最大限度保留药物原生状态。

其次，制作设备及工艺相对简单。小量生产泛制使用竹匾，塑制使用搓丸板，机械制作设备也较容易获得，有利于丸剂的小量制作及大批量生产，使携带、运输和服用也方便。

最后，丸剂的内涵极其丰富。根据临床需要以及药物性质，可选择不同的赋形剂，用不同的工艺制作成各具特色的丸剂。如速效的微丸、浓缩丸，因控释缓释而显长效特点的蜡丸、糊丸，还有口感较好的蜜丸、包衣丸等。

总之，中药丸剂既是一种能充分展现中医药理论的剂型，又是一种不断发展和更新、不断丰富和完善的剂型，更是广大病患群众乐于接受的剂型。

三、中药丸剂的分类

中药丸剂可以按使用黏合剂的不同和制作工艺的不同分类。

1. 蜜丸

蜜丸系将处方内饮片的细粉，以不同浓度的炼蜜作黏合剂制成的丸剂，通常指单粒重量为9g、6g或3g的大蜜丸。小量蜜丸的制作方法是将混合搅匀的软材，称量、搓条，再用搓丸板手工搓制；大量蜜丸需用专用机械制作。蜜丸多适用于滋补养生类处方药剂。

2. 水丸

水丸系将处方内饮片细粉以水（或根据要求用适量黄酒、醋、稀药汁、糖液、含5%以下炼蜜的水溶液等）为黏合剂制成的丸剂。水丸多以泛制法或塑制法制作。其成品规格除另有规定外，通常为每克20粒至每克10粒。根据需要，有的水丸在此基础上可以再包衣。

3. 水蜜丸

水蜜丸系将处方饮片细粉以一定比例的炼蜜和水为黏合剂制成的丸剂，以泛制法或塑制法制作而成。其成品规格除另有规定外，通常为每克10粒。

4. 糊丸

糊丸系将处方饮片细粉以米粉、米糊或面糊等为黏合剂制成的丸剂。通常用泛制法制作而成，必要时可以包衣。

5. 蜡丸

蜡丸系将处方饮片细粉以蜂蜡为黏合剂制成的丸剂，是一种缓控释丸剂。

6. 浓缩丸

浓缩丸系将处方饮片或部分饮片提取浓缩后，与适宜的辅料或其余饮片细粉，以水、炼蜜或炼蜜的水溶液为黏合剂制成的丸剂。根据所用黏合剂的不同，分为浓缩水丸、浓缩蜜丸和浓缩水蜜丸。浓缩丸是一种体积较小，含药量较高，疗效更好的丸剂。浓缩丸多用塑制法成型，浓缩水丸和浓缩水蜜丸也可以用泛制法成型。

7. 其他丸剂

根据中医辨证施治的观点，视临床治疗的需要，可选用其他材料（如红糖、白糖、饴糖、枣泥、胶汁、动物脏器、乳汁等）作黏合剂制成的丸剂，不逐一列举。

四、中药丸剂的制备方法

1. 塑制法

塑制法指将处方饮片细粉加适宜黏合剂，混合均匀，制成软硬适宜、可塑性较大的软材，制成软材后，根据量的多少分别用搓丸板手工搓制或机械制作。手工搓制须依次分坨、称量、制丸条、搓圆，大批量生产则需制丸机械制作完成。为了克服塑制过程中出现的过分黏结现象，所选用的润滑剂有蜂蜡麻油、适量处方内细粉（首选）、药用淀粉、药用滑石粉。

2. 泛制法

泛制法系在泛丸竹匾、泛丸机或糖衣锅中，交替加入处方饮片药粉与赋形剂，使药粉润湿、翻滚、黏结成粒，逐层加粉，增大并滚圆实的一种制丸方法。丸粒在泛丸锅内滚动越久，致密度越高，丸粒的外观会更好看一些，但过长时间的滚动往往不利于丸剂的溶散时限达标。

3. 压制法

压制法系在处方药物细粉或提取物中加适宜黏合剂、赋形剂制成适宜颗粒，干燥后通过压丸机用特制冲头冲模压制成圆球形或类球形药丸。压制法制丸与片剂制造工艺相似，关键在制粒工序，颗粒好，压制就顺利，含量也准确。必要时，制粒须加入适量润滑剂。其特点为生产效率高，成本低，机械化程度高，药物受污染的机会少，质量可控性强，溶散速度快，丸重差异小等。

《汤液本草·东垣用药心法》有“丸者，缓也，不能速去之，用药之舒缓而治之意也”的论述，既是对丸剂发挥药效迟缓，但效果持久这一特点的描述，也是对它从缓而用这一服用方法的说明，表明丸剂适用于治疗慢性疾病。立体几何告诉我们：“同体积物体，球体表面积最小。”比表面积越小，溶解速度越慢，故“丸者，缓也”。以蜂蜜为赋形剂的蜜丸常用于治疗气虚、血虚等虚证，如六味地黄丸；以水、酒、醋、药汁为赋形剂的水丸常用来清热、解表、消导等，如上清丸；以面糊为赋形剂的糊丸和以蜂蜡为赋形剂的蜡丸则可延长药效，对含毒性或者有强烈刺激的药物缓释达到降低不良反应的目的，起到一定的缓控释作用，是现代缓控释制剂的雏形。丸剂发挥药效迟缓，作用持久，多用于治疗慢性疾病，但某些丸剂通过制作工艺的改进以及服用方式的调整，也可用于治疗常见病，如九味羌活丸、川芎茶调丸、通宣理肺丸、防风通圣丸等，甚至可用于急救，如麝香保心丸、复方丹参滴丸通过舌下含服起到速效。

和其他固体制剂一样，中药丸剂需要经过崩解溶散，才能被机体吸收发挥疗效。有实验研究表明，塑制法成型的中药丸剂比泛制法成型的中药丸剂更容易崩解。崩解溶散时限是中药丸剂的主要质量指标。中药丸剂的质量关系到它的生存与发展，关系到人们的健康。目前，部分丸剂缺乏科学可靠的质量标准，疗效不够稳定。今后应在现有基础上采用一些新的分析方法对中药丸剂进行定性鉴别和含量测定，提出药效成分的标示量范围和毒性药成分的限量，确保丸剂的有效性和安全性，对丸剂从原料、辅料、半成品、成品到包装建立必要的质量控制标准。

中药丸剂的发展，要坚持以中医药理论为指导，以安全有效为核心，充分发挥中药丸剂的特点，以提高疗效、方便临床应用为宗旨，大力进行剂型改革，积极采用科研新成果，寻求丸剂生产工艺的现代化，在不断提高丸剂的质量和疗效的基础上，实现中药丸剂更加快速的发展。

参考文献

[1] 孙秀梅，王英姿，张兆旺，等．中药丸剂现代研究概况［J］．山东中医药大学学报，2002，26（2）：149－153.

[2] 国家药典委员会编．中华人民共和国药典 2015 年版 四部［M］．北京：中国医药科技出版社，2015：6.

[3] 杨明．中药药剂学［M］．北京：中国中医药出版社，2012：7.

[4] 汤丽芝，史亚军，年娟娟，等．中药传统丸剂研究进展［J］．陕西中医药大学学报，2016，39（3）：107－109.

[5] 刘兴文．中药丸剂崩解时卡网问题的探讨［J］．中药通报，1986（6）：38－39.

第二章

中药丸剂发展的历史沿革

中药丸剂是我国临床医学应用最早的剂型之一，具有悠久的历史，最早见于先秦时期的《五十二病方》。《伤寒论》及后世的医药文献中，有关丸剂制备、应用的资料更为丰富。早期丸剂是在汤剂的基础上发展起来的，后续随之不断出现的其他剂型反映出临床应用对药剂形式的不同需求。在现代制药工业极大发展的今天，中药丸剂成为中成药最常见的剂型之一，也是广大患者乐于接受的中药剂型。

一、春秋战国先秦时期

中药丸剂的历史悠久，有关“丸”的最早记载见于春秋战国时期的《黄帝内经》，在《素问·腹中论》中，岐伯曰：“以四乌鲗骨一藘茹，二物并合之，丸以雀卵，大如小豆。以五丸为后饭，饮以鲍鱼汁，利胁中及伤肝也。”指出用四份乌贼骨（海螵蛸）、一份藘茹（茜草），二药混合，用麻雀卵和，制成丸剂，如小豆大小，于饭前服用五丸，用鲍鱼汤送服。可见当时已对丸剂的处方、规格、用法、用量均作了详细的规定。

二、汉代两晋时期

我国第一本本草学专著，是成书于汉代的《神农本草经》，其序例言："药性有宜丸者，宜散者，宜水煮者，宜酒渍者，宜煎膏者，亦有一物兼宜者。亦有不可入汤酒者。并随药性，不得违越。"指出了中药剂型选择应用的重要性，也是我国历史上最早有关使用丸剂的理论。

汉代张仲景在《伤寒杂病论》中收载丸剂 26 方，首次提出应用蜂蜜、淀粉糊、糖汁及动物胶汁等作为丸药的赋形剂，而且提出蜂蜜应当炼制后入药。《伤寒杂病论》收载的桂枝茯苓丸、肾气丸、麻子仁丸、乌梅丸等经典名方，沿用至今。

三、两晋南北朝时期

东晋葛洪《肘后备急方》中收载的丸剂大多为蜜丸。黏合剂除炼蜜以外，葛洪亦发明了既有黏合作用，又有一定功效的辅料，如鸡冠血、牛胆汁等。同时，在《肘后备急方》中，丸剂作为一类"成剂药"，包括玉壶黄丸、三物备急丸、玉黄丸等，均为贮备成药作为备急所需。

南北朝陶弘景在《本草经集注》中提出防止蜜制药物霉烂虫蛀的方法，特别强调要用炼蜜，"凡蜜皆先火上煎，掠去其沫，令色微黄，则丸经久不坏，掠之多少，随蜜精粗"。

四、隋唐时期

除了延续和发展蜜丸，唐代创造了蜡丸。《外台秘要》卷十三转载《深师方》的五邪丸，将丹砂等“九味，捣下筛，别研雄黄、丹砂，细绢筛，合诸药拌，令和调后，内蜡和之，大如弹丸”。蜡丸主要针对雄黄、丹砂等有毒药物，用蜡调和后，利用其缓慢释放的特点，使药物在胃肠道内徐徐崩解，而不至于发生快速崩解后中毒的弊端。

唐代大大丰富了丸剂药用辅料的种类，从而增加了丸剂的类型，出现了用苦酒（醋）、砂糖（粗制的白糖）、药汁等制备的丸剂。

在丸剂的制备工艺中，针对处方用量，唐代孙思邈认为药物炮制、干燥皆有损耗，应该按照损耗后的净质量进行配方制备，提出“凡药，治择熬炮讫，然后称之以充用，不得生称”及“凡湿药，燥皆大耗，当先增分两，须得屑乃称之为正”。

五、宋金元时期

该时期是我国历史上中药丸剂快速发展的时期。《增广太平惠民和剂局方》中大量收载丸剂，其名称多为“圆”，主要是为了避讳，因为宋钦宗忌讳“完”，而“丸”与“完”同音，所以改名为“圆”。

在丸剂的类型上，宋代增加了糊丸和水丸两种重要的品种。其中糊丸以淀粉类物质为黏合剂，其崩解比蜜丸更慢，但比蜡丸快。在生产规模上，宋代以前的丸剂（蜜丸）主要由个体医师自行手工制备，产量很小；而宋代发展了竹匾泛丸（水丸）的方法，一次生产规模可达十几千克，已经初步具备了工业化生产的雏形。

《增广太平惠民和剂局方》在附录的“指南总论”中，对丸剂辅料提出了详细的规定，强调黏合剂使用的专一性，如“凡修合圆药，用蜜，只得用蜜；用饧，只得用饧；用糖，只得用糖。勿交杂用，必宣泄人也”。同时指出，做蜡丸时不宜加入蜂蜜，如“凡圆药用蜡者，盖取其能固护药之气味，势力全备，以过关膈而作效也。若投蜜相和，虽易为圆剂，然下咽亦易消散，如何得到脏中？若其间更有毒，则便令作病，岂徒无益，而又害之，全非用蜡之本意”。

宋代以前，丸剂的规格多为选定特定物体进行参比，《增广太平惠民和剂局方》将参比物的大小进行了详细的确定，如“凡圆药有云如细麻者，即胡麻也，不必扁扁，但令较略大小相称尔。如黍粟亦然，以十六黍为一大豆也。如大麻子者，准三细麻也。如胡豆者，即今青班豆是也，以二大麻子准之。如小豆者，今赤小豆也，粒有大小，以三大麻子准之。如大豆者，以二小豆准之。如梧子者，以二大豆准之。一方寸匕散，蜜和，得如梧子准十圆为度。如弹圆及鸡子黄者，以十梧子准之”。

六、明清时期

明清时期丸剂的制备主要沿用宋元时期的技术，主要的改进是丰富了丸剂的包衣方法。《本草纲目》中除了传统的“朱砂为衣”，又记载了“雄黄为衣”“螺青为衣”“黄丹为衣”“青黛为衣”“百草霜为衣”等方法，与明代丸剂生产情况相适应。

明代发展了将蜡壳用于丸药包装的技术，至今沿用。蜡壳可以有效地将丸药与空气、水分等隔离，其材质多用黄蜡等。

七、现代

到了现代，中药丸剂的发展也进入了一个崭新的时期。剂型上新增了浓缩丸、微丸和滴丸，生产上逐渐形成了规模化、机械化、自动化的生产线，生产车间及厂房也通过相关的GMP（药品生产质量管理规范）认证，让中药丸剂这一古老的剂型大放光彩。各种类型的中药丸剂使人们眼前一亮，为人们防病治病发挥着不可磨灭的作用。

鉴于传统丸剂舒缓而治的性能，以及它在临床上治疗疾病的某些局限性，药学工作者目前把研究开发的目光集中在药效速释和控释方面。随着制备工艺和药剂学理论的研究深入，中药丸剂在速效型和缓、控释型研究，微丸及其包衣技术的研究方面取得重大突破，将使传统丸剂的发展实现更大的飞跃，为中药丸剂控缓释药、靶向释药奠定良好的基础。并在治疗常见病、多发病以及一些危重病证用药方面取得一定成果。

中药丸剂的新剂型主要有微丸、经部分或全部提取中药有效成分而制成的浓缩丸以及滴丸。中药滴丸具有起效快、生物利用度高等特点，比如复方丹参滴丸、速效救心丸等，其用药的安全性和临床疗效也得到了国内外医药界的高度认可，使中药丸剂有了更广阔的市场。

在现代临床药学中，中药丸剂的应用已较广泛，但一些基础性的理论研究仍待深入。不容否认，中药丸剂和其他剂型一样，尚存在一定的缺陷，如有的丸药服用剂量偏大，服用困难，有的丸药疗效不够确切，有的丸药有不良反应。由此可知，我们对中药丸剂尚需不断进行研究和改进。有现代学者探讨中药丸剂的优势特点，对丸剂的市场概况、物料及其结构基础进行分析，并做文献调研，结果表明：中药丸剂是最常用的剂型，并具有缓释特点，优势明显，有较大发展空间；中药丸剂比较适合中医临床需要，比较适合中国 OTC（非处方药）市场需要，宜加大研究开发力度。

参考文献

[1] 姚春鹏译注．黄帝内经［上］素问［M］．北京：中华书局．2010，6.

[2] 孙星衍，孙冯翼辑．神农本草经［M］．太原：山西科学技术出版社．1991，8.

[3] 彭清华．对张仲景所制丸剂的研讨［J］．中成药研究，1987，10：33－34.

[4] 冉小峰．中药丸剂的起源和发展（一）［J］．中药通报，1959，5（1）：22－26.

[5] 陶弘景编，尚志钧、尚元胜辑校．本草经集注［M］．北京：人民卫生出版社．1994，2.

[6] 冉小峰．中药丸剂的起源和发展（二）［J］．中药通报，1959，5（2）：48－52.

[7] 汤丽芝，史亚军，年娟娟，等．中药传统丸剂研究进展［J］．陕西中医药大学学报，2016，39（3）：107－109.

[8] 刘玉玮．中医古代文献中的中药丸剂理论［J］．时针国医国药，2011，22（1）：260－261.

第三章 水丸

一、概述

1. 水丸的定义

水丸系将饮片细粉以水（或根据制法用黄酒、醋、稀药汁、糖液、含 5% 以下炼蜜的水溶液等）为黏合剂制成的丸剂。

2. 水丸的特点

（1）水丸表面紧密光滑，体积小，便于运输、携带以及服用，不易吸潮，有利于保管贮存。

（2）水丸保留了汤剂的某些特点。传统水丸是将处方中部分饮片细粉与另一部分饮片的煎汁混合制成丸剂；现代工业化生产用相关混合溶液代替单一的煎汁为黏合剂，用泛制法将处方中部分或全部饮片细粉制成小丸。

（3）水丸使用的赋形剂种类繁多，根据中医辨证论治的要求酌情选用，以利于发挥药效。因其常以水或相关混合溶液为赋形剂，服后较易崩解、溶散、吸收，所以显效相对于蜜丸、糊丸、蜡丸快一些。水丸可根据药物气味、性质等分层泛入，防止挥发性成分挥发，提高稳定性，掩盖不良气味。

（4）泛制法制丸时间长，经验性强，丸粒规格与溶散时限较难控制；塑制法制丸生产效率高，生产过程易于控制，生产的丸剂外形圆整、溶散快，因此塑制法在工业化生产中应用广泛。

（5）水丸手工制作设备简单，但对操作者的技能要求较高，将各类处方药物都制作成符合标准的丸剂也难。机械生产丸剂虽有成型快、批量大的优点，但是一个处方的产品从设计到制成需要药剂学方方面面的理论和技术融入其中，方能制作成质量全面合格甚或更优异的水丸。概言之，制作小小水丸的技术含量同样很高。

3. 水丸的规格

丸粒的大小是根据临床需要而定的，故大小不一。历史上多次以实物作参照，如芥子大、梧桐子、赤小豆大等。现在统一以重量为标准。如梅花点舌丸每 10 丸重 1g，上清丸每 20 丸重 1g，灵宝护心丹每 10 丸重 0.08g，竹沥达痰丸每 50 丸重 3g，麝香保心丸每丸重 22.5mg。

二、常用辅料

制备水丸常用的辅料称为赋形剂，是使药物细粉润湿，诱导药物细粉的黏合性，使药物利于成型，便于制备的物质。常用的赋形剂有水、酒、醋、药汁等。酒、醋、药汁等辅料还可以利用自身的性质改变药物性能或起到协同作用，以便更好地发挥临床疗效。

1. 水

水是泛丸中应用最广、最主要的赋形剂。水本身无黏性，但能润湿溶解药物中的黏液质、糖、淀粉、胶质等，使其产生黏性，泛制成丸。

丸剂制备所用水一般为纯化水，为饮用水经蒸馏法、离子交换法、反渗透法或其他适宜的方法制备的制药用水。其不含任何附加剂，质量符合《中华人民共和国药典》（简称《中国药典》）四部制药用水的规定。凡临床治疗上对赋形剂无特殊要求的，药物遇水不变质者，皆可用水泛丸，泛成后立即干燥，以防生霉、变质。

2. 酒

从制法分，酒可分为蒸馏酒和非蒸馏酒两大类。前者为一般的白酒；后者有米酒、黄酒、葡萄酒等，或者从本质上讲，是粮食酿造酒。中药丸剂的辅料以黄酒（含醇量 12%～15%）和白酒（含醇量 50%～70%）为主。

酒性热，味甘、辛，有活血通络、引药上行及降低药物寒性的作用，故可以做舒筋活络丸剂的赋形剂。酒还具防腐性，易于挥发而使制品容易干燥，故用水为润湿剂有困难时往往采用适量酒代替，同时，酒也是一种良好的有机溶媒，有助于药粉中的生物碱、挥发油等溶出，以提高疗效。

酒应澄明、无沉淀或杂质，具有酒特有的气味，不应有发酵、酸败等异味，酒的含醇量应符合标示浓度，甲醇含量≤0.04g/100mL，二氧化硫残留量≤0.05g/kg，黄酒黄曲霉毒素 B_1≤5μg/kg，细菌数≤50/mL，大肠菌群≤3/100mL。

3. 醋

醋性温，味酸、苦，能散瘀血、消肿痛，引药入肝，常作为散瘀止痛类丸剂的赋形剂。药用醋以米醋为润湿剂，内含乙酸（3%～5%），醋的酸性成分可以与药物中的游离生物碱结合成盐，提高药物中生物碱的溶解度，增强疗效。某些药物用醋炮制可以降低其毒性，如醋制香附等。醋还可以矫味矫臭，便于服用。

醋应澄明，不浑浊，无浮悬物及沉淀物，无霉花、浮膜，无“醋鳗”“醋虱”，具有醋独特的气味，无其他不良气味与异味。醋中不得检出游离酸，防止用硫酸、硝酸、盐酸等矿物酸来制造食醋，总酸量不得低于 3.5%。

4. 药汁

在一个处方中，根据病情或某类药物性质，将部分药物煎汁（或再适当浓缩）作为黏合剂制丸，既保存了原有药性，又能减少服用量，还能提高疗效，也便于泛丸的操作。这就是药汁丸。

（1）处方中某些富含纤维素、树脂类、质地坚硬的矿物类，浸膏、胶质等黏性较大又难以成粉的药物，可取其煎汁；可溶性盐类药物可加水溶解作黏合剂。这也符合传统汤剂烊化、兑服等用法。

（2）处方中的液体（竹沥汁、熊胆汁、动物血、乳汁等）药物可直接作为泛丸的黏合剂；有浸膏、动物胶等药物可加适量水稀释溶解成混悬液，作为泛丸的黏合剂。

（3）处方中有鲜药（生姜、大蒜等）时，将鲜药捣碎榨取其汁，作为黏合剂泛丸。

三、水丸的制备

水丸系将药物细粉与液体赋形剂，通过手工或机器泛制而成。水丸的制备通常采用泛制法，现代工业化生产中也可采用塑制法。

（一）泛制法

1. 制丸工具

手工制丸设备简单，需要水刷、干刷、竹匾、选丸筛。竹匾由竹皮丝编成，新编好的竹匾需用砂纸打光，再用膏灰涂抹平整，阴干后用桐油或生漆与真丝绸布裱光，以保证匾面细密光滑。泛丸机通常选用包衣锅或球形打丸机。

（1）传统工具：药匾，分为案匾（图 3-1）和吊匾。

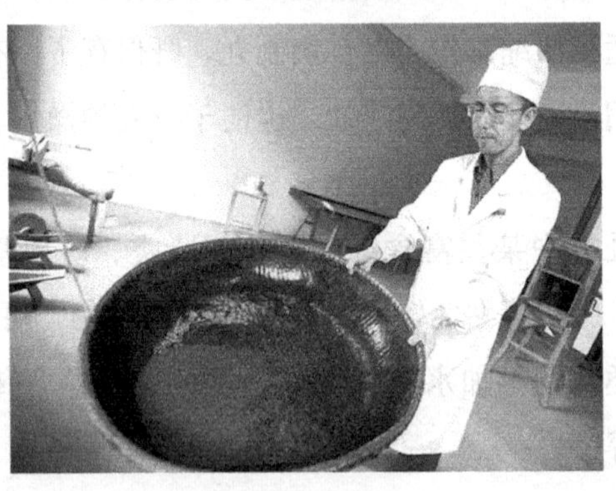

图 3-1　案匾

案匾制丸指操作时，依靠双手使泛丸匾作圆周运转以及适宜簸动，并以操作案台作为泛丸匾的主要支撑处。吊匾制丸指在泛丸匾的底侧系一绳索，绳索另一端吊系于墙壁或房梁，泛丸的动作与前面相同，这样操作更省力。

（2）现代常用机器：荸荠式不锈钢糖衣机（图3-2）。

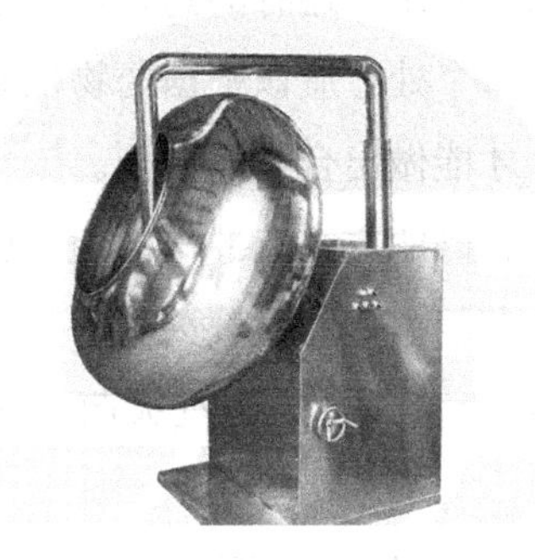

图3-2 荸荠式不锈钢糖衣机

2. 操作流程

制备工艺流程图：原料（经炮制合格的饮片）药→粉碎→过筛→起模→加大成型→干燥与抛光→选丸→质量检查→包装→成品检验→入库。

（1）药物的处理：中药丸剂处方所用饮片应清洁、干燥、基本无菌，达不到此要求须进行必要处理再干燥、灭菌。泛制法用的药粉，按我国药典规定必须是中药饮片细粉，能全部通过80目筛，并有95%以上通过100目筛，或者全部通过100目筛，并有95%以上通过120目筛（最细粉）。动物胶如阿胶、虎骨胶等，可加水加热溶化作为黏合剂。某些黏性过强或纤维质较多的药物如红枣、丝瓜络等，不易粉碎，可先加水煎煮，取其煎汁作为泛丸的湿润剂；树脂类药物如乳香、没药等，可用其炮制合格品，再研细。若处方中有含有挥发性成分的药物，最好单独粉碎，泛丸时，加入丸粒的里层，避免有效成分过度散失，或能掩盖不良气味；冰片、薄荷脑、樟脑等以及某些贵重药材（如西洋参、人参等）宜单独碎细，然后与其他药物细粉区别使用；处方中的滑石粉、朱砂、青黛、蒲黄等，则宜另作包衣时应用。还有的药粉可用适量黄酒融化后作为湿润剂。总之，每个处方应该根据药物性质具体分析，选择合理的制作工艺，才能做出合格的丸剂。

目前用于中药粉碎的方式有冲击碰撞、剪切分散、球体研磨等。中药粉末灭菌的方式有微波灭菌、紫外线灭菌、瞬时高温灭菌、钴 60 辐照灭菌、过热蒸汽灭菌、氧化乙烯灭菌和远红外加热灭菌。

（2）起模：又称起母，是药物细粉与赋形剂泛制成药丸基本母核的操作。丸模通常制备成直径为 1～3mm 的球形丸粒，一般称为“母粒”，它是水泛丸成型的基础，其质量优劣直接影响水丸的质量。因此，起母是水泛丸的关键操作。起模的方法主要有两种。

①湿法起模：将药物细粉用液体赋形剂润湿、混匀，制成软材，过二号筛，取筛下颗粒置于泛丸匾或锅中，经旋转、滚撞、摩擦、成粒、过筛分等，将均匀细小颗粒做底模，反复循环喷水添粉，旋转滚动操作，再筛分，即得大小均匀丸模。

②粉末直接手工起模：用鬃丝刷蘸取少量水，涂于药匾内的一侧（约 1/4 处），使匾面湿润均匀（习称湿润区），随即通过筛子均匀加入适量细粉于湿润区上，双手持匾摇动，使药粉分布均匀，用干鬃丝刷顺次轻轻地将黏附于匾面湿润区的药粉刷下，滚动并倾斜药匾，使湿药粉集中到药匾的另一侧，再在药匾内涂布少量水，摇动药匾，使初次湿润的粉粒分布于湿润区；刷下并集中二次湿润的粉粒，进行第三次涂水，湿润粉粒，至粉粒全部湿润，黏合成细小颗粒，再加入适量药粉，使

药粉全部均匀黏附于湿润颗粒的表面。如此循环加水，加粉，翻滚摇晃旋转，颗粒逐渐增大，至泛制成直径0.5～1mm较均匀的圆球形小颗粒，筛分去除不适合的颗粒，即成丸模。

③粉末直接机器起模：原理与手工泛制起模相同。具体方法：先开动泛丸机，用喷雾器向泛丸机底部喷洒少量水，待机器均匀湿润后，撒入少量药粉，使药粉均匀黏附在机器底壁，用水丸鬃丝刷，沿机器转动相反的方向轻轻渐次刷下。如出现黏粒现象，撒入适量细药粉，搅匀后轻轻搓揉，使其分散，即形成一批小颗粒。待药粉完全被小颗粒黏附后，再喷洒适量水，使小颗粒均匀湿润，继续撒入适量细药粉。如此反复循环多次，颗粒逐渐滚圆增大，至形成直径约1mm的球形颗粒时，筛分取一号筛与二号筛之间的丸粒，即成丸模。

值得一提的是，起模是极其困难而不易成功的，一定要掌握好干湿度，这是关键。同时，母粒一定要筛分，使丸母大小均匀一致，这样才能使最终成品达到均一整齐的丸粒。

(3) 加大成型：筛选大小均匀的丸模，交替加水，加粉至近成品规格的操作。加大过程中要注意每次的加水、粉量（须仔细观察逐渐调整）以及首先湿润部位等几个关键问题，以保证丸粒均匀，提高成品率。水的加入方式有洒、喷。无论是手工泛丸还是机器泛丸，在起初加大过程中建议用喷雾器喷洒的方式加水，这样可以让丸粒快速、均匀湿润，而且可以让相对较小的丸粒首先着水。加粉的部位也应在泛丸锅里层、丸粒流动的上部，逐渐缓慢加入，让近底部的丸粒先着粉，如此操作可以让整锅丸粒大小一致，避免出现大小不均、小丸不断出现等状况。药汁丸的制备最好使药粉与药汁能够等量配比，使含药量达到均匀一致，同时提高成品率。

加大成型的过程，宜快速操作，以免崩解溶散迟缓。但在加大成型的最后阶段，可以适当延长滚动时间，以使丸粒表面更显致密和光洁，能在一定程度上增加防潮作用。

（4）干燥与抛光：水丸制成后，应及时干燥，以免微生物滋生影响质量。一般置日光下晒干或80℃以下烘干，不宜曝晒或高温干燥；含挥发性成分的水丸，可置通风处阴干或60℃以下烘干。丸剂在八九成干时，须进行抛光操作。抛光时加入少量纯净水或处方内规定药液，快速转动，使丸粒表面更加致密光亮，增加水丸的美感、流动性和防潮作用。完成抛光工序后，须再度进行干燥。

（5）选丸与包装：制丸的最后工序就是选丸与包装。为了保证丸粒圆整、均匀、计量准确，需用选丸设备分离除去不合格的畸形丸粒，最后进入包装环节。水丸多按重量服用，分装时力求计量准确，重量差异必须符合《中国药典》有关规定。水丸的包装材料可采用玻璃瓶、高密度聚乙烯瓶、塑料袋或纸袋等，必须符合国家药品监督管理部门规定的口服固体药用包装瓶（袋）标准要求，由具备药用包装材料资质的企业生产。密闭贮存，防止受潮发霉变质。

3. 制丸方法的改进与新技术应用

用泛丸匾手工起模和用包衣锅起模，都存在费时费力、粒度差较大或不够圆整的缺点。为此，钱珍生等通过实践摸索了一种新的起模方法，即采取用包衣锅在泛制成型阶段进行起模。此法可以克服以上困难，并且丸模和丸粒可一起出锅，收到一举两得的效果，从而提高工作效率。此法适合在工业化大生产中试行和应用。杨晓颖等提出了母核制备改进的方法。方法为将小米［禾本科植物粟 *Setaria italica*（L.）Beauv 的成熟果实］经煮熟后作为母核，因为小米营养丰富，富含蛋白质、维生素B等多种人体必需的营养物质，并且容易消化吸收。小米的用量视药丸大小而定，实际操作中常以每10粒干燥的素丸为准。完整的小米每克约含有400个，可用公式X=10×a/400算得。其中a为药粉的总重量（kg），X为起模所需小米的总重量（kg）。肖林等提出了淀粉起模的新方法。因为在实际操作中，处方中含纤维的燥性药和含矿物药较多的无黏性药粉较难起模，采用加淀粉糊制粒方法起模有良好的效果。制备方法为取原料药按16∶1（即原料药16份，淀粉1份）搅拌均匀制成10%的淀粉糊，反复揉搓至用手握成团、松之即散的软材状，然后用8～10目筛制成颗粒，整粒过筛网获得大小均匀的颗粒。将这些颗粒置入糖衣锅，启动机器，用喷雾器均匀喷水，使干燥颗粒湿润，用药筛将药粉均匀撒布于颗粒上，继续让颗粒在锅内旋转摩擦成为球形。如此反复操作，达到规定标准，过筛分等即得丸模。还有以蔗糖的结晶性颗粒为母核的起模方法，在实际应用中也是较为成功的。

近年来，一些新的设备和技术在中药丸剂的制备上应用广泛。比如，对于处方中含挥发性成分的药物，采用环糊精包合技术制成微丸粒作为丸芯，再加大成型；有的用制作微丸的设备以离心抛射法起模，也是一种独特的尝试。但是，对A处方适合的工艺路线对B处方不一定完全适合，因此，应用任何新设备、新技术，都需要事先对处方药物进行具体分析，做出切实可行的工艺方案。随着中药丸剂的制备技术不断创新，不断完善，不断向前，相信中药丸剂的发展有着无限广阔的空间。

4. 丸剂塑制法生产设备

目前，塑制法制丸机的种类较为多样，包括ZWS－20小型中药水丸机（图 3-3）、DZ 型中药制丸机（图 3-4）、ZW—40 型制丸机（图 3-5）等。

（1）ZWS—20 小型中药制丸机：该机是将预加工的药坨经喂料、出条、制丸等过程，一次制成药丸的设备。它除了能生产浓缩丸、小蜜丸、糊丸，还特别增加了生产小水丸的能力。更换不同形状的制丸滚刀，可生产不同要求、不同形状、不同质量的异型丸。适合中药厂、中草药科研机构研发新剂型，各中医院制剂室和各中医院校进行生产实习，以及各类小型医疗诊所生产丸剂，也可以用于食品、化工行业。

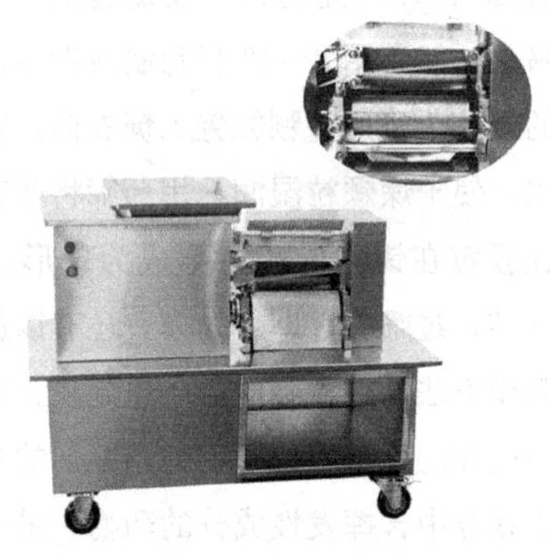

图 3-3　ZWS—20 小型中药制丸机

（2）DZ 型中药制丸机：DZ—20 小型中药制丸机将各种中药材，特别是名贵中药材经粉碎、混合、制成丸剂。该机可生产蜜丸、浓缩丸、水蜜丸、水丸、丸状食品，还可以包衣和烘干。特别适用于小型药厂、大中型药厂试制室、中医药研究所、医院、私人诊所、中药店、名贵滋补品现场加工销售点、食品厂丸状食品开发部门。

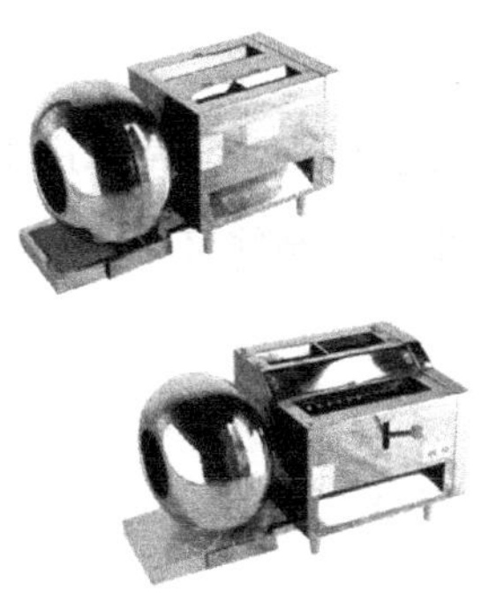

图 3-4　DZ 型中药制丸机

（3）ZW－40 型制丸机：该制丸机是目前国内外中药行业生产丸剂（特别是中药小丸）的主要设备，可生产蜜丸、水丸、水蜜丸、浓缩丸、糊丸等。该系列产品适用于大、中、小型药厂及中医院制剂室。该机将已混合均匀的药料投入锥形料斗中，在螺旋推进器的挤压下，推出一条或多条直径相同的药条，在自控导轮的控制下同步进入制丸刀，能连续制成大小均匀的中药丸。

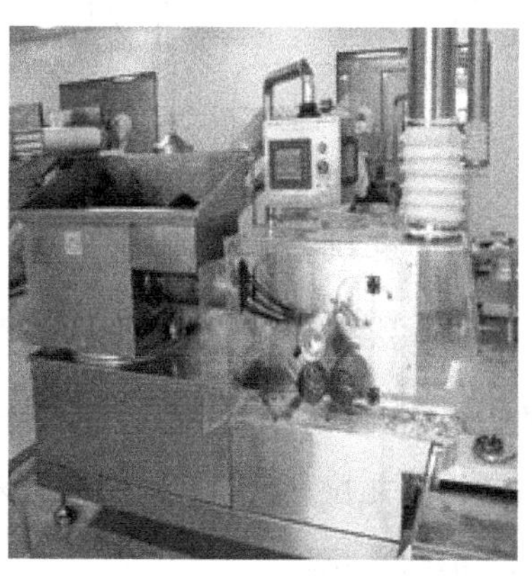

图 3-5　ZW－40 型制丸机

（二）塑制法

水丸在现代化工业生产中也常常采用塑制法。其工艺流程图：原料药→粉碎→混合→制软材→制丸→干燥→选丸→包装→成品。

1. 物料的准备

药物饮片洗涤、干燥、灭菌后，根据要求粉碎成细粉或最细粉，混合均匀。

2. 制软材

制软材是塑制法的关键工序。将一定量的药材细粉置于混合机中，按照一定比例加入黏合剂，混匀，进一步用搅拌炼药机（图 3-6）充分混匀，制成软硬适宜、具有一定可塑性的丸块。

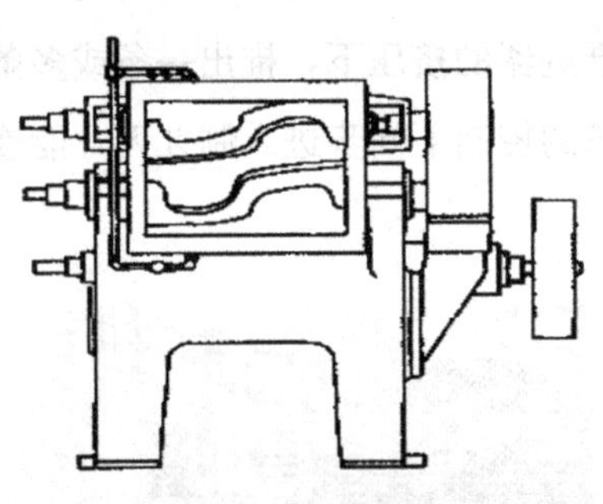

图 3-6　搅拌炼药机

3. 制丸

将软材匀速投入制丸机料斗中制丸，控制好切丸与推料速度。必要时须将制得的丸粒置于糖衣锅中匀速滚动，以求获得更加圆整而外观光洁的丸粒。

4. 干燥

为了防止药丸发霉、变质，将筛选合格的湿丸粒送入干燥机中，按泛丸的干燥方法干燥。

5. 选丸

一般情况下，塑制法制得的丸剂整齐度、均匀度都较好，可以省去选丸这个环节。但是如果有必要，可将干燥好的药丸送入选丸设备中，分选、去除不合格的丸粒，以保证药丸外观圆整均匀。

（三）中药丸剂制法的选择与评估

中药丸剂目前的制法主要有泛制法、塑制法及压制法（模压法）。单从方法而言，没有好与不好，只能说某种方法对需要的处方工艺更合适或更恰当。

一般来讲，泛制法比较适合制作水丸、水蜜丸、糊丸、蜡丸及部分浓缩丸，塑制法比较适合制作蜜丸、水蜜丸、浓缩丸及部分水丸、蜡丸、糊丸，压制法则适合制作某些浓缩丸。对中药制药厂而言，首先必须遵循药品标准的要求，然后选择哪种方法能够满足批量的大生产。其他的选择就是根据处方内药物的性质分析适合什么工艺，再选择方法。制备方法的选择必须根据生产工艺、质量标准、生产量等多方面考虑决定。从丸剂的质量指标角度考量，压制法优于塑制法及泛制法。而泛制法的设备投入相对简单，设备的价值也相对低廉，但是对操作人员的技能要求更高。

四、注意事项及常见问题与解决措施

（一）注意事项

1. 加水、加粉的量会影响丸剂成品的粒径、数量甚至圆整度。特别在起模过程中，应注意每次加水、加粉适量，开始时少加，因为水多会使丸粒粘连，粉多会使丸粒黏附不完全甚或产生较多小丸粒。随着丸粒的逐渐增大，加水、加粉量也应逐渐增多。每次加粉后应该让丸粒充分翻动、滚转，从而使药物分布均匀，丸粒更加致密。

2. 在干燥过程中，注意要每间隔一定时间要及时翻动，以免丸粒出现干湿不均的阴阳面。干燥的温度和速度要控制好，否则丸粒表面容易出现花斑、裂纹等。含朱砂或雄黄的药物不宜高温烘干，以防毒性增加。

3. 起模是泛制法制备丸剂成功的关键操作，起模的关键又在于技能的熟练掌控和对药粉性质的分析。丸模的数量和粒径直接影响成品丸粒的大小和数量，丸模的形状和均匀度直接影响成品丸粒的圆整度。生产中，起模用粉量可根据经验公式计算：

C∶0.625＝D∶X

C为成品水丸100粒干重（g），0.625为标准模子100粒重量，D为药粉总重（kg），X为起模用粉量（kg）。

4. 制丸过程中产生的少量废丸，可用纯净水调成糊，过60目筛，作为在丸粒增大过程中的黏合剂或抛光时的润湿剂。

5. 塑制法制丸操作过程中，可以喷洒适量95％乙醇溶液以防丸粒黏结，也可以使用传统的蜂蜡与麻油制成的润滑剂防止粘连。

（二）制丸常见问题与解决措施

1. 起模难的问题

（1）如果药粉的细度没有达到应有的规定，泛丸难，起模更难。前面谈到我国药典规定，制丸的药粉必须是中药饮片细粉，指应全部通过80目筛，并有95%以上通过100目筛，或者全部通过100目筛，并有95%以上通过120目筛（最细粉）。前面的工序没有达到这个要求，就不能够进入下一道工序操作。起模是高难度技术活，只有技术十分熟练的人才能胜任。操作中有使用煎煮过的小米作为母核起模的实例，小米的用量以每千克药粉用50g为准，在具体操作中可根据实际所需药丸大小加以调整。以蔗糖的结晶性颗粒为母核起模的，在实际应用中也是较为常见的成功的选择。

（2）母粒制成后，必须经过适度筛分，得到均匀一致、光圆齐整的母粒，才能够确保之后加大成型的丸粒整齐均一。

（3）加水、加粉量要适度。水太少，药丸无法润湿均匀，则药粉吸附不均匀，致丸型不圆整；水加入量过多或药粉太少会造成丸粒粘连，致粒度不匀；药粉过多，每次吸附不完，会产生新的细小丸模。应注意根据实际情况适时运用手工操作的技能及技巧。

2. 外观色泽不一

（1）在加大成型过程中，所用润湿剂不一致会导致丸剂色泽不一；在制丸机中滚动久，色泽略深，反之色泽略浅。若使用药液作黏合剂（润湿剂），尽量做到与药粉（药丸）等量配比。

（2）干燥时，放置药丸的干燥盘底部应该透气，材质最好是不锈钢筛网，这样受热后，药丸中的水汽散发均匀，不至于形成“阴阳面”的药丸。

（3）干燥时须适时翻动，有利于水分蒸发均匀。

3. 包衣丸出现脱壳、花斑

（1）若包衣层不能与丸芯较好地黏合，应增加黏合剂的浓度（糖浆以73%为宜）或更换其他黏合剂。

（2）丸芯水分过低，不能与黏合剂充分融合时，可适当改善丸芯状态再包衣。

（3）若包衣已经出现严重花斑，应洗去包衣层，重新包衣。

4. 溶散时限超标

丸剂溶散主要依靠丸剂表面的毛细管和空隙。水分通过泛丸时形成的毛细管和空隙渗入丸内，瓦解药粉间的结合力而使药丸溶散。赵家祥经过实验分析研究得出，水丸溶散时限与药丸的组成、质地、性质、操作、粒度、含水量、干燥方法有密切关系。导致溶散时限超标的主要原因有以下几方面。

（1）粉料细度：粉料过细，成型时颗粒间空隙和毛细管较少，水分进入速度慢甚至难以进入，则药丸溶散较慢；粉料过粗，成型时空隙较大，水分易进入，药物溶散过快而不能很好地发挥药效。故一般泛丸时所用药粉须过五号筛或六号筛。

（2）药料的性质：若方中含有较多黏性成分的药物或较多油性成分的药物，泛丸时碰撞和在润湿剂的诱发下不断滚压，颗粒的黏性逐渐增强，使药粉的紧密性增高，药丸的空隙率降低和毛细管减少，甚至形成疏水屏障而使水分难以浸入，水分浸入速度慢，溶散显然减慢或溶散时限一再延迟；这种情况下，可以通过适当加入崩解剂，如可溶性干淀粉、低取代羟丙基纤维素等，来缩短溶散时间。

（3）含水量及干燥条件：实验研究表明，丸剂的溶散时间与含水量基本成反比关系，即含水量低，溶散时间长，含水量高，溶散时间短。此外，不同的干燥温度、方法及速度均会影响丸剂的溶散时间。如干燥温度过低，丸剂中的水分含量高，则湿丸中的淀粉类不易糊化，黏性成分不易形成易透水的胶壳样屏障，水分易进入，溶散时限短。目前多采用塑制法制丸，并用微波干燥，可以有效改善丸剂的溶散超标问题。

（4）泛丸时程：泛丸滚动时间越短，丸粒的滚压黏结越松；丸粒泛丸滚动时间越长，丸粒的滚压黏结越紧，表面毛细孔率越低。因此，泛丸时，应根据要求尽可能缩短滚动时间，以便丸药使用时快速溶散。

（5）赋形剂的性质和用量：赋形剂的黏性愈小，用量愈少，丸粒愈易溶散。针对不同药物，可适当加入崩解剂，或用低浓度乙醇溶液起模。药粉黏性稍差时，用50%～60%乙醇溶液；药粉黏性较大时，用70%～80%乙醇溶液。

5. 微生物限度超标

微生物限度超标主要原因如下。

（1）丸剂生产过程中感染细菌，卫生条件控制不严，操作人员、制药设备及车间环境污染。

（2）原辅料污染，灭菌不彻底。

（3）包装材料消毒灭菌不彻底甚至未消毒灭菌，或包装不严。

可采取的防菌灭菌措施：按GMP要求，严格控制生产环境、人员、设备的卫生条件；在保证药物的有效成分不被破坏、损耗尽可能小的前提下，对中药饮片可以采取干热灭菌、热压灭菌法等。

参考文献

[1] 罗明生，高天惠．药剂辅料大全［M］．成都：四川科学技术出版社，2006.

[2] 赵霞，岳兴茹，赵烨．中药水丸加工法［J］．中国中西医结合消化杂志．2006，14（1）：62.

[3] 周立法，赵小英．中药丸剂的制作与工艺质量控制［J］．医药工程设计．2011，32（4）：12—18.

[4] 钱珍生．介绍一种水丸起模的方法［J］．中成药研究，1987（9）：46.

[5] 冯宝莲，彭玉华．手工加工中药水丸的方法及体会［J］．内蒙古中医药，2009，28（18）：27—28.

[6] 郭波平．泛丸锅泛制水丸的工艺改进［J］．中成药研究．1988（5）：10.

[7] 杨晓颖，马艳平，陈朝锋，等．水丸泛制法的改进［J］．中国中医药现代远程教育．2010，8（14）：208.

[8] 肖林，吴燕妮．水丸起模方法改进［J］．国药制剂．1998，9（6）：557.

[9] 国家药典委员会编．中华人民共和国药典2015年版 一部［M］．北京：中国医药科技出版社，2015：6.

[10] 何栋．水丸制作过程中存在的常见问题及解决方法［J］．临床合理用药．2010，3（13）：14.

［11］赵家祥．解决水丸溶散时限方法问题的探讨［J］．山西医药杂志．2011，40（7）：719—720.

［12］麦荣国．泛制法和塑制法制小丸的比较［J］．中药研究．2007，5（12）：56—59.

［13］刘玉东，张兵，张伟．乙醇泛丸对成品水丸卫生学及崩解时限的影响［J］．山东中医药大学报．2000，24（5）：391.

第四章 蜜丸

一、概述

1. 蜜丸的含义

蜜丸系指饮片细粉以蜂蜜为黏合剂制成的丸剂。

2. 蜜丸的规格

根据药丸的大小，蜜丸的规格可分为两种：每丸在 0.5g（含 0.5g）以上的蜜丸为大蜜丸，每丸在 0.5g 以下的蜜丸为小蜜丸。

3. 蜜丸的特点

（1）蜂蜜的药物作用：中医认为蜂蜜既能补中、润燥、止痛、解毒，又可缓和药性，矫味矫臭。因此，许多处方做蜜丸在临床上有增强镇咳祛痰、补中益气等作用。

（2）蜜丸不易变硬，可塑性大：蜂蜜对中药饮片细粉的黏合作用较强，与细粉混合后制得的丸剂不易变硬，有较大的可塑性。

（3）释药速度缓慢，药效作用持久：蜜丸在胃肠道中释药速度缓慢，但药效作用持久。

（4）提高药物性能，丸粒整洁：蜂蜜可以提高药物的稳定性，增强滋补作用。同时制成的丸粒较光洁、滋润。

二、蜜丸常用辅料——蜂蜜

蜂蜜有许多别名，如蜂糖、蜜糖、沙蜜、石蜜、石饴、食蜜、白蜜、白沙蜜等。蜂蜜为蜜蜂科昆虫中华蜜蜂 *Apis cerana* Fabricius 或意大利蜂 *Apis mellifera* Linnaeus 所酿的蜜。春至秋季采收，滤过而得。蜂蜜为半透明、带光泽、浓稠的液体，呈白色至淡黄色或橘黄色至黄褐色，放久或遇冷渐有白色颗粒状结晶析出。气芳香，味极甜。

蜂蜜味甘，性平，归肺、脾、大肠经，能补中，润燥，止痛，解毒，外用生肌敛疮。用于脘腹虚痛，肺燥干咳，肠燥便秘，尚能解乌头类药毒，外治疮疡不敛、水火烫伤。蜂蜜是蜜丸的主要赋形剂，其主要成分是葡萄糖和果糖，另含有机酸、挥发油、维生素、无机盐等营养成分。

1. 蜂蜜的选择

蜂蜜的来源有很多，质量的差异也较大。优质的蜂蜜可以使蜜丸柔软、光滑、滋润，且储存期内不易变质。药用蜂蜜应达到以下质量要求：

（1）外观半透明、带光泽、浓稠，呈乳白色至淡黄色或橘黄色至黑褐色，久放或遇冷渐有白色颗粒状结晶析出。

（2）25℃时相对密度在 1.349 以上。

（3）还原糖不少于 64.0%。

（4）碘试液检查，应无淀粉、糊精。

（5）酸度、5-羟甲基糠醛检查应符合要求。

（6）有香气，味道甜而不酸、不涩，清洁而无杂质。

一般以乳白色和淡黄色，味甜而香，无杂质，稠如凝脂油性大，含水分少为好。但由于来源、产地、气候等关系，其质量不一致，北方产的蜂蜜一般水分较少，其中以荆条蜜、枣花蜜为优，而南方产的蜂蜜一般含水分较多。

特别要注意来源于曼陀罗花、雪上一枝蒿等有毒花的蜂蜜，其蜜汁色深，味苦、麻而涩，有毒，不可药用。

目前市场对蜂蜜的需要量与日俱增，同时多种原因使蜂蜜的质量极不稳定，出现了果糖、葡萄糖浆代替蜂蜜生产蜜丸、糖浆剂、煎膏剂的报道。

2. 蜂蜜的炼制

对蜂蜜的选择与炼制是保证蜜丸质量的关键。

炼蜜的目的是除去杂质，破坏酵素，杀死微生物，蒸发水分，增强黏性。方法：小量生产可用铜锅直火加热，文火炼；大量生产可用蒸汽夹层锅、减压蒸发浓缩锅进行炼制，最后滤除杂质。

传统的炼蜜系蜂蜜经加热熬炼而成的制品，根据炼蜜的程度可分为嫩蜜、炼蜜、老蜜三种。

（1）嫩蜜：将生蜜加热至沸，温度达 105～115℃，使含水量为 17%～20%，相对密度为 1.35 左右，色泽与生蜜相比无明显的变化，稍有黏滞性。适用于含有较多油脂、淀粉、黏液质、糖类、胶质及含动物组织等黏性较强的药材细粉制丸。

（2）炼蜜：将嫩蜜继续加热，温度达 116～118℃，含水量为 14%～16%，相对密度为 1.37 左右，出现浅黄色、有光泽、翻腾的均匀细气泡，用手捻之黏性较强，但两手指分开时无白丝出现。用于中等黏性的药材细粉制丸，如含纤维质、淀粉、糖类以及部分油质的药材。

(3) 老蜜：炼蜜继续加热，温度达到 119～122℃，含水量 10%以下，相对密度为 1.40 左右，出现红棕色的较大气泡，用手捻之甚黏，两手指分开可见长白丝，滴水成珠。适用于黏性差的矿物质或纤维质药材细粉制丸。

本品遇氧化剂、酸、碱等物质易发生氧化、水解等反应。本品无毒、安全，每日允许摄入量未有限制性要求，故本品是中药丸剂理想的赋形剂。

3. 蜂蜜的质量控制指标

蜂蜜是丸剂中应用最广的一种黏合剂。它具有较强的黏性，有助于丸粒的成型，同时有矫味等作用。蜂蜜的营养价值很高，并有镇咳、缓下、润燥、解毒作用。由于蜂蜜含有大量转化糖而具有还原性，可防止药材的有效成分氧化变质。因此，为保证蜜丸的质量，必须对蜂蜜进行选择。因为蜂蜜中含有部分水分和杂质，故应用前须加以熬炼，以去除其中的杂质，并破坏酵素，杀死微生物，减少水分含量，以增加其黏合力。

本品如有结晶析出，可置于不超过 60℃的水浴中，待结晶全部融化后，搅匀，冷却至 25℃，根据《中国药典》四部通则相对密度测定法项下的韦氏比重秤法测定，蜂蜜的相对密度应在 1.349 以上。

蜂蜜含有一定的水分，但是按照《中国药典》检验通则折光率测定法进行测定，水分不得过 24.0%。具体方法如下。

取本品（有结晶析出的样品先置于不超过60℃的恒温水浴中融化）1～2滴，滴于棱镜（预先连接阿贝折光计与恒温水浴，并将水浴温度调至40±0.1℃至恒温，用新沸过的冷水校正折光计的折光指数至1.3305）上测定，读取折光指数，按下式计算：

X＝100－［78＋390.7（n－1.4768）］

X为样品中的水分含量（%），n为样品在40℃时的折光指数。

蜂蜜还有一些质量控制指标，具体项目及检测方法如下。

（1）酸度：取本品10g，加新沸过的冷水50mL，混匀，加酚酞指示液2滴与氢氧化钠滴定液（0.1mol/L）4mL，显粉红色，且10秒内不消失为合格。

（2）淀粉和糊精：取本品2g，加水10mL，加热煮沸，放冷，加碘试液1滴，不得显蓝色、绿色或红褐色。

（3）寡糖：取本品2g，置烧杯中，加入10mL水溶解后，缓缓加至活性炭固相萃取柱中。活性炭固相萃取柱制作方法：在固相萃取空柱管底部塞入一个筛板，压紧，置于固相萃取装置上。称取硅藻土0.2g，加水适量混匀，用吸管加至固相萃取柱管中，自然沉降形成3μm厚的硅藻土层，打开真空泵吸引。称取活性炭0.5g，加10mL水搅拌，混匀，用吸管加入，活性炭在真空泵的吸引下沉降，当活性炭接近水面时，再次注入0.2g用水混匀的硅藻土，在真空泵的吸引下，以1秒/滴的速度用25mL的水预洗，当液面到达柱面上2μm时关掉活塞，再压入上筛板，备用。打开活性炭固相萃取柱装置的活塞，在真空泵的吸引下，溶液通过柱子，待液面下降到柱面以上

2μm时，用7%乙醇溶液25mL洗脱，弃去洗脱液。再用50%乙醇溶液10mL洗脱，收集洗脱液，将其置于65℃水浴中减压浓缩至干，残渣加30%乙醇溶液1mL使溶解，作为供试品溶液。另取麦芽五糖对照品，加30%乙醇溶液，制成每1mL含1mg的溶液作为对照品溶液。按照薄层色谱法试验，吸取供试品溶液与对照品溶液各3mL，分别点于同一高效硅胶G薄层板上，以正丙醇-水-三乙胺（60∶30∶0.7）为展开剂，展开，取出，晾干，喷以苯胺-二苯胺-磷酸的混合溶液（取二苯胺1g，苯胺1mL，磷酸5mL，加丙醇至50mL，混匀），加热至斑点显色清晰，在日光下检视。在供试品色谱中，与对照品相应位置的下方，不得显斑点。

（4）5-羟甲基糠醛按照高效液相色谱法测定。

①色谱条件与系统适用性试验　以十八烷基硅烷键合硅胶为填充剂（液相色谱柱：5020－89731 InertSustain AQ－C18 5μm，4.6×250mm），以乙腈-0.1%甲酸溶液（5∶95）为流动相。5-羟甲基糠醛检测波长为284nm，鸟苷检测波长为254nm。理论板数按鸟苷峰计算应不低于3000。

②对照品溶液的制备　取鸟苷对照品适量，精密称定，加10%甲醇溶液，制成每1mL含鸟苷0.2mg的溶液。另取5-羟甲基糠醛对照品适量，加10%甲醇溶液，制成每1mL含4μg的溶液，作定位用。

③供试品溶液的制备　取本品1g，置烧杯中，精密称定，加10%甲醇溶液适量溶解，并分次转移至50mL量瓶中，精密加入鸟苷对照品溶液1mL，加10%甲醇溶液至刻度，摇匀，

即得。

④测定法　精密吸取供试品溶液10μL，注入液相色谱仪，测定；另取鸟苷对照品溶液、5-羟甲基糠醛对照品溶液各10μL，注入液相色谱仪，测定，用以确定供试品色谱中5-羟甲基糠醛及鸟苷的色谱峰；以鸟苷对照品计算含量，并乘以校正因子0.340进行校正，即得。

本品所含5-羟甲基糠醛不得过0.004%。

(5) 蔗糖和麦芽糖　按照蜂蜜的含量测定方法测定，分别计算含量。本品含蔗糖和麦芽糖分别不得超过5.0%。

蜂蜜的含量测定可以按照高效液相色谱法测定。

①色谱条件与系统适用性试验以PrevaiL Carbohyrate ES为色谱柱，以乙腈-水（75∶25）为流动相，用示差折光检测器检测。理论板数按果糖峰计算应不低于2000。

②标准曲线的制备　分别精密称取果糖对照品1.0g，葡萄糖对照品0.8g，置于同一具塞锥形瓶中，精密加入40%乙腈溶液20mL，溶解，摇匀，作为果糖、葡萄糖对照品储备液。另精密称取蔗糖对照品0.2g，麦芽糖对照品0.2g，置于同一具塞锥形瓶中，精密加入40%乙腈溶液10mL，溶解，摇匀，作为蔗糖、麦芽糖对照品储备液。分别精密量取果糖、葡萄糖对照品储备液和蔗糖、麦芽糖对照品储备液，加40%乙腈溶液配成不同浓度的果糖、葡萄糖、蔗糖、麦芽糖混合对照品溶液。每一浓度溶液配制中，储备液的用量和稀释体积如表4-1所示。

表 4-1　蜂蜜的含量测定对照表

序号	果糖、葡萄糖	蔗糖、麦芽糖	稀释体积	混合对照品溶液浓度（mg/mL）			
	对照品贮备液体积（mL）	对照品贮备液体积（mL）	mL	果糖	葡萄糖	蔗糖	麦芽糖
1	1.0	0.125	5	10	8	0.5	0.5
2	3.0	0.5	10	15	12	1.0	1.0
3	2.0	0.5	5	20	16	2.0	2.0
4	5.0	2.0	10	25	20	4.0	4.0
5	3.0	1.5	5	30	24	6.0	6.0

精密吸取混合对照品溶液各 15μL，注入液相色谱仪，分别测定。以对照品浓度为横坐标，以峰面积值为纵坐标，绘制标准曲线，计算回归方程。

③供试品溶液的制备　取本品约 1g，精密称定，置于具塞锥形瓶中，精密加入 40%乙腈溶液 20mL，溶解，摇匀，滤过，取续滤液，即得。

④测定法　精密量取供试品溶液 15μL，注入液相色谱仪，测定，按标准曲线法计算含量。

本品含果糖（$C_6H_{12}O_6$）和葡萄糖（$C_6H_{12}O_6$）的总量不得少于 60.0%，果糖与葡萄糖含量比值不得小于 1.0。

要获得优质的蜂蜜，严苛的检验是必不可少的。

三、蜜丸的制备

蜜丸是由一种或多种药物粉末与经炼制过的蜂蜜混合而制

成的球形内服固体制剂。其质柔软，作用缓和，多用于慢性病和需要滋补的疾患。蜜丸常用塑制法制备，分为原料药粉碎、炼蜜、和药、制条成丸、质量检查、包衣、包装贮存等步骤。

塑制法制备工艺流程如图 4-1 所示。

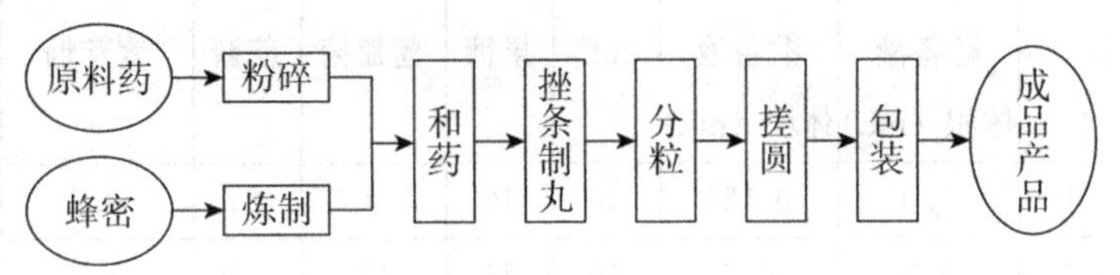

图 4-1 蜜丸塑制法制备工艺流程图

（一）原料药粉碎

根据处方的要求，对药物进行炮制、配料、粉碎、过 100 目筛、混合均匀。

（二）炼蜜

蜂蜜的炼制程度需根据丸剂的中药成分性质、细粉含水量、制丸的季节及气温等多种因素结合确定。炼蜜时可根据蜜的品种质量、药物的性质及季节灵活掌握。一般冬季稍嫩，夏季稍老。

（三）和药

和药又称制丸块，这是蜜丸塑制法的关键工序。将药粉置于清洁的容器内，加入炼好的蜂蜜，趁热充分搅拌，混合均匀，使之成为软硬适宜、色泽一致、滋润柔软、能随意捏塑的药团即可。大量生产可用混合槽与捏和机和药。

和药时，药粉的用蜜量根据药物的性质及季节不同而异，药粉比炼蜜可按 1∶1 或 1∶1.5 的比例，也可按 1∶2 的比例。如药粉中如有大量纤维植物性药粉、矿物性药粉，和药时不易成型，宜用老蜜趁热和制，用蜜量可适当多些；含有大量油质、糖分和动物胶的药物，因其本身具有黏合力，宜用晾温的嫩蜜，用蜜量可适当少些。一般冬季用蜜量多些，夏季用蜜量少些。

（四）搓条制丸

丸块制成后，放置一定时间，使药粉与蜂蜜充分反应，膨胀产生一定黏性即可搓条。搓出的丸条要粗细一致、两端平整、外表光滑、质地致密。丸条的长短、粗细按剂量及预定切成丸剂的数目而定。

1. 制丸条

制丸条的方法有手工制条和机器制条两种。

（1）手工制条：在搓条板上涂少许润滑剂（一般由麻油与蜂蜡按 7∶3 混配，加热熔化过滤而成，夏天或南方气温高、湿度大时用蜡量宜稍高，冬天或北方气温低、湿度小时，用油量宜稍高）。将丸块分成小块，称重，再搓成均匀的丸条，供制丸用。按重量服用的小蜜丸，可搓成细条，掐制成丸。

（2）机器制条：常用设备为螺旋式丸条机。首先选择大小合适的出条管，马达开动后将丸块加入漏斗中，由于二轴叶片的旋转，丸块被挤入螺旋的输送器内，丸条即从出口处被挤出，更换不同直径的出条管，可制得粗细不同的丸条。

2. 制丸

制丸也有手工和机器两种，包括分割和搓圆两个步骤。少量生产用搓丸板（图 4-2），大量生产可用蜜丸机制丸。

（1）搓丸板制丸：搓丸板有具沟槽的底板及压板两部分，用时板内先涂以适量的润滑剂（常用芝麻油与蜂蜡的混合物），以防粘连，将丸条横放于底板上的纵行凹沟中，上覆压板，用双手由轻至重前后搓按压板，丸条即被切断，同时前后往复推动压板，小丸块即被搓成球形的药丸。

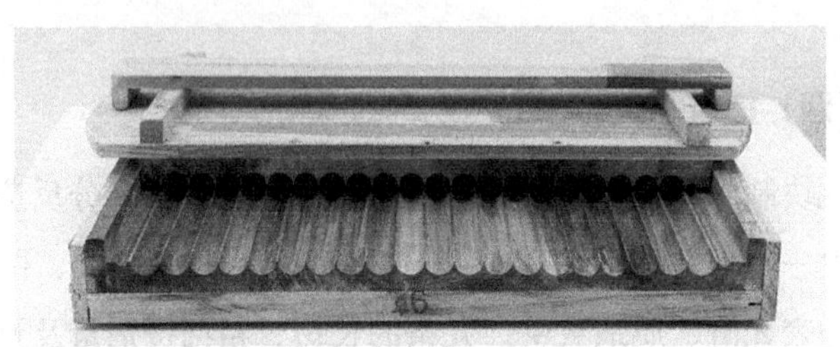

图 4-2　搓丸板

（2）制丸机制丸：目前药厂制备大蜜丸多采用制丸机，主要构造是三只带槽滚筒呈倒三角形排列。位于下方的筒直径较小，位置固定，转速约 150 转/分；上方两只滚筒直径较大，式样相同，靠内侧的滚筒也是固定的，转速 200 转/分；靠外侧的滚筒是定时移动的，转速约 250 转/分，定时移动由离合装置控制。操作时将丸条放于上方两滚筒间，滚筒转动即可完成分割与搓圆的工序。此机成型较好，但不适用于质地松软的丸块成型。

制备小蜜丸可用滚筒式制丸机制备。此机器能联合进行丸块的分割及搓圆成型，可直接将丸块制成丸粒。

（3）蜜丸机和制丸机

①三辊蜜丸机：将已制备好的丸块，间断投入机器的进料口，在螺旋推进器的推进下挤出连续药条，经输送带传送，自

动切条，自动推条进入模辊切割分粒、搓圆成型。出条、切丸等工序由光电讯号系统控制。设备如图 4-3 所示。

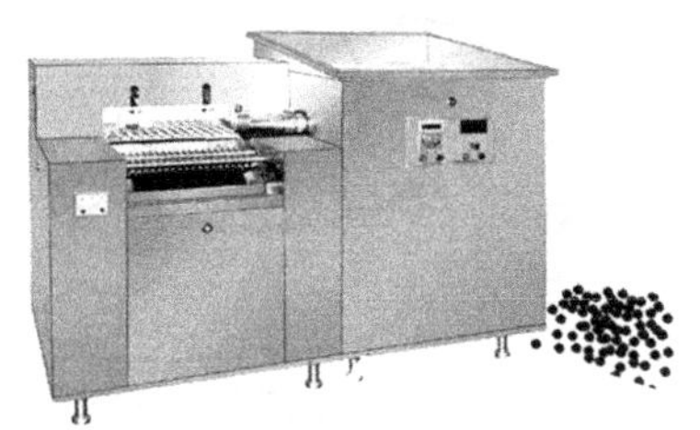

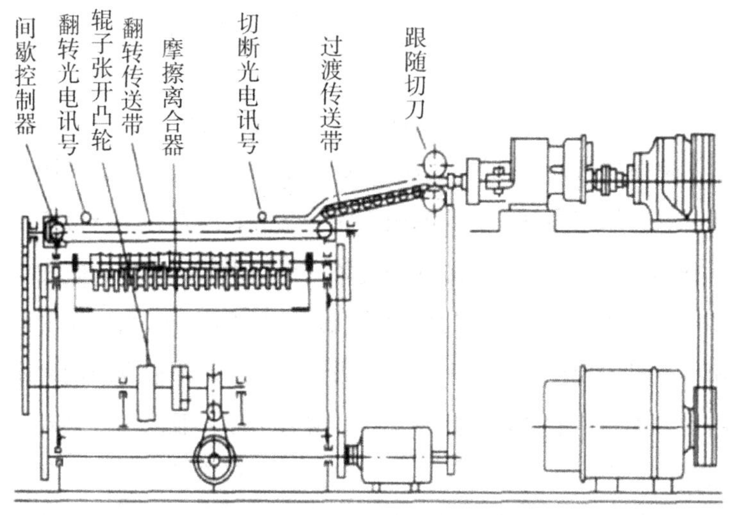

图 4-3　三辊蜜丸机和光电自控制丸机

②中药自动制丸机：可制备蜜丸、水蜜丸、浓缩丸、水丸，一机多用。自动制丸机主要由加料斗、推进器、出条嘴、导轮及一对刀具组成。药材在加料斗内经推进器的挤压作用通过出条嘴制成丸条，丸条经导轮传递至，刀具切、搓，制成丸粒。设备如图 4-4 所示。

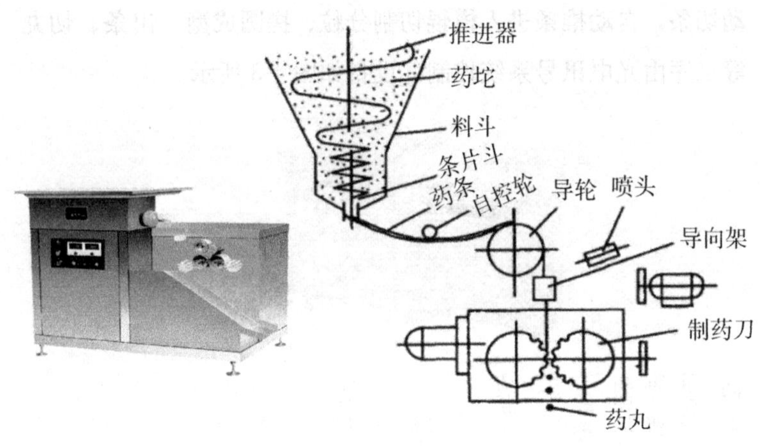

图 4-4　中药自动制丸机及工作原理示意图

完整的蜜丸生产线应包括：炼蜜工序→研配、过筛工序→混合、合坨工序→炼药、凉坨工序→制丸、凉丸工序→检重工序→扣壳工序→蘸蜡工序→外包装→干燥灭菌。其中，研配工序一般采用自混式高均匀度混粉机。过筛工序一般采用振动筛粉机，可实现连续生产和自动分级筛选，振动筛粉机采用封闭结构，无粉尘溢散，过滤效率高。混合工序一般采用行星式下出料强力搅拌机。炼药工序采用单层高效精炼机。扣壳工序一般采用扣壳机。蘸蜡工序采用全自动蜜丸蘸蜡机。此外，还有干燥灭菌机、包衣机等。

由于蜜丸所使用之蜜已经加热炼制，蜂蜜的水分已控制在一定范围内（11%～15%），制作成丸后，可立即分装，无须进行干燥，能保持丸药的滋润状态。但中药原料常带有微生物，蜂蜜吸潮以及操作过程中可能受到污染，使制成的丸粒染菌，若成丸后立即包装，在贮存期间易生虫发霉，因此蜜丸成型后应进行灭菌。目前多采用微波加热灭菌法和远红外辐射干燥法。

（五）蜜丸的质量检查

1. 外观

蜜丸要求外形圆整，表面致密，柔软滋润，无纤维和异色斑点，有浓厚的处方药味。

2. 重量差异限度

服量以粒计算的蜜丸，以一次服用量最高丸数为1份（丸重1.5g以上的丸剂，以1丸为1份）。取供试品10份，分别称定重量，再与标示总量（一次服用最高丸数×每丸标示量）比较是否符合规定，重量差异不得多于2份，并不得有1份超出重量差异限度一倍。

3. 蜜丸质量控制

影响蜜丸质量的控制因素包括蜂蜜的质量控制、蜜丸的硬度控制和包装控制三个关键方面，切实控制制丸工艺中的每一个重要环节，对每一道工序实行质检把关、验收，严控质量、严守标准、严格操作是提高蜜丸质量的有效方法。中药蜜丸制备过程中应加强几个重要环节的质量控制，包括原料中药的预处理、蜂蜜的选择与炼制程度、加蜜量、和药的温度，还应注意整个制备过程以及制剂室、制药设备、操作人员等的消毒灭菌处理，防止蜜丸发霉、变硬、返砂等问题。严格按照药品GMP标准规范操作规程，强化质量监控，确保蜜丸质量。

（六）包装与贮存

大蜜丸须用玻璃纸（或蜡纸）包裹严密后，装于小纸盒中，贴以封签，用蜡封固。或封于蜡壳内，再装于纸盒中。

用蜡壳封固是丸剂常用的包装材料，其目的是防止丸剂引湿、虫蛀、氧化、挥发。

蜡壳以白色不含杂质的蜂蜡为主要原料。随着石油工业的发展，现在主要用固体石蜡为主要原料。石蜡性脆，夏季硬度差，常用蜂蜡和虫白蜡调配之，蜂蜡能增加韧性，虫白蜡增加硬度。增加蜂蜡和虫白蜡的量则因地区、季节而异。一般来说，在北方或冬季主要加蜂蜡，少加或不加虫白蜡。此外，有的地区研用松香或滑石粉来调节石蜡的软硬度，也有用聚乙烯4%、松香20%、凡士林20%，加石蜡至100%的混合物做蜡壳。总之，以做成的蜡皮软不变形，硬不裂口（切口时不产生裂缝）为佳。

1. 蜡壳制法

(1) 铸蜡壳（吊蜡皮）：将按一定比例调配的蜡置于锅内加热熔化（或在水浴中加热）后，将温度控制在70～74℃，使蜡保持熔融状态，能使制得的蜡壳厚薄适当。将规定大小的木球（如为新木球，应煮沸后使用）浸于水中，然后在毛巾上滚去表面的水分，插于铁签上，随即浸于熔融的蜡液1～2秒，取出待表面晾稍后，再反复操作数次，至蜡壳达一定厚度后放于18～25℃水中凝固片刻，取出蜡球。

(2) 剥取蜡壳：取下蜡球，一手持刀，另一手用大拇指与食指持蜡球，用利刀沿脐（蜡壳插铁签处的小孔和蜡管称为脐）的垂直方向将蜡皮切成两半，取出木球，即剥得蜡壳。

(3) 装丸、封脐：将丸子装入蜡壳，使两个半球吻合，用封口钳将切口烫严，再插于铁签上，入蜡液中浸渍1～2次，使切口彻底封严。取下，甩钳封脐，打印，即可装入纸盒内。

丸剂的贮存，一般须密闭于阴凉干燥处，忌高温、潮湿。

四、塑制法制蜜丸常见问题与解决措施及注意事项

1. 表面粗糙

蜜丸表面粗糙主要原因：①药粉过粗，未达到细粉或极细粉的要求；②蜜量过少且搅拌混合不均匀；③润滑剂用量不足；④药料含纤维多、含矿物类或贝壳类药量过大等。

可针对性地采用粉碎性能好的粉碎机，提高药材的粉碎度；适当调整用蜜量或用较老的炼蜜；在制丸块传送与切刀部位充分涂抹润滑剂；将富含纤维类药材或矿物类药材提取、浓缩成稠膏兑入炼蜜中等以解决表面粗糙的问题。

2. 空心

蜜丸空心的主要原因是丸块揉搓不够。有时是因药材油性过大，蜂蜜难以黏合所致，可用嫩蜜和药。因此在生产中，应注意充分搅拌混合及制丸块均匀。

3. 丸粒过硬

蜜丸在存放的过程中变得坚硬。其原因有：①炼蜜过老；②和药时蜜温过低；③用蜜量不足；④含胶类药材比例大，和药时蜜温过高使其烊化后又凝固；⑤蜂蜜质量差或不合格。

可针对原因，通过调整用蜜量、炼蜜的程度、和坨时蜜的温度和药材的水分来控制大蜜丸的硬度。

4. 皱皮

蜜丸贮存一定时间后，表面呈现褶皱现象。主要原因有：①炼蜜较嫩，含水量过多，水分蒸发后导致蜜丸萎缩；②包装不严，蜜丸湿热季节吸湿而干燥季节失水；③润滑剂使用

不当。

可针对原因采取相应措施解决。对蜂蜜的来源和炼制、药粉含水量以及蜜丸的制备季节等因素进行选择，选择不当，制成蜜丸的储存过程中就易出现皱皮、发霉、干硬、碎裂等现象。

5. 微生物限度超标

微生物限度超标的原因与解决措施同泛制法制丸。另外，采用热蜜和药、缩短制丸操作时间，也可以有效降低微生物数量。

6. 注意事项

（1）炼蜜时，每锅的蜜量一般不超过锅容量的 1/2，以免溢锅。蜜沸后应及时撩蜜，并改用文火，随时将杂质、浮沫等捞出。夏季空气较潮湿，药粉吸潮含水分较高，应适当提高炼蜜的温度。

（2）制丸时涂润滑油以少为宜，以免患者服后呕吐。

（3）操作人员应注意个人卫生，两手充分洗净并消毒。在操作过程中，不得用湿布或不洁净的布擦拭案板及搓丸板等用具，以免污染或带入水分，导致成品发霉变质。配制完毕，所用的工具应及时清理洗干净，并用洁净布罩严，放于干燥处保存，制作场所必须保持清洁。

（4）制成的丸药应及时进行包装，以防吸湿和污染。潘晓娟等提出新工艺，优选内膜、外壳配方，采用先上衣后上壳工艺，解决丸核黏壳问题，包装过程时间短，减少感染细菌的机会，且丸壳外观、强度、韧性等明显改善，在运输及贮藏中更能保证质量。

参考文献

［1］罗明生，高天惠．药剂辅料大全［M］．成都：四川科学技术出版社，2006.

［2］姜柯．蜜丸制备质量控制因素分析［J］．中国中医药现代远程教育，2010，8（11）：89.

［3］国家药典委员会编．中华人民共和国药典 2015 年版［M］．北京：中国医药科技出版社，2015，6.

［4］杨明．中药药剂学［M］．北京：中国中医药出版社，2012，7.

［5］邱小红．炼蜜在蜜丸制备中的质量控制［J］．北京中医，2006，25（3）：169－170.

［6］罗仁书，何治勇．中药蜜丸的制备及质量控制［J］．实用中医药杂志，2013，29（10）：871.

［7］潘晓鹃，周莉萍，汪致敬．大蜜丸双层上衣壳新工艺及丸壳质量标准研究［J］．中国中药杂志，2001，26（11）：790－791.

［8］杜静，王明．大蜜丸硬度原理与研究进展［J］．产业与科技论坛，2011，10（22）：88.

第五章
水蜜丸

一、概述

1. 水蜜丸的含义

水蜜丸系指饮片细粉以炼蜜和水为黏合剂制成的丸剂。

2. 水蜜丸的特点

（1）外观光滑圆整，丸粒小，其规格除另有规定外，通常为每克 10 粒左右，易于吞服，也利于较长时期贮存。

（2）将炼蜜用沸水稀释后作黏合剂，同蜜丸相比，可减少蜂蜜用量，降低成本，并利于包装、存放。补益药剂制小蜜丸者，多用蜜水作黏合剂制成水蜜丸；南方气候较湿润的省份，生产水蜜丸者更多。

二、常用辅料

制备水蜜丸主要用炼蜜和水的混合液作为黏合剂，必要时煮沸放凉备用。

三、水蜜丸的制备

水蜜丸较常用泛制法制备，制备方法与泛制水丸相同；也可用塑制法制备，制备方法与塑制法制备蜜丸基本一致。方法的选择通过分析处方药物的性质或通过摸索尝试而定。

四、注意事项

1. 采用泛制法制备时，为了避免黏结，起模前须先用纯净水，或用纯净水对黏合剂进行稀释。

2. 由于水蜜丸含水量高，成丸后应及时干燥，防止发霉变质，利于储存。

3. 采用塑制法制备时，如有含糖、黏液质、淀粉、胶质类较多的药材，需要用低浓度的蜜水作为黏合剂，每 100g 药粉用 10g～15g 炼蜜；一般黏性的药材，每 100g 细粉用约 40g 炼蜜；如含矿物质和纤维较多的药材，则每 100g 药粉用约 50g 炼蜜。

参考文献

[1] 国家药典委员会编．中华人民共和国药典 2015 年版［M］．北京：中国医药科技出版社，2015，6.

第六章 浓缩丸

一、概述

1. 浓缩丸的含义

浓缩丸系将饮片或部分饮片经提取浓缩后，与适宜的辅料或其余饮片细粉，以水、炼蜜或炼蜜和水的混合液等为黏合剂制成的丸剂，又称药膏丸、浸膏丸。根据所用黏合剂的不同，分为浓缩水丸、浓缩蜜丸和浓缩水蜜丸。目前市面上的浓缩丸以浓缩水丸及浓缩水蜜丸居多。

2. 浓缩丸的特点

（1）体积小，含药量较大：浓缩丸的处方药物全部或部分经过提取浓缩，体积较水丸小，含药量较高，服用量常以粒为剂量单位，故携带、服用更方便。

（2）易于吸收，临床疗效好：由于药物经过提取浓缩，服用后，药物溶散速度较快，利于吸收，发挥药效。

（3）利于保存，不易霉变：浓缩丸体积较小，易于包装贮存而不发生霉变。

二、浓缩丸常用的赋形剂

1. 浓缩液

浓缩液是该处方内部分药物按规定工艺提取浓缩后得到的半成品。不同浓缩液的相对密度以及其他质量指标都是有所不同的，是关系成品质量的关键所在；由于浓缩丸是一种粗制剂，所以其浓缩液没有必要过度去除沉淀和提纯，那样反而可能影响疗效。

2. 蜂蜜

与蜜丸项下"常用辅料"中蜂蜜一致。制作浓缩蜜丸及浓缩水蜜丸时，会用一定比例的蜂蜜作赋形剂。

3. 纯净水

丸剂制备所用水一般为纯化水，为饮用水经蒸馏法、离子交换法、反渗透法或其他适宜的方法制备的制药用水，常温常压下为无色无味的透明液体，不含任何附加剂。其质量应符合《中国药典》制药用水项下的规定。纯净水是泛丸中应用最广、最多和最主要的赋形剂。水本身虽无黏性，但能润湿溶解处方药物中的黏液质、糖类、淀粉、胶质等产生黏性，即可将药粉泛制或塑制成丸。为了保证成品的质量，减少微生物的污染，应选用新煮沸放冷的纯净水或蒸馏水。若处方中有强心苷类药物，如洋地黄等，不宜用水作润湿剂，因为水能使原药粉中的酶与强心苷反应，逐渐分解强心苷。处方中含有引湿性或可溶性成分以及有毒成分等，应先于少量水中溶解混匀，然后再与其他药物混匀制丸。凡临床治疗上对赋形剂无特殊要求、药物遇水不变质者，皆可用水作为赋形剂制丸，制成后应及时干燥。

4. 乙醇

本品为无色澄清液体；微有特臭；易挥发，易燃烧，燃烧呈淡蓝色火焰；加热至约78℃即沸腾。被广泛用作消毒防腐剂和溶媒。如果处方内药物细粉的黏性过强难以顺利操作时，往往选用不同浓度的药用乙醇作为黏合剂。

5. 药用淀粉

药用淀粉常使用马铃薯淀粉或玉米淀粉。二者均为白色或类白色粉末，所用淀粉的质量指标必须符合《中国药典》各项规定。本品多在全浓缩的浸膏丸塑制法中作为填充剂和崩解剂使用。

6. 滑石粉

本品为白色或类白色、微细、无砂性的粉末，手摸有滑腻感。气微，味淡。所用滑石粉质量应符合《中国药典》各项规定。本品在全浓缩的浸膏丸塑制法中作为填充剂和润滑剂使用，同时具有利尿通淋、清热解暑功效。

三、浓缩丸的制备

浓缩丸的制备方法有泛制法、塑制法和压制法3种。

塑制法制备工艺流程图（图6-1）如下：

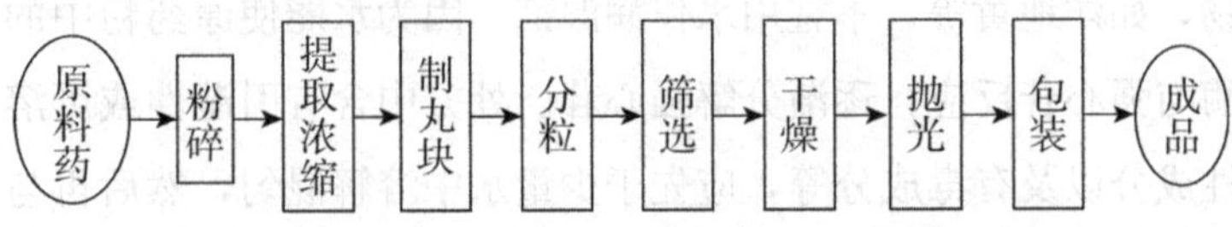

图6-1　浓缩丸塑制法制备工艺流程图

（一）原料的准备

首先根据处方的功能主治和方药的性质，确定用于提取浓缩的中药饮片和用于粉碎制细粉的中药饮片。通常情况下是对处方中质地坚硬、黏性大、体积大、富含纤维性的中药提取浓缩；贵重中药，体积小、淀粉多的中药，宜粉碎成细粉。如果是有现成药品标准的处方，则按标准执行。

浓缩丸制备中，一部分原料为浸膏，是通过中药提取、分离、浓缩后制备而成，涉及中药制药的多个工艺环节；另一部分为细粉，主要是将部分饮片粉碎、筛分得到的。浸膏与制粉中药的比例，必须通过实验，对提取中药的出膏率和制粉中药的出粉率以及采用的制丸工艺等情况综合分析确定，使丸药规格和服用剂量控制在一个合理可行的范围内。

（二）制法

1. 塑制法

取处方中部分中药饮片提取浓缩成膏，作为黏合剂，其余中药饮片粉碎成细粉，混合均匀，再制成可塑性丸块，分粒，搓圆，选丸，干燥，抛光即得丸剂。也可将处方全部中药饮片提取浓缩成膏，另加入适量淀粉充填其中，再制成可塑性丸块，分粒，搓圆，选丸，干燥，抛光而得，即全浸膏丸。

2. 泛制法

水丸型浓缩丸以及浓缩水蜜丸多采用泛制法制备。取处方中部分中药饮片提取浓缩至规定浓度，作为黏合剂，浓缩水蜜丸尚需在浓缩液中加入一定比例的炼蜜作为黏合剂。其余中药饮片粉碎成细粉，混合均匀用于泛丸。或用提取的稠膏与细粉混合成块状物，干燥后再次粉碎成细粉，然后以水或不同浓度的乙醇溶液为黏合剂泛制成丸。处方中膏少粉多时，宜用前法直接泛丸；膏多粉少时，宜用后法即二次制粉泛丸，或者选择塑制法。

3. 压制法

将处方中部分药材饮片提取、浓缩至规定浓度，另一部分饮片粉碎成细粉后，用浓缩液制粒，经干燥、整粒、混合，再用特制的冲头冲模压制成丸。

压制法制丸的制造工艺与片剂的制备工艺相似。此法优点是生产效率高，制备成本低，劳动强度和粉尘污染小，质量可控性强，丸剂成品硬度高，溶散快，丸重差异小等。

4. 浓缩丸选丸、干燥等工艺研究

（1）选丸：浓缩丸对外观选择的要求较高，且人工选丸费时费力。戴志荣等研制出光丸选丸机，该机能排除有缺陷的药丸，以保证浓缩丸外观质量，提高工作效率。光丸助选机结构原理如图 6-2 所示。

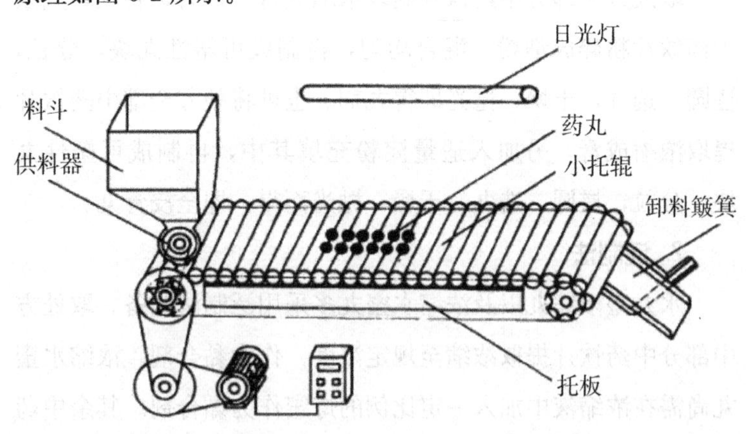

图 6-2　光丸助选机结构原理图

光丸助选机主要部件包括机架、传动、电器控制、供料、输送助选、卸料、采光罩及罩壳 8 个部分。

浓缩丸选丸一般是干燥后再筛选，然而干燥后选丸浪费了不合格药丸的成本，而且重复浪费了不必要的人力、财力、物力。中药浓缩丸湿丸选丸机，对降低成本有重要意义。浓缩丸湿丸选丸机设计如图 6-3 所示。

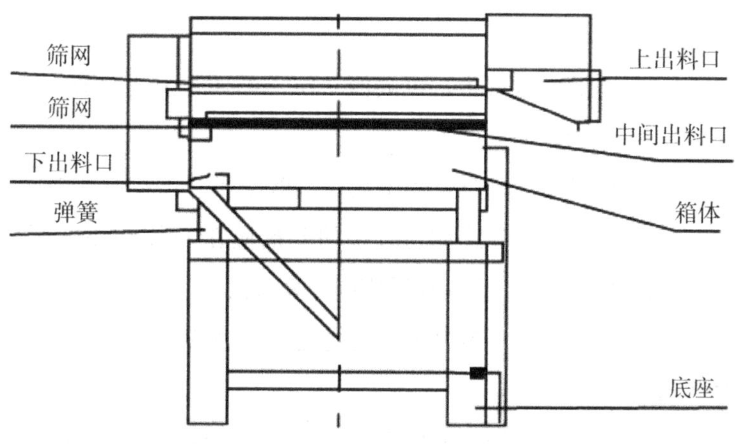

图 6-3　浓缩丸湿丸选丸机设计图

此选丸机的关键技术在于筛网采用两层不同孔径的筛网。该机有三个出料口，上、下两个出料口为剔除不合格品出口，中间为合格品出口，工作箱与底座之间用弹簧柔性联结起来。

（2）干燥：浓缩丸制备过程中，干燥是其中重要的环节。干燥过程大多采用干燥机控制相应的温度进行干燥。微波干燥可用于浓缩丸的生产，该法具有加热均匀、干燥时间短、提高药品质量、缩短溶散时间、节约能源等特点。

四、塑制法制丸注意事项

1. 一般处方中，膏多粉少时选用塑制法制丸。

2. 药材的提取、粉碎比例以提取浓缩的稠膏与药粉混合可制成适宜丸块为宜，必要时可加适量的细粉或炼蜜进行调节，若稠膏和药粉比例不当，制出的软材太黏或太软常使丸剂制备后续无法进行，即使可制成丸，也易产生粘连或得到畸形丸。

3. 制丸操作过程中，可喷洒一定乙醇防止丸粒粘连，也可以使用其他润滑剂。

4. 制备成丸后，应及时干燥。一般干燥温度控制在 80℃以下，含挥发性成分或淀粉较多的丸剂应在 60℃以下干燥。不宜加热干燥的应选择其他适宜的干燥方法。

5. 药丸崩解过于迟缓时，可加适量崩解剂如羧甲基淀粉钠等改善。

6. 采用压制法制备的浓缩水丸干燥后，其表面多不平整、色泽不均，严霞等参考片剂包衣打光提出了一种新方法，对干燥后的浓缩水丸进行润湿打光，所得成品既圆整又光滑。

7. 中药浓缩丸的质量控制影响因素有很多，为保证浓缩丸的质量，要抓住工艺设计、原料质量、药材粉碎、制丸、干燥这五个要点，做好质量控制工作，就能保证浓缩丸的质量。

参考文献

[1] 国家药典委员会编．中华人民共和国药典 2015 年版［M］．北京：中国医药科技出版社，2015，6.

［2］戴志荣，孙裕，李达，等．光丸助选机及其在浓缩丸外观质量控制中的应用［J］．西部中医药，1998（4）：53—54.
［3］姜洁，黄海龙．中药浓缩丸湿丸选丸机［J］．中成药，2003，25（11）：8.
［4］李慧，周里欣．微波干燥技术在浓缩丸生产中的应用［J］．中国实验方剂学杂志，2011，17（19）：47—50.
［5］李家楼．机制浓缩丸时几个关键问题［J］．中国医院药学杂志，2003，23（1）：61—62.
［6］严霞，曹雅军，司应明，等．改善浓缩水丸外观质量的新工艺［J］．中国药师，2012，15（17）：1035—1036.
［7］杜宏伟．中药浓缩丸与水丸生产过程质量影响因素分析［J］．中国药业，2011，20（22）：54.

第七章

糊丸

一、概述

1. 糊丸的定义

糊丸系饮片细粉以米粉、米糊或面糊等为黏合剂制成的丸剂。

2. 糊丸的特点

（1）糊粉和制糊方法的多样性使得糊丸能适应较多处方的特性，临床应用相对更广。

（2）糊丸干燥后质地较坚硬，在胃内崩解迟缓，释放药物缓慢，能延长药效，使药物更好地发挥疗效，还能减少药物对胃肠道的刺激。所以含有刺激性较强或剧毒的（巴豆、生半夏、马钱子、丹药、木鳖等）药物的处方，多制成糊丸。

二、常用辅料

糊丸常用辅料是米粉、米糊或面糊。

1. 糊粉种类

糊丸所用的糊粉种类较多，常用的有面粉、黍米粉、米粉、神曲粉等。糊制品分为淡糊、饼糊、醋糊、药汁糊、神曲糊、酒糊等。最常用的辅料是糯米糊和面糊。

糯米本身有很大的黏性，制成的糯米糊具有良好的黏合力，所制糊丸干燥后坚硬结实。将糯米制成各种不同浓度的糊，能有效控制丸药的崩解时限，实现不同的释药速度，并且对胃肠黏膜有一定的保护作用，可减少药物对胃肠的刺激。

面粉内含少量的面筋、大量的淀粉。面筋为蛋白的一种，具有较强的亲水性，能吸水膨胀生成黏滞的凝胶，因而面糊具有乳化性能，黏性较米糊更强。

其他如醋、酒、姜等按治疗的需要而加入糊中，不影响糊的黏合力，有助于丸剂发挥相应临床疗效。

2. 制糊方法

糊的制法是根据临床在糊粉中加入适量清水或特定的酒、醋或药汁，混合均匀，适当加热使淀粉糊化呈现黏性。为了控制丸剂的黏性，除选择适当的糊粉种类和控制用量外，也应控制其制糊方法，其制法大致有下述 3 种。

（1）调糊法：取适量细糊粉先以适量冷水混合均匀，再慢慢加热并不断搅拌至全部糊化，使其呈半透明状态，具黏性；或将糊粉用适量温水调匀后，用沸水直接冲至半透明状态。调制时注意，既要使淀粉糊化，又要注意稠度，否则影响丸剂的制作及质量。制糯米糊、面糊、神曲糊、米糊皆可用此法。

（2）煮糊法：取细糊粉加适量冷水（约50%）混合均匀，制成块状，置沸水中糊化，使其呈半透明状，取出放凉，揉搓成泥状，即可使用。此法制得的糊黏性比调糊法制得的糊强而体积较小。

（3）蒸糊法：取细糊粉加适量冷水（约30%）制成团块，置于蒸笼中蒸熟后使用。蒸糊黏性更强，体积更小。

三、糊丸的制备

糊丸可用泛制法、塑制法制备。其中，泛制法制备的糊丸溶散较快。

1. 制丸

（1）泛制法：泛制法以调糊法制得的稀糊作为黏合剂。按照泛制水丸的方法将药物与稀糊泛制成丸，制得的糊丸比塑制法制出的糊丸溶散略快。

（2）塑制法：塑制法制糊丸与制小蜜丸相似，制糊丸时以糊代替炼蜜。制备时先调制好糊，稍凉后倒入药物细粉中，混合均匀，制成软硬适宜的丸块，然后制丸条，分粒，搓圆，干燥，即得成品。大量生产多用滚筒制丸机。

2. 干燥

糊丸内的水分蒸发缓慢，如果高温迅速干燥，会使丸粒表面干而内面稀软，或整个丸粒裂缝甚至崩碎。故制成的糊丸须置于干燥通风处阴干或低温烘干，切忌高温烘烤和曝晒。

四、注意事项常见问题及解决措施

（一）注意事项

1. 塑制法制糊丸注意事项

（1）保证制丸过程中丸块的湿润度。如制丸过程中丸块不湿润，应加凉开水揉搓，或用湿布覆盖丸块以保持湿润。同时要缩短制丸时间，以免制丸时丸块变硬，丸粒表面粗糙或裂缝。

（2）用糊量恰当，糊的黏稠度和用量都会影响糊丸的质量。如果用糊量过少，则服后崩解迅速，达不到缓慢吸收的目的；如果用糊量过多，糊丸干燥后质地太过坚硬，难以崩解吸收，甚至随大便排出体外仍保持丸形，未能发挥治疗作用。故在制备时，要以临床需要和处方药材性质为制糊依据。

2. 泛制法制糊丸注意事项

（1）以稀糊泛丸，糊粉用量较少，一般约为塑制法用量的1/2或1/4即可。多余的糊粉炒熟拌入药粉中，既便于操作，又符合丸粒崩解度的要求。

（2）泛丸时加糊要均匀，滤过除去糊中的块状物，加入药粉后须将块状物搓散，以免黏结。

（3）糊黏性大时，须用凉开水起模，在加大成型过程中逐渐将糊泛入。

3. 注意选择制糊方法

泛制糊丸时，若丸剂的用糊量为药粉的30%，宜用调糊法制糊；若丸剂的用糊量为药粉的40%，采用煮糊法制糊较好；若丸剂的用糊量为药料的50%以上者，宜选用蒸糊法。

（二）常见问题及解决措施

1. 丸粒表面粗糙甚至出现裂缝

在制备过程中要保持丸块润湿状态，可以湿布覆盖丸块，或补充适量水搓揉，同时尽量缩短制丸时间。

2. 丸粒外干内湿软，或出现裂隙、崩碎

应将糊粉干燥温度控制在 60℃以下，切忌高温烘烤。

参考文献

[1] 国家药典委员会编．中华人民共和国药典 2015 年版［M］．北京：中国医药科技出版社，2015，6.

第八章 蜡丸

一、概述

蜡丸的使用历史很悠久，早在晋代时期就出现蜡丸的使用。蜡丸的历史演变经历了 4 个时期：晋代出现以蜡和蜜混合作为黏合剂的蜜蜡丸，是蜡丸的雏形；唐代首次出现了以纯蜡为黏合剂的蜡丸；宋代是蜡丸的成熟时期，对蜡丸的理论认识达到新的高度；宋以后，蜡丸的制作基本上是沿袭宋代的成果。

1. 蜡丸的含义

蜡丸系饮片细粉以蜂蜡为黏合剂制成的丸剂。

2. 蜡丸的特点

（1）溶散缓慢，药效持久：蜡丸在体内不易溶散，药物释放缓慢，药效作用持久。

（2）肠溶效果可调节：蜡丸可通过调节蜂蜡含量，发挥肠溶效果。

（3）可减轻药物的毒性和刺激性：蜡丸可减轻药物的毒性

和刺激性，可防止药物中毒或者减轻对胃肠道的刺激。

（4）品种少：由于蜡丸无法控制其释放药物的速率，因此蜡丸的品种不多。

二、常用辅料

蜡丸常用的辅料为纯蜂蜡，川白蜡、石蜡等均不能作为蜡丸的赋形剂。蜂蜡主要含脂肪酸、游离脂肪醇等成分，极性小，不溶于水。

市售蜂蜡除含软脂酸蜂脂、游离的蜡酸外，还含有芳香性有色物质——蜂蜡素，以及多种杂质。入药前应将杂质除去，其精制方法有二。

1. 漂蜡

将蜂蜡加热熔化，稍静置，以细流倒入正在快速搅动的大量冷水中，蜡即被掸成疏松的蜡花，捞起风干。如此反复1～2次，即得白色、松脆、纯净的蜡花，这是传统的方法，所得成品色泽好，质量高，易粉碎，但太费工时，且产量低。

2. 煮蜡

将蜂蜡加适量水加热煮化，搅拌使杂质下沉，静置，冷后取出上层蜡块，刮去蜡块底部杂质，如此反复几次，即可。此法产量高，但成品质量不及漂蜡好。

三、蜡丸的制备

蜡丸常用塑制法制备，其制法与大蜜丸制法基本相同，一般分为精制蜂蜡、熔蜡和药、制丸、干燥等步骤。

蜡丸塑制法制备工艺流程图（图 8-1）如下：

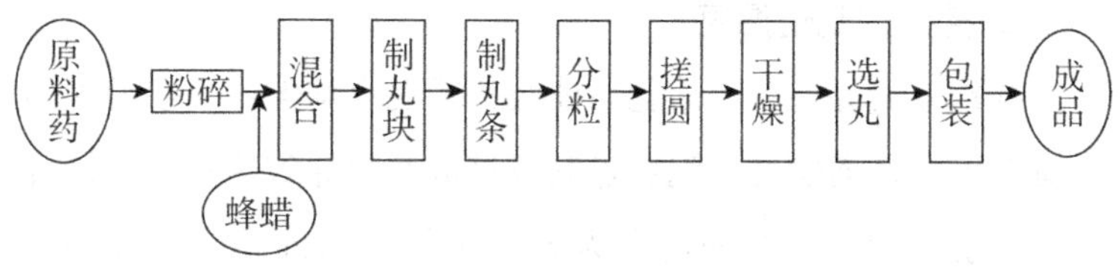

图 8-1　蜡丸塑制法制备工艺流程图

1. 备料

按处方要求，备好用药及辅料，并将处方要求的饮片品种和数量按照工艺要求粉碎成细粉或极细粉备用。净制后的蜂蜡按量备足。

2. 熔蜡和药

将处方规定的纯净蜂蜡加热熔化，稍冷至 70℃左右，待蜡液边缘开始凝固、表面有结膜时，倾入混合好的药粉，及时搅拌，直至混合均匀，以不散为度。

3. 制丸

将制好的药团，趁热搓拈为丸，或放在隔水保温的容器内，以保持温度。

4. 干燥

蜡丸制成后，置于阴凉、通风、干燥处，待蜡丸不黏手即得。亦可置于石灰箱中干燥。切忌烘干或曝晒，以免蜡受高热熔化或软化，影响蜡丸外观。

四、蜡丸制备的注意事项

1. 蜂蜡需精制

通常将蜂蜡加适量水加热熔化，搅拌静置，使杂质下沉，冷却后取出上层蜡块，刮去底面杂质，反复几次即可。

2. 控制好制备温度

蜂蜡本身黏性小，熔化后能与药粉混合均匀，当接近凝固时具有可塑性而制丸。温度过高或过低都会导致药粉与蜂蜡分层，无法混匀。蜂蜡的熔点为62～67℃，因此整个制丸操作需保温60℃。

3. 控制好蜂蜡用量

药粉与蜂蜡比例一般为1∶（0.5～1）。若药粉黏性小，用蜡量可适当增加；含结晶水的矿物药（如白矾、硼砂等）多，则蜡量应适当减少。

参考文献

[1] 颜隆，朱建平．蜡丸的历史演变［J］．天津中医药，2014，31（4）：244—246.

[2] 国家药典委员会编．中华人民共和国药典2015年版［M］．北京：中国医药科技出版社，2015，6.

第九章
滴丸

一、概述

中药滴丸剂指原料药物与适宜的基质加热熔融混匀，滴入不相混溶、互不作用的冷凝介质中，制成的球形或类球形制剂。滴丸载药量较小（＜50%），中药要制备成滴丸须经过提取有效成分或有效部位。滴丸的主要成分较为明确，质量相对易于控制，滴剂是现代中药丸剂。

我国中药滴丸的研究始于20世纪60年代末，芸香油滴丸试制成功；20世纪70年代末，苏冰滴丸的研制标志着中药滴丸剂的研究水平向前迈进了一步；1998年，复方丹参滴丸临床研究方案获得美国食品与药物管理局（FDA）批准同意开展Ⅱ和Ⅲ期临床研究，中药滴丸剂开始为世界所关注。

1. 滴丸的含义

滴丸剂系指原料药物与适宜的基质加热熔融混匀，滴入不相混溶、互不作用的冷凝介质中，制成的球形或类球形制剂。

2. 滴丸的特点

（1）滴丸剂的体积更小，含药量更大，故其主药原料是提取分离较纯的有效组分或有效部位，这对其所用设备及工艺要求较高。

（2）滴丸中，主药以外的附加剂称为基质，易氧化及具挥发性的药物溶于基质后，可增加其稳定性。基质容纳液态药物量大，可使液态药物固化，如芸香油滴丸含油量可达83.5%。

（3）用固体分散技术制备的滴丸具有吸收迅速、生物利用度高的特点。滴丸制备工艺条件易于控制，质量稳定，剂量准确，受热时间短。

（4）滴丸为耳科、眼科用药提供了新剂型。因为五官科制剂多为液态或半固态剂型，作用时间不持久，将药物制成滴丸可起到延效作用。

（5）滴丸剂具有“三效”的优势。三效指速效、高效、长效。滴丸多为舌下含服，药物通过舌下黏膜直接吸收，进入血液循环，避免了吞服时引起的肝脏首过效应，以及药物在胃内的降解损失，使药物以高浓度到达靶器官，迅速起效。一般含服5～15分钟就能起效，最多不超过30分钟。有的滴丸还加入了缓释剂，可较长时间维持有效血药浓度，延长药物的半衰期，达到长效的目的。使用时，口含即可。

二、常用辅料

1. 基质

滴丸基质包括水溶性基质和非水溶性基质。水溶性基质有聚乙二醇类（常用聚乙二醇6000或4000）、聚氧乙烯单硬脂酸酯（S—40）、硬脂酸钠、甘油明胶等。非水溶性基质有氢化植物油、硬脂酸、单硬脂酸甘油酯、虫蜡、蜂蜡等。

对基质的要求：熔点较低（60～100℃）或加热能熔化成液体，而遇骤冷后又能凝成固体，加入主药后仍能保持上述物理状态；不与主药发生作用，不影响主药的疗效与含量；对人体无不良反应。

2. 增塑剂

常用增塑剂为丙二醇。

3. 冷凝介质

水溶性基质的冷凝介质常用有液状石蜡、植物油、甲基硅油等；非水溶性基质的冷凝介质常用有水、不同浓度的乙醇溶液、无机盐溶液等。

对冷凝介质的要求：安全无害，且与原料药物不发生作用；密度与液滴密度相近。

三、滴丸的制备

滴丸制备通常包括药物提取、浓缩、与基质混匀、滴制成丸、洗涤、干燥、质检、分装等过程。滴丸制备工艺流程图（图 9-1）如下。

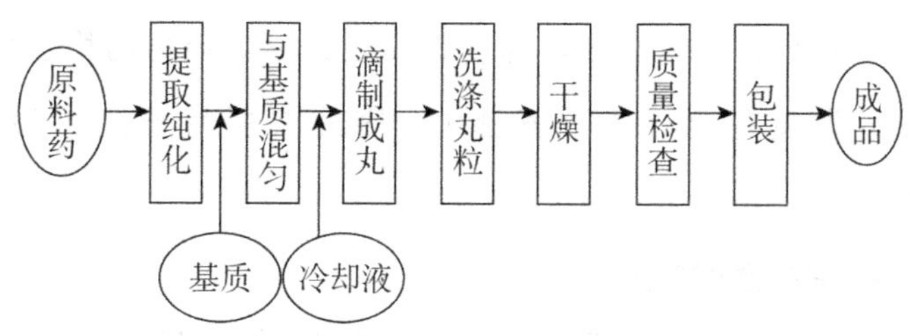

图 9-1　滴丸制备的工艺流程

四、滴丸制备的注意事项

滴丸大都以粒数为服用单位，所以滴丸应大小均匀，色泽一致，这样才能基本保证每粒滴丸含量准确。影响滴丸外形、大小与重量的因素有如下几点。

1. 基质的选择

基质的熔点越高，用量越大，越有利于滴丸的成型和保持其完整的外观形态。必须通过反复试验，摸索出适合本处方药物的基质类型和用量。

2. 滴管口径以及与冷却液面的距离

一般情况下，滴管口径越大，丸重就大。滴管与冷却液面调整到 5cm 以内为最佳距离，距离过小会形成连珠状丸粒或过大丸粒；距离过大则难以排除滴液中的气泡，还会因重力作用导致滴丸跌散形成细丸粒及畸形丸。

3. 滴制时需保持恒温

注意保持混合药液的温度与均匀度，二者直接影响药液滴的大小，进而影响丸重。温度越高，混合药液的表面张力和黏力越小，丸重越小，温度过高还会影响药物的稳定性；反之，温度越低，丸重就越大。因此要保持恒定的温度操作。

4. 冷凝液的性质

冷凝液与药液互不相溶，但冷凝液必须使药液能及时收缩、冷凝、固化成球体的同时，排出液滴中的气泡，所以，控制冷凝液的温度和调整其密度至关重要。

5. 储存

滴丸剂宜密封阴凉贮存，防止受潮、发霉、变质。

参考文献

［1］国家药典委员会编．中华人民共和国药典 2015 年版［M］．北京：中国医药科技出版社，2015，6.

第十章
微丸

一、概述

微丸，也叫“小丸”，是一种传统“速效”丸剂。通常用于一些效专力宏，含贵重或毒性中药，单次总用量较小（通常少于1g）的治疗中、上焦病症的中药成方制剂。微丸是由中药粉末或提取物细粉与辅料制成的直径小于2.5mm的圆球状固体制剂。有的微丸可再包衣，亦可用脂蜡类物质如脂肪酸、脂肪醇及酯类、蜡类等包缓释衣。微丸也可视为片剂和胶囊剂的前体。古代知名的微丸剂品种有六神丸、牛黄消炎丸、喉炎丸等，现代有五酯微丸、葛根芩连微丸、八珍丸（微丸）、清胃止痛微丸等。

1. 微丸的含义

微者小也，顾名思义，微丸指微小的丸剂，是指用中药粉末或提取物细粉与辅料制成的直径小于2.5mm的小球形中药固体制剂。

2. 微丸的特点

（1）与普通丸剂相比，微丸的比表面积大，可均匀分散于胃肠道，在胃肠中的运转不受胃排空的影响，吸收重现性好，生物利用度较高，个体差异小。

（2）不同释药速率组合的微丸更容易实现预期的释药速率，达到理想的血药浓度。

（3）复合缓控释微丸系统比单独缓控释给药系统具有更高的安全性和有效性，可避免药物突释带来的危害；控释肠溶微丸也可避免胃酸的分解而失效，提高有效性。

（4）微丸具有剂型改良的灵活性，可进一步加工成包衣微丸、胶囊剂和片剂等。

（5）微丸的有效成分含量高，是一般中成药的10～20倍，能保证药物的稳定性，掩盖不良味道。目前，微丸在中成药领域的研究和应用也更为广泛深入。

二、常用辅料

1. 湿润剂

水、乙醇溶液。

2. 黏合剂

蜂蜜、蔗糖、羟丙基纤维素（HPMC）、水或3%乙醇溶液。

3. 包衣材料

胃溶型薄膜衣：羟丙基纤维素（HPMC）。肠溶型薄膜衣：丙烯酸树脂类，如Eudragit（丙烯酸树脂）L30D－55、Eudragit L100、Eudragit S100。缓释薄膜衣：乙基纤维素（EC）。膜衣中还常加入增塑剂聚乙二醇（PEG）、油酸、柠檬酸三乙酯等，抗黏剂滑石粉、微粉硅胶、硬脂酸镁。

4. 赋形剂

常用赋形剂有微晶纤维素（MCC）、淀粉、糊精。

MCC 为成球促进剂，能控制水在湿料中的分布和运动，能将水控制在物料颗粒间隙处，使物料易于变形成球。无论是挤出滚圆制丸、离心造粒制丸还是流化床喷雾制丸，多以 MCC 为主要辅料。

5. 黏性、吸湿性调节剂

壳聚糖、乳糖、微粉硅胶。

6. 缓释系统

乙基纤维素（EC）、硬脂酸镁为疏水性骨架材料。

三、微丸的制备方法

中药微丸按制法分类，分为泛制法、挤出滚圆法、流化床法 3 种。前两种是中药微丸生产的常用制法。

1. 泛制法

泛制法是一种传统微丸的制备方法，是用荸荠式泛丸锅或改进的包衣设备，采取泛制法工艺，将一定大小的母丸（或空白丸核）加工成微丸的一种方法。

2. 挤出滚圆法

将药物细粉与辅料混匀，加湿润剂或黏合剂制成软材，置于挤出机中，制得细条状软材，再放入滚圆机中，在高速转动的齿板上完成切割、滚圆的操作，然后干燥、整丸、分装即可。该法类似塑制法制丸。

3. 流化床法

流化床法分两种。一种是将药物与辅料置于流化床内，通入气流，混匀，喷入黏合剂，不断黏结形成颗粒至所需粒度，继续通入热气干燥或包衣干燥即得。另一种是将空白丸芯置于流化床内，将药粉以溶液或混悬液与黏合剂混合后喷入流化床内，逐渐包裹空白丸芯，并逐渐干燥即得。

微丸泛制法制备工艺流程图（图 10-1）如下：

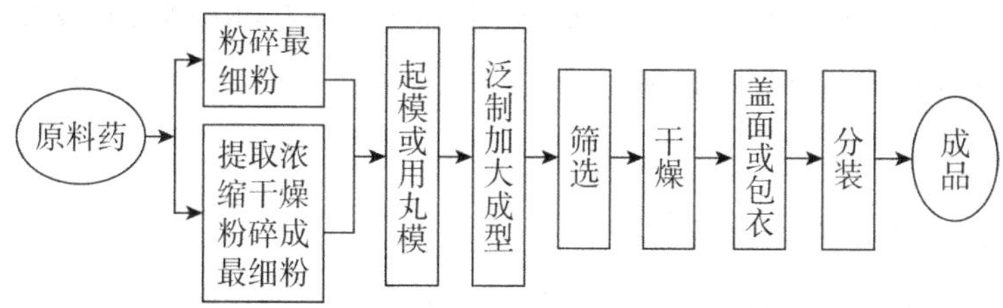

图 10-1　微丸泛制法制备工艺流程图

四、微丸制备的注意事项

1. 饮片直接粉碎入药制备微丸的，至少粉碎为最细粉，动物贝壳及矿物药水飞后入药，并充分混匀。务必保证微丸表面颜色均匀一致。

2. 泛制法和流化床法制备微丸时，用大小一致的药物丸模或空白丸芯。

3. 挤出滚圆法是一种能较好保证微丸质量均一、稳定的可靠加工方法。

4. 干燥含挥发性成分（如冰片、麝香等）的微丸时，要注意将温度控制在 60℃以内，为提高干燥效率可采取低温减压干燥法。

5. 用复方中药提取浓缩干燥物制备微丸时，在保证中药性能的情况下，应尽量减少辅料用量，提高载药量，减少服用量。

6. 微丸的制备工艺通常要实现微丸速释的特点，加速药物崩解吸收，提高生物利用度，增强疗效。

7. 挤出滚圆法制备高载药量浸膏微丸的关键是控制软材的黏性和挤出药条的可塑性。挤出机的挤出力和滚圆机的转动速度对成型有一定影响。

五、微丸的质量评价

中药微丸的质量评价常包括微丸粒度、圆整度、堆密度、硬度、脆碎度、含水量、崩解释药实验等。

参考文献

[1] 陈志杰，郭红英．中药喷雾干燥粉末微丸成型工艺中黏合剂的选择［J］．现代中药研究与实践，2003（2）：33－35.

[2] 黄坤，张陈炎，袁彦洁，等．流化床制粒法制备中药纯浸膏包衣微丸的工艺研究［J］．中国药业，2005（7）：53－54.

[3] 王鲁敏．中药浸膏微丸的制备研究［J］．制剂技术，2005，14（8）：47.

[4] 国家药典委员会编．中华人民共和国药典 2015 年版［M］．北京：中国医药科技出版社，2015：6.

第十一章
中药丸剂的前处理

一、中药丸剂的备料

备料是中药丸剂制备的初始工序，极其重要。按照《中国药典》规定，中药丸剂的投料应为各处方所列药物的饮片投料。这就涉及中药饮片的炮制以及饮片的质量问题。同一味中药，在不同的处方中用不同的炮制品，必须根据处方要求炮制合格方可投料，否则会影响药效。李时珍曰："升降在物亦在人也。"强调炮制可改变药性，进而发挥更好的疗效。例如大黄，在历代文献中有生军，有"用陈酒五升煮烂，日干，名熟军"，有"锦纹者，用无灰酒一碗，慢火煮令酒尽，焙干"，有"炒微焦、烧炭存性"等记载，相对应的炮制品（饮片）即大黄片、熟大黄、酒大黄及大黄炭。目前《中国药典》规定大黄干燥饮片含总蒽醌［以芦荟大黄素（$C_{15}H_{10}O_5$）、大黄酸（$C_{15}H_8O_6$）、大黄素（$C_{15}H_{10}O_5$）、大黄酚（$C_{15}H_{10}O_4$）和大黄素甲醚($C_{16}H_{12}O_5$)的总量计］不得少于1.5%（生大黄、熟大黄、酒大黄均如此），大黄炭含总蒽醌量不得少于0.9%为合格品；合格品含游离蒽醌［以芦荟大黄素（$C_{15}H_{10}O_5$）、大黄酸（$C_{15}H_8O_6$）、大黄素（$C_{15}H_{10}O_5$）、大黄酚（$C_{15}H_{10}O_4$）和大黄素甲醚（$C_{16}H_{12}O_5$）的总量计］的控制指标，从药材不得少于0.2%依次变为生大黄不得少于0.35%，熟大黄、酒大黄和大黄炭不得少于0.5%。可见饮片的加工炮制与其内在质量及其临床疗效是密切相关的。又如半夏有生半夏、法半夏、姜半夏、清半夏之分，其炮制所用辅料和炮制的工艺是各不相同的。生半夏的功效是燥湿化痰、降逆止呕、消痞散结。用于湿痰寒痰、咳喘痰多、痰饮眩悸、风痰眩晕、痰厥头痛、呕吐反胃、胸脘痞闷、梅核气；外治痈肿痰核。法半夏所用辅料为每100kg净半夏用15kg甘草、10kg生石灰。法半夏的功效是燥湿化，用于痰多咳喘、痰饮眩悸、风痰眩晕、痰厥头痛。姜半夏炮制原料为每100kg净半夏用25kg生姜、12.5kg白矾。姜半夏功效是温中化痰、降逆止呕，用于痰饮呕吐、胃脘痞满。清半夏炮制原料为每100kg净半夏，用20kg白矾。清半夏的功效是燥湿化痰，用于湿痰咳嗽、胃脘痞满、痰涎凝聚、咯吐不出。在一些地方标准中，尚有京半夏、半夏曲等，所用辅料及工艺又有所不同，功效各异。有的生产单位只备有某些品种的中药材，投料时则需要首先加工成符合该处方要求的中药饮片炮制品，再如数投料。

备料中，饮片的洁净度是确保中药丸剂成品符合微生物限度要求的源头。饮片或药材中，凡洁净度不高或疑有黄曲霉素、霉菌及重金属污染者，均应剔除，不得随意投料。中药丸剂的备料过程中，净制、切制、炮制都需一丝不苟，才能确保成品的质量符合规定。正如唐代孙思邈所言："凡药，治择熬炮讫，然后称之以充用，不得生称。”

二、粉碎

（一）粉碎的概念

物料经机械外力破碎成更细小碎块或粉末的操作叫粉碎。中药粉碎是一个物料经撞击、挤压、剪切、撕裂等机械力破碎变得更细小，体表面积增大，适宜制剂的物理变化过程。粉碎是中药制药过程中一个基本的操作单元。

（二）粉碎的目的和意义

1. 增加物料流动性，有利于不同物料的均匀混合

中药丸剂处方通常由两种以上的药物组成。各味药的质地轻、重、滑、涩、软、硬不同，形状大小各异、色泽千差万别，如何让一粒丸药完整地体现处方各药的功效，粉碎便是不可或缺的加工方式。粉碎是让处方中各药能更均匀混合的重要步骤。

2. 便于制剂成型

中药应用于临床的主要形式是饮片。根茎类通常为厚片（2～3mm）、薄片（1～2mm），全草类通常为段（10～15mm），矿物通常为颗粒、粗粉等。因此，直接使用饮片无法混合制成丸药，粉碎成适宜粗细的粉末才可制成丸药。

3. 粉碎可增大比表面积

增大比表面积，有利于浸提，或增加了丸药与消化液的接触面积，缩短溶解时间，促进消化吸收。

4. 均匀混合

多种中药饮片一起粉碎的过程还兼有均匀混合的作用。因此，多数情况下粉碎和混合一起完成。

（三）粉碎方法

1. 干法粉碎

干法粉碎即物料在干燥状态下进行的一种粉碎方法。控制好物料的含水量（10%以内）是干法粉碎的关键。通常情况下，含水量与物料脆度成反比。常用的传统工具有铁研船、冲筒（图 11-1、图 11-2）。

（1）混合粉碎　处方中药物经适当处理后，全部或部分药物掺合在一起共同粉碎的方法。包括以下 4 种方法。

①串料法（串研法）：适用于含黏液、糖分或树脂的黏性药材（如熟地黄、枸杞子、大枣、桂圆、山茱萸、黄精、玉竹、天冬、麦冬等）。先将处方中非黏性药料混合粉碎成粗粉，然后陆续掺入黏性大的药物再粉碎；或先将黏性药与其他药料掺合在一起粗粉碎，在 60℃以下充分干燥后，再行粉碎；也可将黏性大的药物充分干燥或冷冻后，立即用粉碎机（不加筛片）打成粗粉，将此粗粉与其他药的粗粉混匀，再加适宜筛片粉碎。此法效果比常规串料法更好。

②多级粉碎法：多数情况下，中药采取多次多级粉碎的方法粉碎，如遇纤维性特别强的如甘草、黄芪等，更要采用多次多级粉碎的原则。如纤维粉碎困难也可采取将纤维部分单独提取浓缩后加入物料的方式，或者进一步干燥，提高纤维脆性或改变粉碎工具如使用球磨机等将其打成细粉加入，切不可随意丢弃而造成药量比例与原方不相符。

③串油法：适用于含脂肪油较多的药材如果仁、树脂类。先将处方中的非油脂性药料粉碎成细粉，再陆续掺入油脂性药料粉碎；或将油脂性药料捣成糊状，再掺入其他细粉后粉碎。对于树胶类如乳香、没药等，可增加低温粉碎的方法。

④蒸罐：适用于新鲜动物药或需蒸制的植物药。如乌鸡白凤丸、全鹿丸、大补阴丸、参茸卫生丸、滋补大力丸等处方中含皮、肉、筋、骨动物药需蒸制后粉碎。目的是使物料由生变熟，蒸制、干燥后便于粉碎，同时可增加温补之性。蒸制时间由物料性质而定，一般16～48小时，以液体辅料蒸干为度。质坚、重的物料放下面，动物药材放中间，植物性药材上面。动物骨骼、甲壳、筋等，须经过净制和炮制后方能粉碎。

（2）单独粉碎　单独粉碎系将一味药物单独进行粉碎的方法。

适用于：①氧化与还原性强药物：火硝、硫黄、雄黄。②贵重细料药：牛黄（研磨、球磨）、羚羊角（镑成薄片后粉碎）、鹿茸（燎毛、切薄片、干燥后粉碎）、海马［铁研船（图11-1）或粉碎机（图11-3）反复粉碎］、冰片（以水湿润乳钵壁后研磨粉碎）、血竭（用铁研船、乳钵等研磨粉碎）、麝香（一般用研磨法粉碎）、珍珠（研磨、球磨水飞粉碎）。③刺激性药物：蟾酥（砸碎或剪碎后研磨粉碎）。④毒性药物：砒石、马钱子、生川乌、生草乌、生南星、生半夏、朱砂、雄黄、轻粉、红粉等。研磨时，操作人员注意安全防护，使用专用设备，防止药物泄露，做好操作加工记录，结束后做好设备清洗、加工场地彻底清洁及加工人员的清洁。⑤树脂、树胶：乳香、没药在干燥季节粉碎，或低温粉碎。

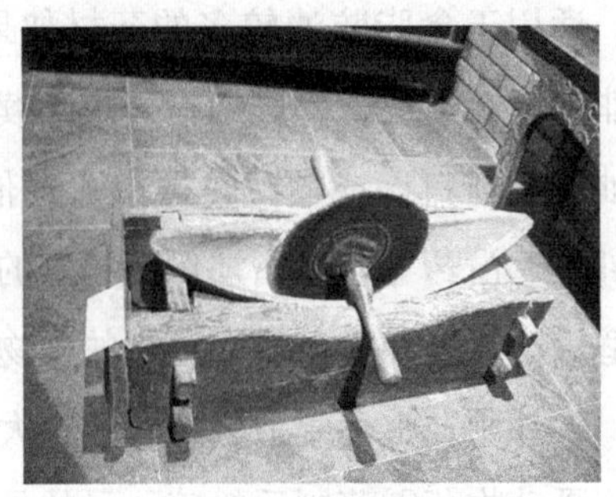

图 11-1　铁研船

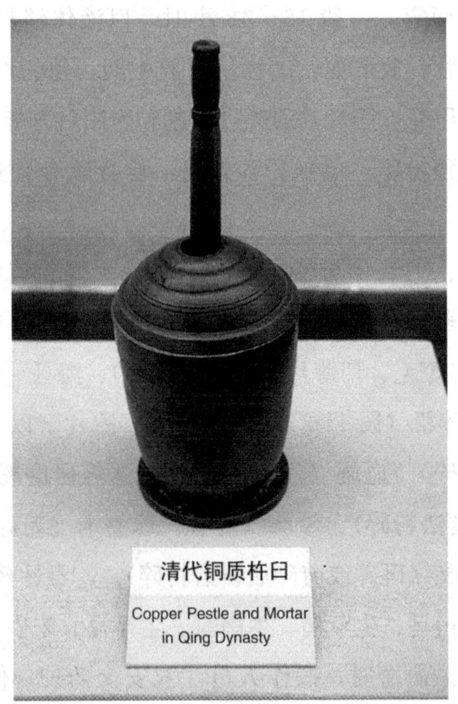

图 11-2　传统粉碎工具——冲筒

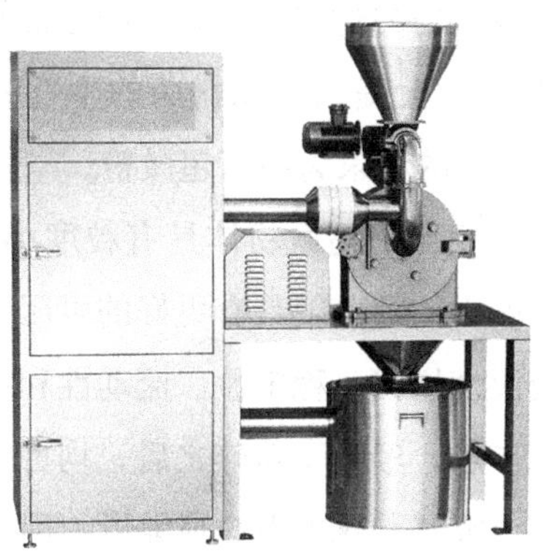

图 11-3　万能粉碎机

2. 湿法粉碎

湿法粉碎是在药料中加入适量的水或其他液体进行研磨粉碎的方法。属单独粉碎。

（1）水飞法：本法系将不溶于水的药料先打碎成碎块、粉末等，置于研钵或球磨机中，加入适量水研磨或球磨。当有部分研成的细粉混悬于水中时，及时将混悬液倾出，将余下的稍粗药料再次加水研磨，如此反复，直至全部药料被研成细粉。将混悬液合并，静置沉降，倾出上部清水，将底部细粉取出干燥，即得极细粉。如朱砂、珍珠、炉甘石、滑石粉等矿物、贝壳类；但水溶性药物（如硼砂、芒硝等）不宜采用水飞法。

（2）加液研磨法：本法系将药料置于研钵中，加入少量液体后研磨，直至药料被研细。适用于如冰片、樟脑、薄荷脑、麝香。冰片、樟脑与薄荷脑共研能共溶成“水”，有时可以利用这一性质，但有时也要避免这一现象发生。

3. 超微粉碎

超微粉碎是指采用流能磨、微粉粉碎机等将中药饮片或提取物粉碎至纳米级微粉的过程。超微粉碎通常能使植物细胞壁破壁率超过 95%，大大提高含原料药的生物利用度。通常以粉末粒径小于 75μm 的粉末为中药超微粉。

与普通中药粉相比，超微粉体具有粒度小、比表面积大，孔隙率小、堆密度大的特点，具有更好的可压缩成型性、溶解性、分散性，吸湿性增强，稳定性、流动性和填充性变差。无论动物、植物或矿物，经超微粉碎之后，均可显著提高生物利用度。中药入药讲究气与味的取舍或兼顾，因为许多中药一旦改变剂型、煎煮方法和用药方式等，其疗效便各有不同。所以超微粉的使用应按中医理论进行再认识和评价，重点关注新功效的出现，以及确立新的指导用量标准。

4. 低温粉碎

低温粉碎是利用物料在低温状态下具有更好脆性这一特性，将其用机械粉碎或气流粉碎的方法。通常用于含糖和黏液的黏性药（红参、玉竹、牛膝）、树脂树胶、干浸膏、含挥发性成分、纤维性特强、易燃易爆的药材等。低温可以增加药材脆性，以提高粉碎效率。低温粉碎主要用于超微粉碎。

低温粉碎有待粉碎物料低温粉碎、粉碎机粉碎腔室低温粉碎、物料与粉碎腔室同时低温粉碎 3 种方式。通常会用到冷冻机和液氮。粉碎机一般选择以冲击力为主要作用力的粉碎机，如悬垂式万能粉碎机等。

（四）筛分

标准药典筛分金属丝编织网试验筛和金属冲孔板试验筛两种。网孔须符合 GB/T6003－1997，等同国际标准 ISO3310。网孔的基本尺寸为金属丝编织网试验筛 2.36mm－0.020mm。

筛网材质为黄铜、不锈钢。金属冲孔板试验筛 3－20MM 筛网材质为不锈钢。标准药典筛规格 Φ200×50 和 Φ200×25 筛框、筛盖、筛底选用优质不锈钢拉伸抛光而成。

《中国药典》把药筛分为九种：一号筛，10 目；二号筛，24 目；三号筛，50 目；四号筛，65 目；五号筛，80 目；六号筛，100 目；七号筛，120 目；八号筛，150 目；九号筛，200 目。一号筛孔最大，九号筛孔最小。粉碎后的粉末必须选用适当筛号的药筛才能得到粗细比较均匀的粉末。

《中国药典》规定了 6 种粉末规格：最粗粉、粗粉、中粉、细粉、最细粉、极细粉。最粗粉能全部通过一号筛，但混有能通过三号筛不超过 20％的粉末。粗粉能全部通过二号筛，但混有能通过四号筛不超过 40％的粉末。中粉能全部通过四号筛，但混有能通过五号筛不超过 60％的粉末。细粉能全部通过五号筛，并含能通过六号筛不少于 95％的粉末。最细粉能全部通过六号筛，并含能通过七号筛不少于 95％的粉末。极细粉能全部通过八号筛，并含能通过九号筛不少于 95％的粉末。

三、中药的提取与浓缩

某些丸剂属于药汁丸或浓缩丸甚至滴丸，对处方内部分或全部药物进行提取浓缩是必不可少的工艺过程，将所得浓缩液或者浸膏类作为黏合剂成型是常用的方法。传统丸剂及其他剂型的工艺过程中也不乏沿用这种方法。《伤寒论》言小柴胡汤的煎服方法为将“右七味，以水一斗二升，煮取六升，去滓，再煎取三升”，这实际上就是一个提取浓缩的过程。

提取是应用溶媒从原料药中获得某一种、某类或某些成分的分离操作。提取也是丸剂生产的重要一环。丸剂生产中常用的提取方法有煎煮法、浸渍法、渗漉法、回流提取法和水蒸气蒸馏法等。提取浓缩之后获得的浓缩药液、流浸膏、浸膏以及挥发油等半成品，融入制丸的后工序，以提高单位体积的含药量，减少服用量。因此，中药的提取应根据中药的主要成分及溶媒的性质等因素选择适宜的提取方法。

选择提取工艺时，还须进行工艺条件的优选设计（常用正交设计法和均匀设计法）来确保提取工艺的先进性和科学合理性，这对提高有效成分的转移率、制剂稳定性以及临床疗效都很重要。

常用的提取浓缩设备有多能提取罐、连续提取器、渗漉柱、高效真空浓缩器等设备。

1. 煎煮法

煎煮法是以水为溶媒，将饮片加热煮沸一定时间与一定次数，提取其中所含成分的方法。该法适用于有用成分能溶于水，对热相对稳定的中药，是使用最广泛的中药提取法。它具有符合传统汤剂特色，溶媒经济易得，安全可靠，提取成分范围广，可调节气压、煎煮温度等优点。本法的缺点是水的极性强，许多物质都溶于水，相对于有机溶媒而言，提取物选择性较差，遇水和高温易分解及溶解度低的中药都不适宜。

设计煎煮工艺时，重点应在正交试验中考察加水量、煎煮时间和煎煮次数三个因素。也要兼顾饮片碎度、温度及酸碱度（pH 值）等对提取效果的影响。复方中药多采用混煎的方式，但是需要关注各药主要成分的化学性质，避免影响综合疗效。

如鞣质会与大多生物碱、蛋白质、皂苷等生成难溶的盐和沉淀，有机酸和含羧基的苷类物质容易与生物碱形成沉淀，钙离子易与有机酸及有机酸苷生成沉淀等。为了提高煎煮液质量，可采取先煎、后下、单煎等方式。通常规定，提取用水达饮用水标准即可，考虑市政自来水管网的复杂性导致水质不稳定，以及仍有一定量金属离子等杂质，有条件的情况下以去离子纯化水用于煎煮中药饮片更好。

2. 浸渍法

浸渍法是以一定量的溶媒，将药在一定温度下浸泡一定时间，以提取药物成分的方法。浸渍法适用于黏性、无组织结构、新鲜、极易膨胀、含芳香性成分的中药。不适宜贵重和毒性中药的提取。

浸渍法的优点是设备和操作简单，溶媒消耗量相对较少，黏液质、多糖类等溶出较少。缺点是提取率较低，耗时较长，以一定浓度的乙醇溶液为溶媒需格外注意安全。

浸渍法重点考虑溶媒用量、温度、药物粒度大小、搅拌次数等因素。重浸渍、促进溶剂循环（如搅拌）、提高浸渍温度、适当减小药物粒度等均可提高浸渍效率。

3. 渗漉法

渗漉法是将药物粗粉均匀置于渗漉器内，持续从渗漉器上部加入一定量溶媒，渗漉液不断从下口流出，从而浸提出药物成分的一种方法。渗漉法可理解为带洗脱功能的常温柱冷浸。与室温浸渍法相比，本法可以提高提取效率，减少溶媒用量，提高提取率，增加提取液药物浓度。该法适用于热敏药物、贵重药物、毒性药物以及有效成分含量偏低的药物。渗漉法操作中最重要的环节是打粉（粗粉即可）和装柱（下粗上细又相对均匀）。粉末既不能太粗，太粗会影响溶解速度从而影响提取率；也不能太细，太细则易发生堵塞。装柱时，首先在渗漉筒底部出液口铺上脱脂棉，装入用纱布包好的鹅卵石，然后先加入较粗的粉末，后加稍细的混合粉，轻压平，每次铺粉层不宜过厚，并尽量使每层都铺匀。顶部用滤纸、纱布或者细筛网盖上，视情况盖压小石块等。加溶媒时，从顶部中央缓慢添加，先排尽空气，加溶媒至液面高于药面 10～20cm，浸泡一定时间，使药粉充分湿润并闷润，然后开始渗漉。加药不宜过多，否则装柱后会上冒，下部过于紧实也会影响溶剂流动，甚至堵住出液口。溶剂的添加速度要与渗漉液的流出速度保持一致。渗漉法是一个动态过程，可连续操作，浸出效率高。冷渗漉法可减少热敏及挥发性物质的损失，对新鲜、无组织结构和极易膨胀的药物不适宜。渗漉法主要与溶媒用量、滴速、粒度粗细等因素有关。根据药物性质可选用单渗漉法、重渗漉法、加压渗漉法和逆流渗漉法。

4. 回流提取法

回流提取法是以乙醇等挥发性有机溶媒循环回流提取药物成分的方法。该法适用于提取热稳定性差或脂溶性成分。回流提取常选用不同浓度的乙醇做溶媒，溶解范围较宽泛，溶媒能重复使用，提取较彻底。对有热敏物质的药物，可采用循环回流冷浸法或者在常规回流提取装置上连接薄膜蒸发器，要考虑溶媒用量、回流提取时间以及提取次数等因素。

5. 水蒸气蒸馏法

水蒸气蒸馏法是利用互不相容也不起化学反应的两种或几

种液体，遵循“混合物蒸汽总压等于该温度下各组分饱和蒸汽压之和”的道尔顿定律，以蒸馏冷凝的方法提取挥发油、小分子生物碱、酚性物质等。水蒸气蒸馏法包括共水蒸馏法（与水一起加热）、通水蒸气蒸馏法及水上蒸馏法。蒸馏法能得到芳香水，芳香水经重蒸馏、盐析、石油醚萃取等得到挥发油。也可用二氧化碳超临界萃取挥发油。药物粒度对挥发油提取有较大影响，一般 10～40 目为宜。

6. 半仿生提取法

半仿生提取法（简称 SBE 法）是为从消化道给药的中药制剂设计的一种新的提取工艺，它从生物药剂学的角度，将整体药物研究法与分子药物研究法相结合，模拟口服药物经胃肠道转运吸收的环境，采用活性指导的导向分离方法。

半仿生提取法的主要特点：一是提取过程符合方剂配伍和临床用药特点，以及口服药物在胃肠道转运吸收的特点。二是在具体工艺上，既考虑活性混合成分又兼顾单体成分，这样不仅能充分发挥混合物的综合作用，还能利用单体成分控制中药制剂的质量。三是有效成分损失少。在对多个单味中药和复方制剂的研究中，半仿生提取法已经显示出较大的优势和广泛的应用前景。有人以阿魏酸、苦参碱、苦参总碱及干浸膏为指标，采用 SBE 法和水提取法（WE 法）对当归苦参丸的提取工艺进行比较研究，经 4 个指标综合评价发现，SBE 法优于 WE 法。但目前半仿生提取法仍沿袭高温煎煮方式，容易影响许多有效活性成分，降低药效。因此，有学者建议将提取温度改为近人体温度，在提取液中加入拟人体消化酶的活性物质，使提取过程更接近于药物在人体胃肠道的转运吸收过程，更符合辨证施治的中医药理论。

7. 超声波提取法

超声波提取法是采用超声波辅助溶剂进行提取，声波产生高速、强烈的空化效应和搅拌作用，破坏植物药材的细胞，使溶媒渗透到药材细胞中，缩短提取时间，提高提取率。

（1）超声波提取优点：①提取效率高。超声波独具的物理特性能促使植物细胞组织破壁或变形，使中药有效成分提取更充分，提取率比传统工艺显著提高 50%～500%。②提取时间短。超声波强化中药提取通常在 24～40 分钟即可获得最佳提取率，提取时间较传统方法缩短 2/3 以上，且药材原材料处理量大。③提取温度低。超声提取中药材的最佳温度在 40～60℃，对药材中遇热不稳定、易水解或氧化的有效成分具有保护作用，同时大大节能降耗。④适应性广。超声提取中药材不受成分极性、分子量大小的限制，适用于大多数种类的中药材和各类成分的提取。⑤提取药液杂质少，有效成分易于分离、纯化。⑥提取工艺运行成本低，综合经济效益显著。⑦操作简单易行，设备维护、保养方便。

（2）相关因素：国家中药现代化工程技术研究中心在超声波提取中药材工艺方面，已做过多种单味药、复方和多种物质成分如黄酮类、皂苷类、萜醌类、香豆素木脂素类、生物碱类的超声波提取与传统方法提取的比较，确定中药浸出率与超声时间、功率、频率、溶媒浓度等因素相关。

8. 酶提取法

酶提取法是通过加入适宜的酶来提取中药有效成分的方法。

（1）原理：大多数中药为植物性草药，药材中的有效成分多存在于植物细胞的细胞质中。在中药提取过程中，溶剂需要克服来自细胞壁及细胞间质的传质阻力。细胞壁是由纤维素、半纤维素、果胶质等物质构成的致密结构，选用合适的酶（如纤维素酶、半纤维素酶、果胶酶）对中药材进行预处理，能分解构成细胞壁的纤维素、半纤维素及果胶，从而破坏细胞壁的结构，使细胞壁局部坍塌、溶解、疏松，减少溶剂提取时来自细胞壁和细胞间质的阻力，加快有效成分溶出细胞的速率，提高提取效率，缩短提取时间。而且，在中药提取中，酶法可作用于目标产物，改善目标产物的理化性质，提高药物在提取溶媒中的溶解度，减少溶媒的用量，降低成本；也可改善目标产物的生理生化功能，从而提高其效用。

（2）特点：①反应条件温和，产物不易变性。酶提取法用酶破坏细胞壁结构，具有反应条件温和、选择性高的特点，而酶的专一性可避免对底物外物质的破坏。在提取热稳定性差或含量较少的化学成分时，优势更为明显。②提高提取率，缩短提取时间。酶法预处理能减少中药材中有效成分的溶出及溶媒提取时的传质阻力，缩短了提取时间，提高了提取率，具有很高的应用价值。③降低成本，环保节能。酶法是绿色高效的植物提取方法，可利用相关的酶制剂来提高提取物的极性，从而减少有机溶媒的使用，降低成本。④优化有效组分。酶法不仅可以应用于中药材的提取过程，也可对中药提取物进行酶法处理，优化有效组分，提高目标产物的药用价值。⑤工艺简单可行。酶提取法在原工艺条件上仅增加了一个操作单元，反应条件温和易获得，对反应设备的要求较低，不需要对原有工艺设备进行过多的改变，操作简单。

（3）酶法提取的影响因素：①药材颗粒度，适当粉碎可提高提取效率。②提取溶媒选择得当，可以比较顺利地将需要的成分提取出来，并且可溶解较多的目标成分。③温度及 pH，适宜的温度和 pH 下进行提取，效率提高。④酶解时间，一般用水加热提取以每次 0.5～1 小时为宜，用乙醇加热提取每次以 1 小时为宜。⑤在一定浓度范围内，酶浓度升高，酶解反应速率增大，过高则抑制反应。

（4）常用的酶：纤维素酶、半纤维素酶、果胶酶、转苷酶、葡萄糖苷酶、复合酶等。

9. 超临界流体萃取法

超临界流体（supercritical fluid，SF）是指某种气体（液体）或气体（液体）的混合物在操作压力和温度均高于临界点的情况下，密度接近液体时，则其扩散系数和黏度均接近气体，其性质为介于气体和液体之间的流体。超临界流体萃取法（supercritical fluid extraction，SFE）技术是以超临界流体为溶剂，从固体或液体中萃取出某些有效组分，并进行分离的一种技术。

超临界流体萃取的特点：充分利用超临界流体兼有气、液两重性的特点，在临界点附近，超临界流体对组分的溶解能力随体系的压力和温度变化而变化，从而可调节组分的溶解度和溶剂的选择性。超临界流体萃取法具有萃取和分离的双重作用，物料无相变过程因而节能明显，工艺流程简单，萃取效率高，无有机溶剂残留，产品质量好，无环境污染。

可作为超临界流体的气体很多，如二氧化碳、乙烯、氨、氧化亚氮、二氯二氟甲烷等，通常使用二氧化碳作为超临界萃取剂。二氧化碳超临界流体作溶剂，具有临界温度与临界压力低、化学惰性等特点，适合于提取分离挥发性物质及含热敏性组分的物质。但是，超临界流体萃取法也有其局限性，如二氧化碳超临界流体萃取法较适合于亲脂性、相对分子量较小的物质萃取，超临界流体萃取法设备属高压设备，投资较大。

若提取液的体积太大，浓缩工艺是不可缺少的。目前比较认同和广泛应用的工艺是减压浓缩或真空浓缩。二者能回收部分可以循环使用的溶媒，还可以使药液在较低温状态下挥发大量水分而保留有效组分。提取浓缩过程中常涉及去除沉淀问题，目前较为常用的方法是过滤法、冷冻沉降法及离心去除沉淀法。而中药丸剂多属于一种口服粗制剂，没有必要过度分离纯化其中的某些成分，这样更符合中医药理论对本剂型的要求。

现代的分离纯化技术，如微孔滤膜、陶瓷滤膜、纳米滤过、凝胶滤过、大孔树脂吸附、离子交换树脂、柱层析、分子蒸馏、透析等均在中药提取物的分离纯化中发挥着重要的作用，半仿生提取法、超声波提取法、酶提取法及超临界流体萃取法等近年出现的新兴提取技术，目前在中药丸剂生产中较少应用，这其实与丸剂的剂型特点密切相关。“丸者，缓也”，以缓为用是该剂型的主要特点。若用过于精细的提取分离方法恐怕会改变其作用和临床用药主旨。至于近几十年来发展起来的新兴丸剂滴丸，考虑其适用于临床速效用药需求的情况，可以应用精细的提取分离技术。传统丸剂通常经粉碎后直接制丸，药物气味俱全，若提取操作过多可能导致有效成分的损失，会影响其临床疗效。此外，大多中药为植物药，粉碎后也多具有完整的植物细胞结构，该结构会延缓胞内物质的溶解扩散，加之丸剂本身崩解较慢的特性，可实现缓慢释药的剂型目标。

剂型改革虽然提高了传统丸剂的技术含量，但是制剂是为中医临床服务的，研发和制剂要全面贯彻中医药理论，对方药充分理解，并做好其临床疗效的再评价，以审慎的态度和专业的精神面对。在充分认识丸剂原方、原法（制法、服法）和立方意图基础上，考虑剂型特点、处方各药的特点（四气五味、升降浮沉）及已认识到的各药化学成分与功效的相关性知识，明确取舍，同时考虑口服丸剂体内崩解、释放、吸收、转运等相关影响因素，方能设计生产出质优效佳的丸剂。

参考文献

[1] 金世元，王琦．中药饮片炮制研究与临床应用［M］．北京：化学工业出版社，2004，1：65.

[2] 国家药典委员会编．中华人民共和国药典 2015 年版 一部［M］．北京：中国医药科技出版社，2015，6.

第十二章
中药丸剂的包衣

包衣是指采用特定的包衣设备将糖料或其他能成膜的材料涂覆在药物固体制剂的外表面，使其干燥后成为紧密黏附在药物表面的一层或数层不同厚薄、不同弹性的多功能保护层的工艺。中药丸剂是制剂生产较早采用的传统剂型。水泛丸表面通常较粗糙，无光泽，有色泽，患者难以服用。故根据医疗的需要，有的丸剂表面需要包裹一层物质使之与外界隔绝，这个过程称为包衣或上衣。通过包衣机包衣后的丸剂称为包衣丸。

药品包衣具有以下优点：可避光防潮，提高药物稳定性，掩盖药物不良气味，隔离配伍禁忌成分，改变药物释放特性，增强患者顺应性等。包衣是现代制药最核心的工艺技术之一，包括药物衣、保护衣和肠溶衣。

一、包衣的目的

1. 增加药物的稳定性

避免丸剂中的药物因遇到空气、水分、光线而氧化、水解、变质，因药物吸潮而霉变、生虫，因挥发而减少有效成分。

2. 减少药物的刺激性

丸剂中，有的药物具有特殊气味（如五灵脂、乌梢蛇等），有的药味极苦、涩（如黄连、穿心莲等），有的药物对胃肠黏膜有强烈的刺激作用。包衣后可掩盖恶臭、异味，并减轻刺激性，便于服用。

3. 改善外观， 利于识别

不同颜色的包衣可使丸粒表面色彩鲜明，增加了丸剂的美观性，利于识别，以免误服。

4. 控制丸剂的溶散

使用不同的包衣材料可以控制丸剂在胃中或肠液中的溶散速度，达到用药目的。包肠溶衣可使丸剂安全通过胃而至肠内溶散，并减少药物对胃肠的刺激，或肠溶缓释。

5. 根据医疗的需要

将处方中一部分药物作为包衣材料包于丸剂的表面，使其在服用后首先发挥作用。

二、包衣的种类

根据包衣材料不同，丸剂包衣包括药物衣、保护衣和肠溶衣三类。

1. 药物衣

以处方中药物的极细粉作为包衣材料，既美观又能发挥药效。中药丸剂包衣多属于此类。常见的药物有朱砂、青黛、甘草、黄柏、百草霜等。

2. 保护衣

保护衣选取药理作用不明显、性质较稳定的物质作为包衣材料，使主药与外界隔绝而起保护作用。这一类包衣材料主要有糖衣、有色糖衣、薄膜衣、滑石衣及有色滑石衣、明胶衣、树脂衣等。

3. 肠溶衣

选取肠溶材料将丸剂包衣后，使药物在肠液中溶散而在胃液中不溶散。

4. 传统丸剂有朱砂包衣

因其含有汞等重金属，现在不提倡。

三、包衣的方法

1. 包衣原料的准备

为了使丸剂表面光滑，包衣材料应先制成极细粉。黏合剂为含转化糖较少的干燥白砂糖制成的糖浆，浓度为65%～75%。

2. 包衣方法是传统的滚转包衣法（锅包衣法）

滚动包衣法虽不是最先进的方法，但是用来包衣水丸效果很好的方法。本法程序简单，易于操作和掌握。

3. 粉衣层

包粉衣的目的在于使衣层迅速增厚，消除丸粒上的沟痕、棱角，为包糖衣层打基础。材料一般选用为糖浆和淀粉等。

操作时，丸粒在包锅中滚转，加入适量温热糖浆使衣面均匀润湿后，撒入足量淀粉，使淀粉均匀黏着在丸粒表面，继续滚转加热并吹风干燥。在干燥过程中，要不停翻动药丸，防止药粒黏锅或成坨。若丸剂包衣的要求是药物本色，那么第二层可以在加入适量温热糖浆均匀润湿药丸表面后，一次足量撒入原药材细粉，使之均匀黏着在丸粒表面，继续滚转加热并吹风干燥。

在包粉衣层时，可采用混浆包衣新工艺，即将淀粉或原药粉按一定比例混悬于热糖浆中配成混合浆直接包衣，这样可缩短操作时间，减少粉尘飞扬，使衣层更牢固。

4. 糖衣层

糖衣层是由糖浆缓缓干燥形成的蔗糖结晶体连接而成的衣层。其目的是增加包衣层的牢固性和甜味，使丸粒表面坚实、平滑，服用口感更佳。包衣操作与包粉衣层相似，包衣材料只用糖浆而不用淀粉、药粉或炭粉。需注意，加入糖浆后应停止吹风，让丸粒自然干燥，包 1～2 层即可。

5. 打光

打光指在包衣丸的表面打上薄薄一层虫蜡，使丸粒表面光亮，且有防潮作用。市售蜂蜡往往掺有石蜡，易形成小硬块，纯度低，稠度随气温变化，故使用前须进行精制。将蜂蜡熔融后，用数层纱布过滤于适量蒸馏水中搅拌，放冷后取上层纯净的蜂蜡。精制后的蜂蜡纯度提高，可明显改善成品的软硬度。

四、包衣过程中常出现的问题及解决办法

1. 脱壳

由于丸粒湿润或包衣时糖浆未充分干燥，水分进入丸心，丸心膨胀而致衣层脱落。包衣时应注意层层干燥，严格控制糖浆用量和浓度。如发现脱壳，将丸粒放在包衣锅内充分摩擦碰撞后，除去衣层及脱落物，重新包衣。

2. 粘锅或连丸

粘锅或连丸在锅温较低时更易发生，糖浆过量或搅拌不匀也可导致。包衣操作时要不断搅拌药丸，使糖浆均匀包裹药丸，并控制好糖浆的浓度、用量和温度。

3. 包衣不光亮

这是在包衣过程中常出现的问题。原因包括用于包衣的糖浆结晶大而粗糙，或蜡粉受潮、用量过多，或糖衣包完停锅时过干或太湿。应针对具体原因调整丸粒的干湿度和蜡粉的用量。

五、现代包衣材料

薄膜包衣是目前应用较广泛的工艺技术。通过喷雾包覆工艺，把聚合物溶液或分散液均匀涂布在固体制剂的表面，形成有一定厚度和强度的塑性薄膜层。薄膜包衣具有稳定性好、包衣时间短、增重少以及抗湿性好等优点，已逐渐取代粉尘较大、包衣工序繁杂的糖衣工艺，成为固体制剂的主要包衣手段。

薄膜包衣高分子材料一般具备以下条件：无毒、无化学惰性，在热、光、水分、空气中稳定，不与包衣药物发生反应，能溶解或均匀分散在适于包衣的分散介质中，能形成连续、牢固、光滑的衣层，有抗裂性，并具有良好隔水、隔湿、遮光、不透气作用。目前薄膜包衣材料可分为胃溶型包衣材料、肠溶型包衣材料和缓控释包衣材料（表 12-1）。

表 12-1　薄膜包衣材料分类

包衣材料类型	包衣材料
胃溶型包衣材料	羟丙基甲基纤维素（HPMC），羟丙基纤维素（HPC），聚乙烯缩乙醛二乙胺基醋酸酯（AEA）等
肠溶型包衣材料	丙烯酸树脂Ⅱ、Ⅲ号，邻苯二甲酸醋酸纤维素（CAP），羟丙甲纤维素酞酸酯（HPMCP），醋酸羟丙甲纤维素琥珀酸酯（HPMCAS）等
缓控释包衣材料	乙基纤维素（EC），醋酸纤维素，甲基丙烯酸酯共聚物等材料

1. 胃溶型包衣材料

胃溶型包衣材料是指衣膜能够在胃液中溶解或崩解释放药物的薄膜包衣材料。羟丙基甲基纤维素（HPMC）是常用的胃溶型包衣材料，由甲基纤维素（MC）中部分甲氧基被羟内氧基置换反应而得。

2. 肠溶型包衣材料

肠溶包衣是指在胃中保持完整而在肠道内崩解或溶解的工艺。肠溶型包衣材料既可以单独又可以与其他材料混用制作包衣制剂，如虫胶、CAP 等。PVAP（聚醋酸乙烯苯甲酸酚）、HPM－CP（邻苯二甲酸羟丙基纤维素酚）等是目前较新型的包衣材料。常用的肠溶包衣材料还有丙烯酸树脂类和纤维素类。

3. 缓控释包衣材料

常用的缓控释包衣材料有乙基纤维素（EC）、丙烯酸树脂等材料。通过包衣膜来控制和调节药物在体内外释放的速率。

因此，包衣膜在很大程度上决定了制剂缓控释作用的好坏。缓控释包衣技术主要应用于小丸和粉末包衣，小片剂也有使用。海藻酸钠为一种新型包衣材料，与钙盐作用，可生成不溶于水的海藻酸钙，这种衣膜具有很好的控释能力。

目前，新型智能化高分子包衣材料的研究是药物包衣发展的核心，通过对包衣技术、工艺、材料进行不断的研究，结合计算机分子结构设计与控制技术的使用，已经实现了量化的设计与控制，使产品根据程序定量释放。环境响应型包衣、脉冲可调式释药包衣系统将极大提升制剂的工艺技术含量，成为未来医药工业发展的主流。

参考文献

[1] 济南部队后勤部卫生队，药局技术操作手册［M］．济南：山东科学技术出版社．1984：590.

[2] 刘玉斌，张晓东，孙宝森，等．水丸包衣的简单实用方法［J］．中医药学报．2003，31（4）：1.

[3] 付磊，潘五九，王伟明，等．中药缓控释微丸包衣材料处方及成型工艺研究进展［J］．黑龙江中医药，2014，1：49－50.

[4] 许芝彬，赵文昌，宋丽军，等．药用薄膜包衣材料的研究新进展［J］．中国医药导报，2011，8（8）：11－13.

第十三章

中药丸剂的质量要求及影响因素

中药丸剂质量的影响因素是多方面的，从药材的选取到丸剂制成的整个过程都会影响丸剂的质量。中药由于组方复杂、有效成分含量低等原因，以前的质量标准整体水平偏低，因此，如何采用现代化的分析手段评价中药的质量安全，已成为中药发展的重要因素，国家对中药的质量标准化十分重视。

一、中药丸剂的质量规定

为了保证中药丸剂的质量符合国家标准，《中国药典》中有明确规定，现节选丸剂在生产与贮藏期间的有关规定如下。

（一）除另有规定外，供制丸剂用的药粉应为细粉或最细粉。

（二）炼蜜按炼蜜程度分为嫩蜜、中蜜和老蜜，制备蜜丸时可根据品种、气候等具体情况选用。蜜丸应细腻滋润，软硬适中。

（三）浓缩丸所用提取物应按制法规定，采用一定的方法提取浓缩制成。

（四）蜡丸制备时，将蜂蜡加热熔化，待冷却至适宜温度后按比例加入药粉，混合均匀。

（五）除另有规定外，水蜜丸、水丸、浓缩水蜜丸和浓缩水丸均应在80℃以下干燥；含挥发性成分或淀粉较多的丸剂（包括糊丸）应在60℃以下干燥；不宜加热干燥的应采用其他适宜的方法干燥。

（九）根据原料药物的性质、使用与贮藏的要求，凡需包衣和打光的丸剂，应使用各品种制法项下规定的包衣材料进行包衣和打光。

（十一）除另有规定外，丸剂外观应圆整，大小、色泽应均匀，无粘连现象。蜡丸表面应光滑无裂纹，丸内不得有蜡点和颗粒。

（十三）除另有规定外，丸剂应密封贮存，防止受潮、发霉、虫蛀、变质。

除另有规定外，丸剂（《中国药典》四部通则0108丸剂）应进行以下相应检查。

【水分】照水分测定法测定（通则0832）。除另有规定外，蜜丸和浓缩蜜丸中所含水分不得过15.0%，水蜜丸和浓缩水蜜丸不得过12.0%；水丸、糊丸和浓缩水丸不得过9.0%。蜡丸不检查水分。

【重量差异】（1）除另有规定外，滴丸照下述方法检查，应符合规定。

检查法：取供试品20丸，精密称定总重量，求得平均丸重后，再分别精密称定每丸的重量。每丸重量与标示丸重相比较（无标示丸重的，与平均丸重比较），按表13-1中的规定，超出重量差异限度的不得多于2丸，并不得有1丸超出限度1倍。

表13-1 丸剂重量差异检查法差异限度表

标示重量或平均重量	重量差异限度
0.03g及0.03g以下	±15%
0.03g以上至0.1g	±12%
0.1g以上至0.3g	±10%
0.3g以上	±7.5%

（2）除另有规定外，糖丸照下述方法检查，应符合规定。

检查法：取供试品20丸，精密称定总重量，求得平均丸重后，再分别精密称定每丸的重量。每丸重量与标示丸重相比较（无标示丸重的，与平均丸重比较），按表13-2中的规定，超出重量差异限度的不得多于2丸，并不得有1丸超出限度1倍。

表13-2 丸剂重量差异检查法差异限度表

标示重量或平均重量	重量差异限度
0.03g及0.03g以下	±15%
0.03g以上至0.3g	±10%
0.3g以上	±7.5%

（3）除另有规定外，其他丸剂照下述方法检查，应符合规定。

检查法：以10丸为1份（丸重1.5g及1.5g以上的以1丸为1份），取供试品10份，分别称定重量，再与每份标示重量（每丸标示量×称取丸数）相比较（无标示重量的丸剂，与平均重量比较），按表13-3的规定，超出重量差异限度的不得多于2份，并不得有1份超出限度1倍。

表13-3　丸剂重量差异检查法差异限度表

标示重量或平均重量	重量差异限度
0.05g及0.05g以下	±12%
0.05g以上至0.1g	±11%
0.1g以上至0.3g	±10%
0.3g以上至1.5g	±9%
1.5g以上至3g	±8%
3g以上至6g	±7%
6g以上至9g	±6%
9g以上	±5%

包糖衣丸剂应检查丸芯的重量差异并符合规定，包糖衣后不再检查重量差异，其他包衣丸剂应在包衣后检查重量差异并符合规定；凡进行装量差异检查的单剂量包装丸剂及进行含量均匀度检查的丸剂，一般不再进行重量差异检查。

【装量差异】除糖丸外，单剂量包装的丸剂，照下述方法检查，应符合规定。

检查法：取供试品10袋（瓶），分别称定每袋（瓶）内容物的重量，每袋（瓶）装量与标示装量相比较，按表13-4规定，超出装量差异限度的不得多于2袋（瓶），并不得有1袋（瓶）超出限度1倍。

表 13-4 单剂量包装丸剂装量差异限度表

标示装量	装量差异限度
0.5g 及 0.5g 以下	±12%
0.5g 以上至 1.0g	±11%
1g 以上至 2g	±10%
2g 以上至 3g	±8%
3g 以上至 6g	±6%
6g 以上至 9g	±5%
9g 以上	±4%

【装量】装量以重量标示的多剂量包装丸剂，照最低装量检查法（通则 0942）检查，应符合规定。

以丸数标示的多剂量包装丸剂，不检查装量。

【溶散时限】除另有规定外，取供试品 6 丸，选择适当孔径筛网的吊篮（丸剂直径在 2.5mm 以下的用孔径约 0.42mm 的筛网，在 2.5～3.5mm 的用孔径约 1.0mm 的筛网，在 3.5mm 以上的用孔径约 2.0mm 的筛网），照崩解时限检查法（《中国药典》四部通则 0921）片剂项下的方法加挡板进行检查。除另有规定外，小蜜丸、水蜜丸和水丸应在 1 小时内全部溶散；浓缩丸和糊丸应在 2 小时内全部溶散。操作过程中，如供试品黏附挡板妨碍检查，应另取供试品 6 丸，以不加挡板进行检查。

上述检查，应在规定时间内全部通过筛网。如有细小颗粒状物未通过筛网，但已软化且无硬芯者可按符合规定论。

蜡丸照崩解时限检查法（《中国药典》四部通则 0921）片剂项下的肠溶衣片检查法检查，应符合规定。

除另有规定外，大蜜丸及研碎、嚼碎等或用开水、黄酒等分散后服用的丸剂不检查溶散时限。

【微生物限度】以动物、植物、矿物质来源的非单体成分制成的丸剂，生物制品丸剂，照非无菌产品微生物限度检查：微生物计数法（通则 1105）和控制菌检查法（通则 1106）及非无菌药品微生物限度标准（通则 1107）检查，应符合规定。生物制品规定检查杂菌的，可不进行微生物限度检查。

二、中药丸剂的干燥和灭菌过程对丸剂质量的影响

近年来，随着新版 GMP 的贯彻实施，《药品卫生标准》和药品卫生检验方法的完善，中药丸剂的质量标准也进一步提高。中药丸剂的生产工艺是影响丸剂质量的重要因素。全面质量管理的理念告诉我们，药品质量是生产出来的，不是检验出来的。许多丸剂是含有一定原生药粉的制剂，我们应该从中药丸剂生产的全过程来思考和严格控制中药丸剂的质量问题。其中，湿度和微生物数量是影响丸剂质量的重要因素，而在丸剂的生产过程中，主要通过干燥和灭菌过程进行控制丸剂的湿度和微生物数量。

（一）中药丸剂的干燥过程

在丸剂的制备过程中，利用热能使丸剂中的水分气化除去的干燥步骤非常重要。中药丸剂中的成分大部分是药材细粉，由于药材所含淀粉、植物纤维、糖类、蛋白质、树胶及树脂的比例不同，有效成分又各异，所以必须采用适当的干燥方法来进行干燥，否则会极大地影响丸剂的质量，导致其外观、溶散

时限等不合格，进而影响药效。

1. 根据丸剂类型选择

丸剂的干燥方法有多种，目前应用较普遍的是热风对流干燥，主要包括两个过程：热量经空气传递给丸药，丸药表面的水分很快蒸发，并扩散至其周围空气中；由于丸药表面的水分已经蒸发，丸药内部与表面形成水分浓度差，于是丸药内部的水分慢慢向表面扩散而实现逐步干燥的目的。

蜜丸由药物细粉与蜂蜜制成软硬适宜的可塑性丸块，再依次制成丸条，分粒而得。蜂蜜炼制后黏合力强，与药物结合较紧密，但因炼制后的蜂蜜水分已控制在一定范围内（15%～18%），故这类丸剂主要是由第一过程干燥的。干燥应在常压80℃以下进行，至五成干时经常翻动丸药，翻动的间隔时间不宜过长，以保持蜜丸的外形圆整，柔软滋润，否则水分过低，丸剂表面粗糙，崩解时限也不易合格。

水泛丸（水蜜丸）的成型是由许多粉粒层层覆盖堆积而成的，形成了许多不规则的毛细管和孔隙，这些孔隙是丸粒干燥时水分自内而外的通道。这类丸剂的干燥是由两个过程来实现的：层与层之间形成孔隙，起毛细管作用，内部的水分从孔隙而向外扩散；层与层之间的粒子形成固体桥梁，内部水分自固体桥梁实现水分的迁移，通过固体桥梁平衡水分浓度差，减少水分浓度差，从而实现自内而外的水分交换，完成第二干燥过程。这两个过程一般在80℃以下进行。

糊丸是由米糊或面糊等作黏合剂制成的丸剂，应60℃以下干燥或置于通风处阴干。因糊丸内部的水分蒸发很慢，如果高温迅速干燥或暴晒，会使丸粒表面干而内部稀软，或丸粒表面出现裂缝或崩碎。

2. 根据物料性质选择

中药丸剂中所含的药材细粉或浸出物决定了必须采用适宜的方法对其进行干燥。丸剂中不少药材的淀粉含量较高，在70℃以下干燥，淀粉不易糊化；粉层之间结合较疏松，干燥过程中孔隙逐渐增大，有助于干燥的顺利进行。有研究表明，80℃烘干，样品中一部分淀粉糊化；100℃烘干，样品中的淀粉全部糊化。表面的淀粉全部糊化后，丸剂表面形成一层致密层，水分无法蒸发，同时粉层之间的孔隙被堵死，固体桥梁被打断，内部水分又无法扩散至表面，导致丸剂内部的水分也无法去除，无益于干燥的进行。

含动物类成分的丸剂，其干燥温度应控制在60～70℃。因为动物类药材的主要成分是蛋白质，蛋白质在70℃左右便会凝固，温度越高，凝固就越牢、越紧，使丸剂外层变成硬壳，造成崩解时限等不合格。

含挥发性成分较多的丸剂应低温焖烘，在60℃以下干燥。干燥时采用逐渐升温的方法，慢慢升至60℃左右，不翻动丸药，不进行冷热空气的对流，至八成干时，再开鼓风进行冷热空气的交换。因为挥发性成分在温度高时会随水分而挥发，同时含挥发性成分多的药物细粉极为疏松，热交换太快，细粉之间结合不紧密而极易开裂，影响丸药的含量及性状。

浓缩丸除药粉外，还含有大量可溶性的浸膏。在制备过程中，可溶性的浸膏易堵塞毛细管和孔隙，形成“液桥”。干燥过程中，随着溶剂的蒸发，一些溶解成分被析出，“液桥”部分被“固体桥”取代。采用适宜的温度干燥时，内部的水分则逐渐向外扩散蒸发，溶解于水中的成分就地析出；而温度过高时，为满足外部水分蒸发的需要，内部的水分迅速向表面迁移，容易导致内部的可溶性成分在表面析出，而造成丸剂表面硬化，同时引起丸剂表面色泽的差异。

3. 根据其他影响因素选择

物料在盘中摊置的厚薄度、进汽温度、达到恒温所需的时间及湿热空气的含量等都会影响丸剂的干燥过程，进而影响丸剂的质量。

丸药是在烘盘（最好是细网筛）上层层摊置后于热空气中干燥的，水分在丸药的表面气化，因而下层丸药中的水分可迁移至上层的丸药表面，水分在丸药之间迁移，造成水分在丸药之间有差异，引起丸粒干燥的差异；同时，水溶性成分随着水分也被转移至丸粒的表面，水汽化后，水溶性成分遗留在丸粒表面，使表面的可溶性成分含量增多。因而，在干燥过程中应经常翻动，调整丸粒在盘（或者网筛）中相应的位置，使水分在丸粒间相对均匀，热交换和水分蒸发平衡，实现同步干燥的目的，同时水溶性成分也可逐渐均匀地分布在丸粒表面，使表面色泽均衡。

干燥应控制在一定温度下缓缓进行。在干燥过程中，表面水分首先很快蒸发，然后内部水分扩散至表面继续蒸发。若一开始干燥温度过高，则物料表面水分很快蒸发，粉粒彼此紧密黏着，甚至熔化结壳，阻碍内部水分蒸发，导致干燥不完全。因而，应控制进气温度，使其缓慢上升，这样物料表面也就有足够的水分来满足表面水分汽化的需要。

丸粒与一定状态的湿空气共存时，必有一定量不可除去的水分。这部分不能除去的水分被称为平衡水分。平衡水分的数值不仅与物料的性质有关，还与空气湿度有关。空气的相对湿度愈大或温度愈低，则平衡水分的数值愈大。在一定条件下，无限制地延长干燥时间也不能改变物料的湿度，采用排气来减少物料表面的湿热空气含量，即可降低平衡水分的数值，最终加快干燥的进程。

（二）中药丸剂的灭菌过程

就微生物限度标准而言，目前《中国药典》规定，中药丸剂的细菌数不得超过30000cfu/g（含豆豉、神曲等＜100000cfu/g），霉菌和酵母菌数不得超过100cfu/g（含豆豉、神曲等＜500cfu/g），大肠埃希菌不得检出（1g），耐胆盐革兰阴性菌应小于100cfu/g，含动物药材粉的丸剂不得检出沙门菌（10g）。这说明中药传统丸剂的微生物限度标准是比较严格的，也提醒我们在中药丸剂生产制备过程中应倍加注重灭菌。

1. 中药丸剂的染菌途径

（1）中药原料　中药丸剂生产所用的原料主要是中药材及中药饮片，原料带菌是中药丸剂污染的最先来源。我国中药材许多来自农副产品，且大多根茎类药材长在地里，民间收集、部分产地加工都过于粗放，清洗药材的水、晾晒的器具、环境、气候，以及储存、运输等均无统一的标准，随意性很大；有些中药由发酵制备而成，本身就含有大量微生物，如半夏曲、六神曲、淡豆豉等。我国目前对中药材及中药饮片都还没有卫生标准的具体要求。可以认为，中药丸剂的原料给丸剂生产的卫生控制留下了隐患。

（2）制备过程　中药丸剂生产需要很多工序，包括粉碎、筛分、混合、制软材、起母、泛丸（或机械搓丸）、干燥、抛光等。在制备工艺的前处理阶段是否认真细致，生产制备丸剂的黏合剂是否带菌，生产人员在后续工序的无菌操作注意与否，生产设备用具的清洁消毒情况，生产环境的洁净度、温度、湿度，丸剂制成后是否使用合适的干燥方法等，都会对丸剂的卫生学指标产生直接的影响。

（3）储存和包装　丸剂的生产过程较长，每一道工序生产出的半制品都需要短暂或较长时间的贮存。这些半制品的卫生标准或许是合格的，也许是带少量菌的。如果储存不当（包括盛置器具的洁净状况、密封状况、环境状况），就可能造成半制品染菌或微生物的迅速繁殖。因为中药的半制品多含有糖分、淀粉、蛋白质及维生素等，这些都是微生物生长繁殖所需的营养物质，影响中药丸剂的卫生标准达标。丸剂的包装过程也极为重要。包装材料、包装间的环境、设备、器具、操作人员等都可能对丸剂造成污染。特别是在传统的手工分装过程中，中药丸剂的染菌机会更多。

2. 防控措施

（1）注重原料的前处理　在中药丸剂的生产制备过程中，原料药材及饮片带菌是污染的根本所在，故应特别注重投料的药材及饮片的前处理。我们知道，大多数细菌附着在药材或饮片的表面，用抢水洗的方法能减少中药材表面的大多数细菌，但又不破坏药材的有效成分。抢水洗即用水快速冲洗，而后及时干燥。有的用于中药丸剂投料的饮片含有大量灰沙杂质，其间附着滋生大量的细菌。所以投料前的饮片必须清洁和前处理。原料前处理后，以动态干燥系统或热风循环干燥系统及时快速干燥，如果干燥不及时或者不充分，微生物将会再度滋生和繁殖。做好该工序，也为粉碎制粉创造了良好的条件。还可以利用炮制法灭菌，药材大部分需经炮制，炮制法本身就是净化、热处理的过程，本法既可达到炮制的目的，又可除去部分或全部细菌和虫卵。将经炮制后的饮片盛装于灭菌的密封容器中，可一举双收，然后转入下道工序。还有的主张对粉碎后的粉末进行消毒灭菌，即瞬间高温灭菌，通常将药粉平铺于2～3cm深的盘内，在湿热状态下，采用121℃加热30分钟或116℃加热40分钟的灭菌程序效果较好，这样，药物有效成分的损失极小。灭菌完成后均需及时快速干燥。不过经此灭菌过程的粉末一般会板结形成块状，须再次粉碎后进入制丸环节。

（2）用洁净合格的黏合剂　制备中药丸剂的黏合剂种类较多，根据具体品种的工艺及技术标准，选择纯净水、蜂蜜、蜜水、药汁、浓缩药液、酒、醋等，民族药还可能使用马奶、动物油脂等。这些黏合剂在适当的环境下也是微生物生长繁殖的良好培养基。所以在制丸使用前，一定要保证它们是无菌的、合格的，否则将给丸剂的卫生学指标留下后患。

（3）注重制丸过程的工艺卫生　丸剂的制备过程较复杂，工序较多，用时较长，各工序使用的工具、设备、生产环境及操作人均应注意洁净卫生，每个环节都要有严格的无菌操作观念，才能有效提高丸剂的质量。如泛制丸的起模、加大成型、筛分、干燥、抛光等全过程均对卫生标准影响极大。有人在蜜丸生产时采用100℃以上热蜜制软材，且105℃保温30分钟后，观察到蜜丸的卫生指标降至安全线以下。

值得注意的是，许多丸剂的干燥过程不当也直接影响卫生指标。近年来不少单位采用微波干燥灭菌，效果较好。水分含量与微波灭菌效果密切相关，一般水丸剂含水量在35%以上时有很好的灭菌效果。对微波灭菌后的麻黄、生草乌、甘草、穿心莲等进行含量测定，结果表明药内的生物碱（包括对热不稳定的乌头碱）、内酯、有机碱或酸均损失较小。

（4）使用合格的包装材料　丸剂所用的包装材料，应为国家药品监督管理局注册批准的包装材料，并符合药品卫生标准有关规定，包装后密封性能及稳定性好，不至于在终端对丸剂造成不必要的再污染，或者导致丸剂在贮存期间再度滋生微生物。

3. 成品终端灭菌

当丸剂成品的卫生检测不合格时，采用终端灭菌也是较理想而经济的方法，常选用^{60}Co－γ射线灭菌。该灭菌法的优点是无污染、无残留、方便、快捷，其原理是^{60}Co辐射源产生的γ射线，可以穿透包装材料而作用于丸剂被污染的微生物，直接或间接破坏微生物的细胞核和蛋白质，从而杀死微生物，起到消毒灭菌的作用。这样可以不折损包装材料，节省大量人力及材料，加之此法在常温常压下进行，对许多热敏性成分没有影响，操作简单，安全可靠，灭菌量大，时间短。但由于γ射线的穿透力很强，也可能破坏药品某些内在成分。我国曾有规定，含龙胆等成分的中成药不宜使用^{60}Co－γ辐射灭菌。美国药典规定，^{60}Co－γ辐射有效灭菌量的高剂量为2.5kGy，中剂量为1kGy，低剂量为0.2～0.4kGy。我国规定，辐照中药最高耐受剂量为散剂、片剂3kGy，丸剂5kGy，中药原料粉6kGy。这些资料可作为我们借鉴和掌握参考的依据。

4. 包装与贮存

凡接触丸药的内包装材料必须经过灭菌处理，包装务求严密，防止杂菌污染和吸潮。贮藏场所须按药材保管的要求，特别注意除湿、降温、去氧等措施。

总之，想要使丸药含菌数达到规定，必须采用综合的防菌、灭菌措施。在选用灭菌方法时，应注意对药效的影响，尽量减少有效成分的损失，保证丸药的疗效。应该强调，GMP是一个动态管理，认真实施至关重要，只要每一个环节都切实做好，就可以生产出合格的中药丸剂产品。终端消毒灭菌是不得已而为之的补救办法，切不可把它作为丸剂卫生检验达标的主要方法，否则丸剂内在质量的方方面面仍存在一定的隐患。

5. 中药丸剂微生物限度标准

（1）不含药材原粉的制剂

细菌数：每 1g 不得过 1000cfu。每 1mL 不得过 100cfu。

霉菌和酵母菌数：每 1g 或 1mL 不得过 100cfu。

大肠埃希菌：每 1g 或 1mL 不得检出。

（2）含药材原粉的制剂

细菌数：每 1g 不得过 10 000cfu（丸剂每 1g 不得过 30 000cfu）。每 1mL 不得过 500cfu。

霉菌和酵母菌数：每 1g 或 1mL 不得过 100cfu。

大肠埃希菌：每 1g 或 1mL 不得检出。

大肠菌群：每 1g 应小于 100 个。每 1mL 应小于 10 个。

（3）含豆豉、神曲等发酵原粉的制剂

细菌数：每 1g 不得过 100 000cfu。每 1mL 不得过 1000cfu。

霉菌和酵母菌数：每 1g 不得过 500cfu。每 1mL 不得过 100cfu。

大肠埃希菌：每 1g 或 1mL 不得检出。

大肠菌群：每 1g 应小于 100 个。每 1mL 应小于 10 个。

（4）含动物组织（包括脏器提取物）及动物类原药材粉（蜂蜜、王浆、动物角、阿胶除外）的口服给药制剂：每 10g 或 10mL 不得检出沙门菌。

（5）有兼用途径的制剂：应符合各给药途径的标准。

（6）霉变、长螨者：以不合格论。

参考文献

[1] 国家药典委员会编．中华人民共和国药典 2015 年版［M］．北京：中国医药科技出版社，2015：6.

第十四章 中药丸剂的包装及贮存

丸剂的生产过程较长，每一道工序生产出的半制品如果储存不当（包括盛置器具的洁净状况、密封状况、环境状况），都可能造成半制品染菌或微生物的迅速繁殖。包装材料、包装间的环境、器具、设备、操作人员等都可能对丸剂造成污染，特别是传统的手工分装过程，对中药丸剂的染菌机会更多。因此，丸剂的包装和储存至关重要。

一、丸剂的包装

丸剂所用的包装材料应符合药品卫生标准有关规定，并且为国家药品监督管埋局注册批准的包装材料，包装后稳定性及密封性能好，保证丸剂不会受到不必要的再污染。

丸剂制成后，包装或贮藏条件不当会影响丸剂的质量。由于各类丸剂的性质不同，其分装及贮藏方法也不同。小丸多用塑料、瓷制或玻璃制的容器包装，大蜜丸多是蜡纸盒包装、塑料小袋包装，蜡皮包封是大蜜丸传统包装方法。现介绍四种包封方法如下。

（一）蜡皮包封

蜡皮包封是指将大蜜丸密封于蜡制成的空壳内。蜡壳的通透性差，将药丸与空气、水分、光线等隔绝，可防止丸剂吸潮、虫蛀、氧化和有效成分挥发；同时，蜡的性质稳定，不与主药发生作用。所以用蜡皮包封的大蜜丸可以保持十几年不生虫、不发霉、不变色、不干枯。因此，名贵、疗效好、含有芳香药物、受气候影响变化大的蜜丸，都宜用蜡皮包装。

传统制蜡壳以蜂蜡为主要原料，随着石油工业的发展，现在多用固体石蜡为主要原料，以降低成本。石蜡性脆，夏季硬度差，常加适量蜂蜡和虫白蜡加以调节。加蜂蜡能增加韧性，加虫白蜡能增加硬度。加蜂蜡和虫白蜡的量，因地区、季节而异，一般来说，在北方或冬季主要加蜂蜡，少加或不加虫白蜡。

吊壳装丸的方法：将蜡等物置于锅内，加适量水加热熔融混合均匀，控制好适宜的温度，保持在 70～74℃。温度过低，蜡壳厚，表面不平整，浪费材料；温度过高，蜡壳太薄易变形。取已在水中浸透的木制小圆球，擦净表面水分，插于扶签上，随即浸入熔融的蜡液中约 2 秒，取出，待剩余的蜡液流尽后再沾，如此反复数次，至蜡壳厚薄适中，后浸于 18～25℃的冷水中，凝固后，取出蜡球，用布吸去表面水珠。用小刀将蜡皮割成两个相连的半球，剥下蜡皮，置阴凉处干燥后，装入药丸，将两半球相对吻合，用封口钳将切口烫严，再插于铁签上，浸入蜡液中沾 1～2 次，使切口彻底封严。取下用封口钳或小电烙铁将插铁签的小孔封严，最后印上药名，即可进行外包装。

（二）口服固体药用瓶，药品包装用复合膜、袋

目前，有的厂家常采用塑料小盒装蜜丸，其封口严密，防潮效果良好，操作简便，价廉，可以代替蜡壳包装。塑料小盒是用硬质无毒塑料制成的两半球形螺口壳。螺口相嵌呈球状，其大小以能装入蜜丸为度，外面蘸取蜡衣。也有将吸塑包装引入包装大蜜丸的。国家药品监督管理局对直接接触药品的包装材料标准进行了规定，目前丸剂常用的口服固体药用瓶主要有高密度聚乙烯瓶、聚丙烯瓶、聚酯瓶，聚酯/低密度聚乙烯药品包装用复合膜、袋，聚酯/铝/聚乙烯药品包装用复合膜、袋，双向拉伸聚丙烯/低密度聚乙烯药品包装用复合膜、袋等，国家标准如表 14-1、表 14-2 所示。

表 14-1　口服固体药用瓶

		口服固体药用高密度聚乙烯瓶（国标 YBB00122002—2015）	口服固体药用聚丙烯瓶（国标 YBB00112002 —2015）	口服固体药用聚酯瓶（国标 YBB00262002—2015）
主要原料		高密度聚乙烯（HDPE）	聚丙烯（PP）	聚对苯二甲酸乙二醇酯（PET）
外观		合格	合格	合格
鉴别	红外光谱	合格	合格	合格
	密度	0.935～0.965（g/cm^3）	0.900～0.915（g/cm^3）	1.31～1.38（g/cm^3）

续表

		口服固体药用高密度聚乙烯瓶（国标 YBB00122002—2015）	口服固体药用聚丙烯瓶（国标 YBB00112002 —2015）	口服固体药用聚酯瓶（国标 YBB00262002—2015）
密封性		合格	合格	合格
振荡试验		溴酚蓝试纸不得变色	溴酚蓝试纸不得变色	溴酚蓝试纸不得变色
水蒸气渗透		≤100mg/（24h·L）	≤100mg/（24h·L）	≤100mg/（24h·L）
乙醛		/	/	≤千万分之二
炽灼残渣		≤0.1%（含遮光剂的瓶炽灼残渣≤3.0%）	≤0.1%（含遮光剂的瓶炽灼残渣≤3.0%）	≤0.1%
溶出物试验	易氧化物	合格	合格	合格
	重金属	≤百万分之一	≤百万分之一	≤百万分之一
	不挥发物	水≤12.0mg 65%乙醇≤50.0mg 正己烷≤75.0mg	水≤12.0mg 65%乙醇≤50.0mg 正己烷≤75.0mg	水≤12.0mg 65%乙醇≤50.0mg 正己烷≤75.0mg

续表

	口服固体药用高密度聚乙烯瓶（国标YBB00122002—2015）	口服固体药用聚丙烯瓶（国标YBB00112002—2015）	口服固体药用聚酯瓶（国标YBB00262002—2015）
微生物限度	细菌数（每瓶）≤1000个 霉菌、酵母菌数（每瓶）≤100个 大肠埃希菌（每瓶）=0	细菌数（每瓶）≤1000个 霉菌、酵母菌数（每瓶）≤100个 大肠埃希菌（每瓶）=0	细菌数（每瓶）≤1000个 霉菌、酵母菌数（每瓶）≤100个 大肠埃希菌（每瓶）=0
异常毒性	合格	合格	合格
贮藏	聚乙烯塑料袋密封，保存于干燥、清洁处	聚乙烯塑料袋密封，保存于干燥、清洁处	低密度聚乙烯固体药用袋密封，保存于干燥、清洁处

表14-2　药品包装用复合膜、袋（GB/T 21302—2007）

	聚酯/低密度聚乙烯药品包装用复合膜、袋	聚酯/铝/聚乙烯药品包装用复合膜、袋	双向拉伸聚丙烯/低密度聚乙烯药品包装用复合膜、袋
主要原料	聚酯（PET）与聚乙烯（LDPE）	聚酯（PET）与铝箔（AL）及聚乙烯（PE）	双向拉伸聚丙烯（BOPP）与低密度聚乙烯（LDPE）
外观	合格	合格	合格

续表

		聚酯/低密度聚乙烯药品包装用复合膜、袋	聚酯/铝/聚乙烯药品包装用复合膜、袋	双向拉伸聚丙烯/低密度聚乙烯药品包装用复合膜、袋
鉴别（红外光谱）		PET及LDPE层应分别与对照图谱基本一致	PET及PE层应分别与对照图谱基本一致	BOPP及LDPE层应分别与对照图谱基本一致
阻隔性能	水蒸气透过量	≤5.5g/(m^2·24h)	≤0.5g/(m^2·24h)	≤5.5g/(m^2·24h)
	氧气透过量	≤1500cm^3/(m^2·24h·0.1Mpa)	≤0.5cm^3/(m^2·24h·0.1Mpa)	≤1500cm^3/(m^2·24h·0.1Mpa)
机械性能（纵、横向剥离强度）		PET层与LDPE层剥离强度平均值均≥1.0N/15mm	PE层与AL层剥离强度平均值均≥2.5N/15mm	BOPP层与LDPE层剥离强度平均值均≥1.0N/15mm
热合强度	膜	平均值≥7.0N/15mm	平均值≥12N/15mm	平均值≥7.0N/15mm
	袋	平均值≥7.0N/15mm	平均值≥12N/15mm	平均值≥7.0N/15mm
溶剂残留量、袋的耐压性能、袋的跌落性能、溶出物试验、微生物限度、异常毒性		合格	合格	合格

续表

	聚酯/低密度聚乙烯药品包装用复合膜、袋	聚酯/铝/聚乙烯药品包装用复合膜、袋	双向拉伸聚丙烯/低密度聚乙烯药品包装用复合膜、袋
贮藏	低密度聚乙烯固体药用袋密封，保存于清洁、通风处	低密度聚乙烯固体药用袋密封，保存于清洁、通风处	低密度聚乙烯固体药用袋密封，保存于清洁、通风处

（三）多功能封签盖

针对丸剂形状的特殊性及其回旋挤出状态好的特点，有研究者以计量控制为设计中心，设计了一种融显窃启、儿童安全、使用便捷及趣味性高的药品包装功能于一体的新型丸剂药品包装瓶的封签结构。

使用时，首先需要将其密封卡条去掉，然后将瓶塞拔出，并通过按压并旋转瓶盖带动旋转曲环旋转。本品的优点在于，使用者可以直接通过观察瓶塞口的数字来确认取药数量，从而翻转药瓶，多余的药丸则可以通过旋转曲环的回旋反推到药瓶中，达到准确取药的目的。其过程简捷卫生，可以很大程度上减少药品的污染。

该结构尤其适用于人口径且数量较多的丸剂药品瓶的包装封签，但是这种设计方案较为复杂，须同时将增大瓶盖及瓶口的直径。也有研究者提出，可以将丸剂药品封签结构结合其功能进行优化设计，以避免结构太复杂或使用不便等问题。

（四）丸剂包装材料与丸剂相容性试验

药品包装材料与药物相容性试验是指为考察药品包装材料与药物之间是否发生迁移或吸附等现象，进而影响药物质量而进行的一种试验。根据国家药品监督管理局直接接触药品包装材料和容器标准对药品包装材料与药物相容性试验指导原则的规定，包装前须进行丸剂包装材料与丸剂相容性试验。

1. 相容性试验测试方法的建立

在考察药品包装材料时，选用三批包装材料制成的容器对拟包装的一批药品进行相容性试验；考察药品时，选用三批药物，用拟上市包装的一批材料或容器包装后进行相容性试验。当进行药品包装材料与药物的相容性试验时，可参照药物及该包装材料或容器的质量标准，建立测试方法。必要时，进行方法学的研究。

2. 相容性试验的条件

（1）光照试验　采用避光或遮光包装材料或容器包装的药品，应进行强光照射试验。将供试品置于装有日光灯的光照箱或其他适宜的光照装置内，放置 10 天，进行照射试验。照度条件为 4500lx±5001x，分别于第 5 天和第 10 天取样，按重点考察项目，进行检测。

（2）加速试验　将供试品置于温度 40±2℃、相对湿度为 90%±10%或 20%±5%的恒温恒湿箱内，放置 6 个月，分别于第 0、1、2、3、6 个月取出，进行检测。对温度敏感的药物，可在 25±2℃、相对湿度为 60%±10%条件下放置 6 个月后，进行检测。用于预测包装对药物保护的有效性，推测药物的有效期。

（3）长期试验　将供试品置于温度 25±2℃、相对湿度为 60%±10%的恒温恒湿箱内，放置 12 个月，分别于第 0、3、6、9、12 个月取出，进行检测。12 个月以后，仍需按有关规定继续考察，分别于第 18、24、36 个月取出，进行检测，以确定包装对药物有效期的影响。对温度敏感的药物，可在 6±2℃条件下放置。

（4）特别要求　将供试品置于温度 25±2℃、相对湿度为 20%±5%或温度 25±2℃、相对湿度 90%±10%的条件下，放置 1、2、3、6 个月，以考察水分是否会逸出或渗入包装容器。

（5）过程要求　在整个试验过程中，药物与药品包装容器应充分接触，并模拟实际使用状况。

（6）必要时应考察使用过程的相容性。

3. 包装材料与药物相容性的重点考察项目

（1）包装材料重点考察项目　取经过上述试验条件放置后的装有药物的 3 批包装材料或容器，弃去药物，测试包装材料或容器中是否有药物溶入、添加剂释出，以及包装材料是否变形、失去光泽等。包装材料主要包括以下几类。

①玻璃　玻璃按材质可分为硼硅酸玻璃、中性玻璃、钠钙玻璃。不同材质的性能有很大差别，应重点考察玻璃中碱性离子的释放对药液 pH 值的影响，有害金属元素的释放，不同温度（尤其冷冻干燥时）、不同酸碱度条件下玻璃的脱片，含有着色剂的避光玻璃被某些波长的光线透过是否会使药物分解，玻璃对药物的吸附以及玻璃容器的针孔、瓶口是否歪斜等问题。

②金属　应重点考察药物对金属的腐蚀，金属离子对药物稳定性的影响，金属上保护膜试验前后的完整性等。

③塑料　塑料按材质可分为聚乙烯、聚丙烯、聚对苯二甲酸乙二醇酯、聚氯乙烯等。应重点考察水蒸气、氧气的渗入，水分、挥发性药物的透出，酯溶性药物、抑菌剂向塑料的转移，塑料对药物的吸附，溶剂与塑料的作用，塑料中添加剂、加工时分解产物对药物的影响，以及密封性等问题。

④橡胶　橡胶通常作为容器的塞或垫圈，按材质可分为异戊二烯、卤代丁基橡胶。鉴于橡胶配方的复杂性，应重点考察其中各种添加物的溶出对药物的作用，橡胶对药物的吸附，以及填充材料在溶液中的脱落。

(2) 原料药及药物制剂相容性重点考察项目　取经过上述试验条件放置后带包装容器的3批药物，取出药物，考察药物的相容性，并观察包装容器。还应考察丸剂的性状、药物含量、色泽、溶散时限、水分等。

二、丸剂的储存

丸剂应密封储存。蜡丸应密封并置于阴凉干燥处储存。所谓密封，是指将容器密封，以防止风化、吸潮、挥发或异物进入的操作；阴凉，指不超过20℃，如环境湿度过大应该设有排湿设施。另外，还应注意丸剂的包装材料与成品的终端灭菌。

(1) 使用合格的包装材料　中药丸剂所用的包装材料应为国家药品监督管理局注册批准的包装材料，并符合药品卫生标准有关规定，包装后密封性能及稳定性好，不至于在终端对丸剂造成不必要的再污染，或者导致丸剂在贮存期间再度滋生微生物。

（2）成品终端灭菌　当丸剂成品检测卫生标准仍然不合格时，采用终端灭菌也是较理想而经济的方法，常用^{60}Co-γ射线灭菌。该灭菌法具有无污染、无残留、方便、快捷的优点。但由于γ射线穿透力很强，也可能破坏药品某些内在成分。我国曾有规定，含龙胆等成分的中成药不宜使用^{60}Co-γ辐射灭菌。美国药典规定，^{60}Co-γ的辐射有效灭菌量高剂量为2.5kGy，中剂量为1kGy，低剂量为0.2～0.4kGy。我国规定，辐照中药最高耐受剂量为散剂、片剂3kGy，丸剂5kGy，中药原料粉6kGy。

凡接触丸药的内包装材料必须经过灭菌处理，包装务求严密，防止污染杂菌和受潮。贮藏场所按药材保管的要求，特别注意除湿、降温、去氧等措施。

总之，要想使丸药含菌数达到规定，必须采用综合的防菌、灭菌措施。在选用灭菌措施时，应注意对药效的影响，防止有效成分损失，保证丸药的疗效。应该强调，GMP是一个动态管理，认真实施至关重要，必须要切实做好每一个环节，才能生产出合格的中药丸剂产品。终端消毒灭菌是不得已而为之的补救办法，切不可把它作为丸剂卫生检验达标的主要方法，否则所生产丸剂的质量存在一定的隐患。

参考文献

[1] 郭娟，张进，张鹏鹏，等．丸剂药品包装多功能封签盖的结构设计[J]．包装工程，2012，33（11）：88−90.

第十五章
常见中药丸剂举例

一、安宫牛黄丸

【标准来源】《中国药典》一部。

【基本药物】本品是国家基本药物品种。

【处方组成】牛黄100g，水牛角浓缩粉200g，麝香或人工麝香25g，珍珠50g，朱砂100g，雄黄100g，黄连100g，黄芩100g，栀子100g，郁金100g，冰片25g。

【历史沿革】安宫牛黄丸是我国传统药物中最负盛名的急症用药。它源于清代瘟病学家吴鞠通的《瘟病条辨》，是中医治疗高热症的“瘟病三宝”之一。全方由牛黄、郁金、犀角、麝香、珍珠、栀子、黄连、黄芩、朱砂、雄黄、冰片11味药组成（现代安宫牛黄丸组方中的犀角以水牛角代替，天然牛黄以人工牛黄代替）。方中牛黄味苦而凉，清心解毒，息风定惊，豁痰开窍；麝香辛温，通行十二经，长于开窍醒神，两味相协，体现清心开窍的立方之旨，共为君药。臣以水牛角清心凉血解毒；黄连、黄芩、栀子清热泻火解毒，助牛黄以清心包之热；冰片、郁金芳香辟秽，通窍开闭，以加强麝香开窍醒神之效。

【制备工艺】以上十一味，珍珠水飞或粉碎成极细粉；朱砂、雄黄分别水飞成极细粉；黄连、黄芩、栀子、郁金粉碎成细粉；将牛黄、水牛角浓缩粉、麝香或人工麝香、冰片研细，与上述粉末配研，过筛，混匀，加适量炼蜜制成大蜜丸 600 丸，或包金衣，即得。

【质量标准要点】

（1）性状　本品为黄橙色至红褐色的大蜜丸，或为包金衣的大蜜丸，除去金衣后显黄橙色至红褐色；气芳香浓郁，味微苦。

（2）显微鉴别　不规则碎片（水牛角浓缩粉），不规则碎块（珍珠），不规则细小颗粒（朱砂），不规则碎块金黄色或橙黄色、有光泽（雄黄），石细胞（黄连），韧皮纤维（黄芩），草酸钙方晶（栀子），糊化淀粉粒团块（郁金）。

（3）薄层鉴别　胆酸对照品、盐酸小檗碱对照品、冰片对照品、黄芩苷对照品。

（4）气相色谱鉴别　麝香酮对照品。

（5）检查　①猪去氧胆酸对照品薄层鉴别；②酸不溶性灰分不得过 1.0%；③其他符合丸剂项（《中国药典》通则 0108）下有关的各项规定。

（6）含量测定　本品每丸含牛黄以胆红素（$C_{33}H_{36}N_4O_6$）计，不得少于 18.5mg；本品每丸含黄芩以黄芩苷（$C_{21}H_{18}O_{11}$）计，不得少于 10.0mg；含黄连以盐酸小檗碱（$C_{20}H_{17}NO_4 \cdot HCL$）计，不得少于 4.5mg。

【规格】(1) 每丸重 1.5g；(2) 每丸重 3g。

【功能与主治】清热解毒，镇惊开窍。用于热病，邪入心包，高热惊厥，神昏谵语；中风昏迷及脑炎、脑膜炎、中毒性脑病、脑出血、败血症见上述证候者。

【用法与用量】口服。一次 2 丸［规格（1）］或一次 1 丸［规格（2）］，一日 1 次；小儿三岁以内一次 1/2 丸［规格（1）］或一次 1/4 丸［规格（2）］，四岁至六岁一次 1 丸［规格（1）］或一次 1/2 丸［规格（2）］，一日 1 次；或遵医嘱。

【现代研究】

1. 工艺研究

安宫牛黄丸标准为大蜜丸剂型，每丸重 3g，为了便于患者服用，药厂生产本品大蜜丸剂型，规格每丸重 3g；由于丸剂剂型的限制，影响了药物生产和临床上对重症昏迷患者的应用，通过反复实践研制出安宫牛黄丸新剂型——牛黄醒脑注射液。后又研制出清开灵各种剂型药品，如清开灵片，每片重 0.5g；清开灵颗粒，规格分别为每袋装 3g（含黄芩苷 20mg），每袋装 1.5g（含黄芩苷 20mg，无糖型），每袋装 3g（含黄芩苷 20mg，橙香型）；清开灵注射液，每支装 5mL。

2. 质量标准研究

部清建立了安宫牛黄丸中黄芩苷含量测定的高效液相色谱（HPLC）法，3 批样品中每丸的黄芩苷含量分别为 10.093mg、10.232mg、9.633mg。王春雷等建立了安宫牛黄丸中重金属含量测定的电感耦合等离子体发射光谱（ICP－OES）法，对安宫牛黄丸样品中 3 种重金属 As、Hg、Pb 的含量进行测定。实验结果表明，3 种重金属 As、Hg、Pb 的含量分别为

3.46×4μg/g、2.19×4μg/g、1.66×2μg/g。李佳等建立了安宫牛黄丸中麝香酮和右旋龙脑的含量测定方法，样品中各化学药效组分含量测定结果显示，麝香酮、右旋龙脑的含量分别为0.09mg/g、0.25mg/g。王道钦建立了安宫牛黄丸中冰片的含量测定方法，样品中冰片的含量为0.045%。李佳等建立了安宫牛黄丸中黄芩苷和黄芩素含量的测定方法，每丸样品中黄芩苷和黄芩素含量分别为4.44mg、0.51mg。马群等建立了安宫牛黄丸中同时测定栀子苷、黄芩苷和盐酸小檗碱的HPLC方法，3批样品中栀子苷的含量为1.351～2.021mg/g、黄芩苷的含量为6.443～7.308mg/g、盐酸小檗碱的含量为3.611～3.773mg/g。李发美等建立了安宫牛黄丸中胆红素的含量测定的方法，7家药厂的样品中，每丸的胆红素含量分别为1.98mg、1.41mg、0.88mg、0.72mg、2.71mg、1.19mg、37.9mg。

3. 安宫牛黄制剂及质量标准研究

安宫牛黄制剂另有安宫牛黄散、安宫牛黄胶囊和安宫牛黄栓等剂型。

其中，安宫牛黄散的制备工艺和质量标准，在《中国药典》中已有明确规定，每瓶装1.6g。雷小光等用高效液相色谱法测定了安宫牛黄散中栀子苷的含量，并建立了安宫牛黄散的质量控制方法。

安宫牛黄胶囊，每粒装0.4g。张国庆等采用高效液相色谱法对安宫牛黄胶囊中的黄芩苷和盐酸小檗碱进行了含量测定，并建立含量测定方法。

安宫牛黄栓，每粒1.5g，其制备工艺和栓剂相似。任瑞涛等采用HPLC法测定安宫牛黄栓中体外培育牛黄含量，主要测定安宫牛黄栓中胆红素的含量评价其质量，为安宫牛黄栓的含量测定提供方法。

参考文献

[1] 王金华，叶祖光．安宫牛黄丸研究现状［J］．中国中药杂志，2004，29（2）：119－122.

[2] 郜清．HPLC法测定安宫牛黄丸中黄芩苷含量［J］．安徽医药，2013，17（5）：766－767.

[3] 王春雷，柏震，侯桂兰．ICP－OES法测定安宫牛黄丸中重金属的含量［J］．中华中医药学刊，2012，30（9）：2133－2134.

[4] 李佳，张贵君，于萍．安宫牛黄丸中麝香酮和右旋龙脑含量测定［J］．辽宁中医药大学学报·方药纵横，2013，15（3）：41－42.

[5] 王道钦．安宫牛黄丸中冰片含量的检测—气相色谱法［J］．广东化工，2013，40（16）：184－185.

[6] 李佳，张贵君，王超．安宫牛黄丸中黄芩苷和黄芩素的含量测定［J］．现代生物医学进展，2009，9（9）：1742－1744.

[7] 马群，艾路，刘勇，等．安宫牛黄丸中栀子苷、黄芩苷和盐酸小檗碱含量测定研究［J］．中国中药杂志，2009，34（20）：2647－2648.

[8] 李发美，宋敏，周密，等．高效液相色谱法测定安宫牛黄丸中胆红素含量［J］．沈阳药学院学报，1990，7（2）：83－86.

[9] 雷小光，陈荣，凌建国，等．高效液相色谱法测定安宫牛黄散栀子苷的含量［A］．《医药导报》第八届编委会成立大会暨2009年度全国医药学术交流会和临床药学与药学服务研究进展培训班［C］．2009.

[10] 张国庆，杨更亮，李志伟，等．安宫牛黄胶囊中的黄芩苷和盐酸小檗碱的 HPLC 测定［J］．中国医药工业杂志，2005（3）：176—178.

[11] 任瑞涛，李云涛，吴志军，等．HPLC 法测定安宫牛黄栓中体外培育牛黄含量［J］．生物技术世界，2012（10）：21.

二、桂枝茯苓丸

【标准来源】《中国药典》一部。

【基本药物】本品是国家基本药物品种。

【处方组成】桂枝 100g，茯苓 100g，牡丹皮 100g，赤芍 100g，桃仁 100g。

【历史沿革】处方来源于《金匮要略》卷下，原方为桂枝、茯苓、牡丹（去心）、桃仁（去皮、尖，熬）、芍药各等分。后经演化为今桂枝茯苓丸。方中桂枝温阳通脉，芍药养血和营，桃仁破血消癥，牡丹皮活血散瘀，茯苓益气养心。以蜜为丸，取其渐消缓散之义。

【制备工艺】以上五味，粉碎成细粉，过筛，混匀。每 100g 粉末加炼蜜 90～110g 制成大蜜丸，即得。

【质量标准要点】

（1）性状　品为棕褐色的大蜜丸，味甜。

（2）显微鉴别　不规则分枝状团块（茯苓）、射线细胞（桂枝）、石细胞（桃仁）。

（3）薄层鉴别　桂皮醛对照品、丹皮酚对照品、芍药苷对照品。

（4）检查　应符合丸剂项（《中国药典》通则 0108）下有

关的各项规定。

（5）含量测定 ①本品每丸含桂枝以肉桂酸（$C_9H_8O_2$）计，不得少于 72μg；②本品每丸含牡丹皮以丹皮酚（$C_9H_{10}O_3$）计，不得少于 6.0mg。

【规格】每丸重 6g。

【功能与主治】活血，化瘀，消癥。用于妇人宿有癥块，或血瘀经闭，行经腹痛，产后恶露不尽。

【用法与用量】口服。一次 1 丸，一日 1～2 次。

【现代研究】

1. 工艺研究

桂枝茯苓丸标准为大蜜丸剂型，每丸重 6g，为了便于患者服用，药厂还生产有本品的小蜜丸规格，即每 10 丸重 2g。为适用于更广大患者的需要，药厂同时生产有本品的水蜜丸规格，即每 100 丸重 10g。

2. 质量标准研究

于艳等建立了同时测定桂枝茯苓丸中芍药苷、肉桂酸、桂皮醛、丹皮酚的方法。5 批样品中，每丸的芍药苷含量为 13.0416～13.6458mg，肉桂酸含量为 0.1482～0.1776mg，桂皮醛含量为 2.8284～3.3084mg，丹皮酚含量为 4.5024～5.2260mg。寇婉青等建立了测定成药桂枝茯苓丸中丹皮酚含量的方法，3 批样品测得丹皮酚的含量分别为 24.96mg/g、24.89mg/g、24.93mg/g。李芳等建立了桂枝茯苓丸中肉桂酸和丹皮酚的测定方法，3 批样品中肉桂酸和丹皮酚的含量分别为 74.4～84.3μg/g、1.18～1.35mg/g。蔡进章等建立了RP—HPLC 测定桂枝茯苓丸中丹皮酚含量的方法，3 批样品中丹皮酚的含量分别为 8.205mg/g、8.041mg/g、7.454mg/g；李方等建立了用高效液相色谱法测定桂枝茯苓丸中芍药甙含量的方法，3 批样品中芍药甙的含量为 0.2616～0.2820mg/g，平均含量为 0.272mg/g。汪成伟等建立桂枝茯苓丸的微生物限度检查法，通过常规平皿法及培养基稀释法测定桂枝茯苓丸对验证菌株的回收率，并对控制菌检查法进行验证。结果表明，桂枝茯苓丸对大肠埃希菌、白色念珠菌及黑曲霉菌无抑制作用，对金黄色葡萄球菌及枯草芽孢杆菌有较强抑制作用。

3. 桂枝茯苓制剂及质量标准研究

桂枝茯苓制剂包括桂枝茯苓丸、桂枝茯苓胶囊、桂枝茯苓片和桂枝茯苓软胶囊等剂型。

其中，桂枝茯苓胶囊的制备工艺和质量标准在《中国药典》中已有概述，每粒装 0.31g。李莉等通过桂枝茯苓软胶囊灌胃给药能抑制缩宫素诱导的动物痛经反应的实验，研究了桂枝茯苓软胶囊治疗痛经的作用机制。高为民等采用薄层鉴别定性鉴别，含量采用高效液相色谱法，对桂枝茯苓软胶囊进行质量控制。

桂枝茯苓片，每片重 0.32g。张加余等采用 TLC、HPLC 两种方法，分别从薄层色谱法定性鉴别和高效液相色谱法定量分析，对桂枝茯苓片进行质量标准研究。

参考文献

[1] 于艳，张立德，田原，等. HPLC 波长切换法同时测定桂枝茯苓丸中 4 种成分 [J]. 中成药，2011，35 (11)：2424—2429.

[2] 寇婉青，开伟华，王蓉，等．HPLC 法测定桂枝茯苓丸中丹皮酚的含量［J］．安徽医药，2009，13（5）：508—509.

[3] 李芳，张利，张静赟，等．HPLC 同时测定桂枝茯苓丸中的肉桂酸和丹皮酚［J］．华西药学杂志，2008，23（6）：710—711.

[4] 蔡进章，蒋硕民．RP—HPLC 法测定桂枝茯苓丸中丹皮酚的含量［J］．浙江中西医结合杂志，2003，13（11）：682.

[5] 李方，王宇，任婧昱，等．高效液相色谱法测定桂枝茯苓丸中芍药甙的含量［J］．黑龙江医学，2002，26（8）：616.

[6] 汪成伟，刘伟红．桂枝茯苓丸的微生物限度检查［J］．中国药房，2009，21（20）：1656—1657.

[7] 张加余，代龙，曹广尚，等．桂枝茯苓片质量标准研究［J］．江西中医学院学报，2007（6）：45—46.

[8] 李莉，孙聪，谷仿丽，等．桂枝茯苓软胶囊治疗痛经的实验研究［J］，安徽中医药大学学报，2008，27（3）：35—38.

[9] 高为民，许旭东，胡晓茹，等．桂枝茯苓软胶囊的制备及质量控制［J］．世界科学技术—中医药现代化，2007（3）：25—28.

三、六味地黄丸

【标准来源】《中国药典》一部。

【基本药物】本品是国家基本药物品种。

【处方组成】熟地黄 160g，酒萸肉 80g，牡丹皮 60g，山药 80g，茯苓 60g，泽泻 60g。

【历史沿革】六味地黄丸方出宋代钱乙《小儿药证直诀》卷下“地黄丸”条。其方药组成根据东汉张仲景《金匮要略》所载崔氏八味丸（肾气丸）减去桂枝、附子二味而成。《小儿药证直诀笺正》释云：“仲阳意中，谓小儿阳气甚盛因去桂附而创立此丸，以为幼科补肾专药。”后世拓展应用为滋补肝肾之圣剂。方中重用熟地黄滋阴补肾，填精益髓，为君药。山茱萸补养肝肾，涩精敛汗；山药健脾补虚，涩精固肾，共为臣药。君臣配合，滋补肾肝脾，是为“三补”。泽泻利湿泄浊，并防熟地黄之滋腻；牡丹皮清虚热；茯苓健脾渗湿，并助山药以益脾。三药合用，即为“三泻”，均为佐药。此方配伍特点显著，三阴并补，补肾为主；三补三泻，以补为主；补中寓泻，补而不滞。

【制备工艺】以上六味，粉碎成细粉，过筛，混匀。用乙醇泛丸，干燥，制成水丸，或每100g粉末加炼蜜35～50g与适量的水，制丸，干燥，制成水蜜丸；或加炼蜜80～110g制成小蜜丸或大蜜丸，即得。

【质量标准要点】

（1）性状　本品为棕黑色的水丸、水蜜丸、棕褐色至黑褐色的小蜜丸或大蜜丸；味甜而酸。

（2）显微鉴别　取本品置显微镜下观察可见，淀粉粒三角状卵形或矩圆形，直径24～40μm，脐点短缝状或人字状（山药）。不规则分枝状团块无色，遇水合氯醛试液溶化；菌丝无色，直径4～6μm（茯苓）。薄壁组织呈灰棕色至黑棕色，细胞多皱缩，内含棕色核状物（熟地黄）。草酸钙簇晶存在于无色薄壁细胞中，有时数个排列成行（牡丹皮）。果皮表皮细胞橙黄色，表面观类多角形，垂周壁连珠状增厚（酒萸肉）。薄壁细胞类圆形，有椭圆形纹孔，集成纹孔群；内皮层细胞垂周壁波状弯曲，较厚，木化，有稀疏细孔沟（泽泻）。

（3）薄层鉴别　莫诺苷对照品、马钱苷对照品、丹皮酚对照品。

(4) 检查　应符合丸剂项(《中国药典》通则0108)下有关的各项规定。

(5) 含量测定　本品含酒萸肉以莫诺苷($C_{17}H_{26}O_{11}$)和马钱苷($C_{17}H_{26}O_{11}$)的总量计，水丸每1g不得少于0.9mg；水蜜丸每1g不得少于0.75mg；小蜜丸每1g不得少于0.50mg；大蜜丸每丸不得少于4.5mg；含牡丹皮以丹皮酚($C_9H_{10}C_3$)计，水丸每1g不得少于1.3mg；水蜜丸每1g不得少于1.05mg；小蜜丸每1g不得少0.70mg；大蜜丸每丸不得少于6.3mg。

【规格】大蜜丸每丸重9g；水丸每袋装5g。

【功能与主治】滋阴补肾。用于肾阴亏损，头晕耳鸣，腰膝酸软，骨蒸潮热，盗汗遗精，消渴。

【用法与用量】口服。水丸一次5g，水蜜丸一次6g，小蜜丸一次9g，大蜜丸一次1丸，一日2次。

【现代研究】

1. 工艺研究

宋丽军等制备六味地黄丸水蜜丸的工艺如下：按处方分别称取药粉，备用。六味丸粉与L－PHC、G4000、淀粉在搅拌机中混合5分钟后，加入蜂蜜、蒸馏水，搅拌10分钟，即得软材，搅拌机中温度60±5℃。将制得的软材置于炼药机中，重复炼8～10次，直至出条粗细均匀一致，不易断，黏性佳，内面充实无空隙为佳。将炼好的药条置于高效自动制丸机，调整拉细条和搓丸的速度参数，一般为50Hz和25Hz，即得圆整均匀，外观一致的湿丸，直径3.7～4.0mm。用六味地黄丸粉 120 目外拌，使其不粘连，粒粒分离，立即置糖衣锅滚动 5 分钟，使湿丸致密，易于烘干。将湿丸置于振动筛中筛选大小适中的丸粒，用真空自动加料机送入垂直振动烘箱系统烘干 3～4次，每次 15 分钟即可。将烘干的药丸经检验合格后用 120 目六味地黄粉包衣，抛光即得成品丸。

六味地黄丸包括大蜜丸、小蜜丸、水蜜丸、水丸等多种丸剂剂型。按照《中国药典》规定，每家药厂生产的规格都是大蜜丸每丸重 9g，水丸每袋重 5g。其中，有的水丸规格为每 100 丸重 4.8g。而六味地黄水蜜丸重量各异，北方某制药公司生产为每 100 丸重 20g，为了方便患者的服用，江西某制药有限公司生产为 10 丸重 0.35g，有些厂家将水蜜丸袋装，每袋重 6g。同时，关于六味地黄小蜜丸的规格不同厂家生产的基本不一致，某中药厂标准为每 23 丸重约 1g，亦有某些厂生产的瓶装为 60g 或 120g。

2. 质量标准研究

王超等用 HPLC 法对六味地黄丸质量标准进行了再研究，检测马钱苷和丹皮酚的含量并建立质量控制的方法，考察了流动相、检测波长、提取溶剂及提取方法等多个因素，提出了与药典检测方法略有不同的方法。孙国祥等采用 UV－IR 光谱指纹定量法鉴定六味地黄丸质量，将 UV 和 IR 光谱各数据点按平均值法分别生成对照指纹图谱，以光谱点为单位计算两类光谱的宏观定性和宏定量信息并以等权融合，计算各批样品的宏定性相似度 S_m 和宏定量相似度 P_m 值。陈斌等用近红外光谱分析法和毛细管电泳法分别建立了六味地黄丸指纹图谱，计算其相似度，同时测定其近红外光谱，建立六味地黄丸指纹图谱相似度与近红外光谱之间的数学模型。付友珍为了建立六味地黄丸的质量分析指纹图谱，分别采用了近红外光谱、高效液相色谱、X 射线衍射 Fourier 谱和高效毛细管电泳色谱 4 种方法分别对六味地黄丸样品的粉末和超声－微波协同提取液进行了研究，提出了六味地黄丸指纹图谱分析方法。

3. 六味地黄制剂工艺及质量标准研究

六味地黄丸是传统的丸剂剂型，随着科学的进步，本着方便利民的原则，六味地黄制剂发展出多种剂型。现在研究和生产最多的是六味地黄浓缩丸，浓缩丸制备方法有塑制法、泛制法和压制法，其具体的流程在浓缩丸章节阐述，其质量标准在《中国药典》已明确规定。其他剂型制备工艺及质量标准如下。

六味地黄片是六味地黄丸改进剂型，根据包衣的不同分为糖衣片、薄膜衣片等，制备流程如片剂制备流程。张辉研究了六味地黄咀嚼片的制备工艺，采用熟地黄、山药、泽泻回流提取，牡丹皮、茯苓、山茱萸超微粉碎的方式，将各味药分别提取，而后将提取物和超微粉碎细粉混合均匀，加入辅料，制粒，制成咀嚼片。同时用 TLC 定性鉴别牡丹皮、山茱萸、泽泻，采用 HPLC 测定马钱苷和丹皮酚的含量，建立质量标准。

六味地黄口服液亦是六味地黄丸改进剂型。目前，国内有三家公司生产六味地黄口服液，每只装 10mL。其制备工艺与合剂相似，韩燕全等采用 HPLC 法对六味地黄口服液进行质量标准和质量控制研究，主要测定了口服液中马钱苷和丹皮酚的含量，并提出了通过马钱苷和丹皮酚口服液进行质量控制的方法。

六味地黄软胶囊、六味地黄胶囊、六味地黄颗粒，也是六味地黄丸的改进剂型，相关的制备工艺和质量标准在《中国药典》中已有明确规定。现有三家企业生产六味地黄软胶囊，每粒装 0.38g。石伟等采用 HPLC 法对六味地黄软胶囊进行分析，用聚类分析和相似度评价的方法，建立了 HPLC 指纹图谱，并为六味地黄软胶囊的质量控制提出方法、奠定研究基础。

参考文献

[1] 张家玮．六味地黄丸方剂学历史沿革及古代临床应用概况［J］．世界科学技术—中医药现代化，2006，8（2）：123－125.

[2] 贾波，李冀．方剂学［M］．北京：国中医药出版社，2011：101.

[3] 宋丽军，赵文昌，熊志玲，等．六味地黄水蜜丸大生产工艺优选［J］．广东药学，2002，12（6）：21－24.

[4] 王超，肖茜，李雪晴，等．HPLC 法对六味地黄丸质量标准的再研究［J］．陕西中医，2010，31（11）：1530－1532.

[5] 孙国祥，杨婷婷，车磊．UV－IR 光谱指纹定量法鉴定六味地黄丸质量［J］．中南药学，2010，8（10）：766－768.

[6] 陈斌，李军会，臧鹏，等．六味地黄丸指纹图谱的近红外光谱分析方法的建立［J］．光谱学与光谱分析，2010，30（8）：2124－2128.

[7] 付友珍．六味地黄丸质量分析指纹图谱研究［D］．武汉：中南民族大学，2009：10.

[8] 张辉．六味地黄咀嚼片工艺研究［D］．北京：北京中医药大学，2006：41－51.

[9] 韩燕全，洪燕，黄正明，等．六味地黄口服液的质量标准提高研究［J］．中国实验方剂学杂志，15（11）：9－11.

[10] 石伟，李家春，杨素德，等．六味地黄软胶囊 HPLC 指纹图谱研究[J]．中国中药杂志，2014，39（23）：2625—2627.

四、冠心苏合丸

【标准来源】《中国药典》一部。

【基本药物】本品是国家基本药物品种。

【处方组成】苏合香 50g，冰片 105g，乳香（制）105g，檀香 210g，土木香 210g。

【历史沿革】处方来源于宋代《太平惠民和剂局方》，后经演化为冠心苏合丸。

【制备工艺】以上五味，除苏合香、冰片外，将乳香等三味粉碎成细粉，过筛。冰片研细，与上述粉末配研，过筛，混匀；另取炼蜜适量，微温后加入苏合香，搅匀，再与上述粉末混匀，制成 1000 丸；或冰片研细，与乳香等三味的部分细粉混匀，制成丸心，剩余的细粉用苏合香和适量的炼蜜泛在丸心外层，制成 1000 丸。

【质量标准要点】

（1）性状　本品为深棕色至棕褐色的大蜜丸，气芳香，味苦、凉。

（2）显微鉴别　草酸钙方晶（檀香）。

（3）薄层鉴别　苏合香对照药材。

（4）检查　应符合丸剂项（《中国药典》通则 0108）下有关的各项规定。

（5）含量测定　①本品每丸含冰片（$C_{10}H_{18}O$）应为 80.0～

120.0mg；②本品每丸含土木香以土木香内酯（$C_{15}H_{20}O_2$）计，不得少于0.90mg。

【规格】每100丸重20g（小蜜丸）；每丸重9g（大蜜丸）。

【功能与主治】理气，宽胸，止痛。用于寒凝气滞、心脉不通所致的胸痹，症见胸闷、心前区疼痛；冠心病心绞痛见上述证候者。

【用法与用量】嚼碎服。一次1丸，一日1～3次；或遵医嘱。

【现代研究】

1. 工艺研究

冠心苏合丸标准为大蜜丸剂型，每丸重9g，为了便于患者服用，某些公司同时生产有本品的小蜜丸规格，即每100丸重20g。

2. 质量标准研究

王睿等建立了用HPLC法测定冠心苏合丸和冠心苏合胶囊中桂皮酸的含量的方法，3批冠心苏合丸和3批冠心苏合胶囊样品中桂皮酸的含量分别为0.159～0.170mg/g、0.236～0.357mg/g。蒋晔等建立了RP－HPLC测定两种冠心苏合丸中桂皮酸和马兜铃酸A的含量的方法，3批含青木香和含土木香冠心苏合丸样品的桂皮酸含量为0.135～0.151mg/g、0.121～0.133mg/g，3批含青木香冠心苏合丸样品的马兜铃酸A含量为0.106～0.115mg/g，含土木香冠心苏合丸样品的马兜铃酸A含量未检出。王维等建立冠心苏合丸中马兜铃酸A的含量测定方法，6批样品中兜铃酸A的含量为每丸47.6～64.0μg。王真等建立冠心苏合丸指纹图谱质量控制方法，对10批冠心苏合丸样品进行检测的基础上建立了有14个共有峰的GC色谱图，并进行了共有峰的归属研究，各色谱峰分离度较好，符合指纹图谱技术规范。李莉等对冠心苏合丸进行了PH依赖型梯度释药微丸的制备工艺的研究，经实验，对青木香、檀香、乳香的处理采用混合提取的方法药效最高。江叔奇等研究了冠心苏合丸物质组释放动力学特征，不同厂家的冠心苏合丸物质组释放动力学特征存在显著性差异，同一厂家不同批号间的冠心苏合丸物质组释放动力学特征无显著性差异。赵伟等对冠心苏合丸粉碎工艺进行了研究，对40批利用改进后的粉碎工艺粉出的药粉出粉率进行统计，乳香的出粉率在最佳工艺条件下由90%提高到96%，按年生产冠心苏合丸40批计算，共增收12万余元，节支2.9万余元。张宇等建立冠心苏合丸数字化定量指纹图谱，从数字化和整体角度对冠心苏合丸进行质量控制。汤玮珉进行了冠心苏合丸含量测定方法的研究，8批样品中每丸的冰片含量为89.6～111.4mg。冯丽等建立了一种全面控制冠心苏合丸药品质量的方法，4批样品中，每丸的土木香内酯含量分别为0.96mg、1.02mg、0.98mg、1.10mg。回瑞华等建立了冠心苏合丸中挥发性组分的分析及主成分冰片的测定方法，测得两种冠心苏合丸中的挥发性组分含量分别为14%和9.8%，4个批号样品测得每丸样品中冰片质量分别为90.5mg、92.1mg、13.6mg、12.7mg。付磊等建立了火焰原子吸收法测定冠心苏合丸中微量元素含量的方法，测得9种元素的含量分别为钠18.68μg/mL、钾99.36μg/mL、锰0.61μg/mL、铜0.26μg/mL、铬0.25μg/mL、铁21.60μg/mL、镁35.88μg/mL、锌0.96μg/mL、钙121.14μg/mL。何华等建立了测定冠心苏合丸中有效成分含量的方法，4批样品冠心苏合丸中，每丸的冰片和苯甲酸苄酯平均含量分别为0.1037g和9.834mg。杜兆香建立了气相色谱法测定冠心苏合丸中土木香内酯含量的方法，6份样品中，土木香内酯含量分别为6.26mg/g、6.32mg/g、6.01mg/g、5.87mg/g、4.90mg/g及5.15mg/g，平均5.75mg/g。

参考文献

[1] 王睿，陈晓辉，于治国，等.HPLC法测定冠心苏合丸和冠心苏合胶囊中桂皮酸的含量[J].中草药，2005，36(3)：384—385.

[2] 蒋晔，胡丽英，郝福.RP—HPLC测定两种冠心苏合丸中桂皮酸和马兜铃A的含量[J].中成药，2007，29(4)：599—601.

[3] 王维，胡晓炜.反相高效液相色谱法测定冠心苏合丸中马兜铃酸A的含量[J].中国现代应用药学杂志，2005，22(4)：309—311.

[4] 王真，周洪雷.冠心苏合丸GC指纹图谱的研究[J].中药新药与临床药理，2011，22(1)：79—81.

[5] 李莉，李鑫，邱文强.冠心苏合丸PH依赖型梯度释药微丸的制备工艺[J].黑龙江医药，2003，16(3)：208—209.

[6] 江叔奇，葛卫红，吴君金，等.冠心苏合丸的物质组释放动力学研究[J].中成药，2011，33(5)：809—813.

[7] 赵伟，丛培臣，么淑芬.冠心苏合丸粉碎工艺的研究[J].中草药，2003，34(2)：138—239.

[8] 张宇，孙国祥，焦宝明，等.冠心苏合丸高效液相色谱数字化定量指纹图谱研究[J].中南药学，2013，11(1)：40—44.

[9] 汤玮珉.冠心苏合丸含量测定方法的研究[J].中草药，2001，32(7)：610—611.

[10] 冯丽，刘永利，袁浩，等．冠心苏合丸特征图谱研究［J］．中国现代应用药学，2012，29（4）：319－322.

[11] 回瑞华，侯冬岩，李铁纯，等．冠心苏合丸中挥发性组分的分析及主成分冰片的测定［J］．分析测试学报，2004，23（9）：114－116.

[12] 付磊，牛晓宇．火焰原子吸收法测定冠心苏合丸中微量元素的含量［J］．湖北预防医学杂志，2002，13（6）：16－17.

[13] 何华，邱宁婴，王敏，等．毛细管气相色谱法测定冠心苏合丸中有效成分的含量［J］．药学进展，2002，26（5）：290－291.

[14] 杜兆香．气相色谱法测定冠心苏合丸中土木香内酯含量［J］．山东医药，2006，46（26）：80－81.

五、小金丸

【标准来源】《中国药典》一部。

【基本药物】本品是国家基本药物品种。

【处方组成】人工麝香 30g，制草乌 150g，乳香（制）75g，五灵脂（醋炒）150g，地龙 150g，木鳖子（去壳去油）150g，枫香脂 150g，没药（制）75g，酒当归 75g，香墨 12g。

【历史沿革】原名“小金丹”，处方来源于《外科证治全生集》卷四，后衍生为“小金丸”，为治疗痈疡经典名方，临床上治疗乳腺增生首选中成药。

【制备工艺】上十味，除人工麝香外，其余木鳖子等九味粉碎成细粉。将人工麝香研细，与上述粉末配研，过筛。每100g 粉末加淀粉 25g，混匀，另用淀粉 5g 制稀糊，泛丸，低温干燥，即得。

【质量标准要点】

（1）性状　本品为黑褐色的糊丸；气香，味微苦。

（2）显微鉴别　石细胞（制草乌）、糊粉粒（木鳖子）、纺锤形薄壁细胞（当归）、肌纤维（地龙）。

（3）薄层鉴别　当归对照药材。

（4）检查　①乌头碱限量；②其他符合丸剂项（《中国药典》通则0108）下有关的各项规定。

【规格】每100丸重3g；每100丸重6g；每10丸重6g。

【功能与主治】散结消肿，化瘀止痛。用于痰气凝滞所致的瘰疬、瘿瘤、乳岩、乳癖，症见肌肤或肌肤下肿块一处或数处，推之能动，或骨及骨关节肿大、皮色不变、肿硬作痛。

【用法与用量】打碎后口服。一次1.2～3g，一日2次；小儿酌减。

【现代研究】

1. 工艺研究

小金丸标准为糊丸剂型，规格分为3个类别：每100丸重3g，每100丸重6g，每10丸重6g。

2. 质量标准研究

陈仁兴等建立了测定小金丸中阿魏酸含量测定的RP－HPLC方法，3批样品中阿魏酸的含量分别为0.02699mg/g、0.02369mg/g、0.02512mg/g。平欲晖等建立了测定小金丸中乌头碱的含量测定方法，3批样品中乌头碱质量分数分别为0.032％、0.030％、0.036％。平欲晖等建立了测定小金丸中麝香酮含量测定的气相色谱法，3批样品中麝香酮含量分别为1.07mg/g、1.20mg/g、1.33mg/g。

参考文献

[1] 陈仁兴，汪红霞．RP－HPLC 法测定小金丸中阿魏酸的含量［J］．中国医药指南·实验研究，2013，11（17）：501－502.

[2] 平欲晖，宗星星，关志宇，等．HPLC 测定小金丸中乌头碱的含量［J］．中国实验方剂学杂志，2013，19（9）：80－81.

[3] 平欲晖，宗星星，关志宇，等．气相色谱法测定小金丸中麝香酮的含量研究［J］．江西师范大学学报（自然科学版），2011，35（3）：263－265.

六、金匮肾气丸

【标准来源】《中华人民共和国卫生部药品标准·中药成方制剂》第二十册。

【基本药物】本品是国家基本药物品种。

【处方组成】地黄 108g，山药 27g，山茱萸肉 27g，泽泻 27g，茯苓 78g，牡丹皮 27g，桂枝 27g，附子（炙）4.5g，牛膝（去头）27g，车前子（盐炙）27g。

【历史沿革】金匮肾气丸又名八味地黄丸、桂附地黄丸，是中医方剂中的经典名方。最早见于东汉末年张仲景所著的《金匮要略》一书，是温补肾阳的代表方，也是最早的补肾方剂，补肾诸方之祖。而且，时至今日仍被广泛应用。

【制备工艺】以上十味，粉碎成细粉，过筛，混匀。每 100g 粉末加炼蜜 35～50g 与适量的水丸，干燥，制成水蜜丸；或加炼蜜 110～130g 制成大蜜丸。

【质量标准要点】

（1）性状　本品为黑褐色的水蜜丸或大蜜丸；味酸、微甘、苦。

（2）鉴别　取本品10g，研细，加乙醚15mL，浸泡12小时，滤过，滤液静置待乙醚挥发，残渣加丙酮1mL使溶解，作为供试品溶液。另取丹皮酚对照品，加丙酮，制成每1mL含1mg的溶液，作为对照品溶液。照薄层色谱法（2015年版《中国药典》四部通则0502）试验，吸取上述两种溶液各10μL，分别点于同一硅胶G薄层板上，以环己烷－醋酸乙酯（3∶1）为展开剂，展开，取出，晾干，喷以盐酸酸性5%的三氯化铁乙醇溶液，在105℃烘至斑点显色清晰。供试品色谱中，在与对照品色谱相应的位置上，显相同的蓝褐色斑点。

（3）检查　应符合丸剂项（《中国药典》通则0108）下有关的各项规定。

注：金匮肾气丸的质量控制标准在国家药品监督管理局2012年的标准颁布件中有所更新，执行新的标准标号是WS3－B－3892－98－2011。

【规格】大蜜丸每丸重6g。

【功能主治】功效温补肾阳，主治肾阳不足。症状：腰酸脚软，肢体畏寒，下半身常有冷感，小便不利，舌质淡而胖，苔薄白不燥，尺脉沉细。

【用法与用量】水蜜丸一次4～5g（20～25粒），大蜜丸一次1丸，一日2次。或根据原方用量比例酌情增减，水煎服。现代更有片剂、口服液等剂型可供选用。

【现代研究】

1. 工艺研究

金匮肾气丸的标准剂型为蜜丸，大蜜丸每丸重 6g，水蜜丸每丸重 5g。

2. 质量标准研究

李文兰等应用高相液相色谱—电喷雾离子阱质谱法鉴定金匮肾气丸总苷的化学成分，对比体内样品色谱图各色谱峰，根据负离子模式下的分子离子峰获得化合物分子量信息，金匮肾气丸总苷含 19 种化学成分：没食子酰—3—O—芹糖基(1—6)葡糖苷、羟基芍药苷、莫诺苷、马钱苷、獐芽菜苷、地黄苷 A 或 B、1,2,3—三—O—没食子酰葡萄糖、芍药苷、山茱萸新苷Ⅱ、6'—（3,4,5—三羟基苯甲酰）芍药苷、1,2,3,6—四—O—没食子酰葡萄糖、山茱萸新苷Ⅰ、五没食子酰葡萄糖、苯甲酰羟基芍药苷、丹皮酚原苷、苯甲酰芍药苷、4'—羟基，5'—（3,4,5—三羟基苯甲酰）芍药苷和两个未知化合物成分。李文兰等在建立金匮肾气丸指纹图谱的基础上，采用紫外光谱—质谱/质谱联用的方法鉴别了主要指纹峰的化学结构。根据标准品的保留时间和紫外光谱图，鉴别出马钱苷、桂皮醛、丹皮酚三个指纹峰的化学成分。根据紫外光谱—质谱/质谱多维联用技术获得多个指纹峰的分子量及结构信息，进一步推测出马钱苷、芍药苷、大豆脑苷等 10 个指纹峰的可能化学成分。丁振铎等人为了优选金匮肾气丸中多糖类有效成分的提取工艺，以粗多糖的含量为指标，按均匀设计表 U9（94）设计实验，分别考察液固比、提取时间、提取次数和醇浓度 4 个因素，并用紫外分光光度法测定粗多糖含量。通过 DPS 软件分析，得出多糖类有效成分的最佳提取工艺为用7倍量水提取3次，每次105分钟，醇浓度为78%，在此工艺提取的粗多糖含量为41.5mg/g。季玉斌等人为了优选金匮肾气丸中苷类成分的提取工艺，采用HPLC法测定马钱苷、芍药苷的量，紫外分光法测定总苷和总皂苷的量。以浸膏率、马钱苷、芍药苷和总皂苷的量为指标，按U9（95）均匀设计试验，通过PDS（应用平台解决方案）软件分析，得出苷类成分的最佳提取工艺为用14倍量58%乙醇溶液煎煮3次，每次3小时，在此工艺提取的马钱苷和芍药苷的量分别为2.4770mg/g、0.7684mg/g，以马钱苷计总苷的量为34.1782mg/g，以人参皂苷Re计总皂苷的量为4.9108mg/g。

参考文献

[1] 耿俊英，任天驰．金匮肾气丸［J］．经典名方．2005，12（19）：13－15.

[2] 李文兰，胡杨，季玉斌，等．金匮肾气丸总苷化学成分及代谢产物［J］．分析化学研究报告．2010，38（12）：1765－1770.

[3] 李文兰，孙志，程斌，等．金匮肾气丸的紫外光谱－质谱/质谱研究［J］．光谱学与光谱分析．2010，28（8）：1914－1918.

[4] 丁振铎，桑咏梅．均匀设计法优选金匮肾气丸中多糖类有效成分的提取工艺研究［J］．化学与黏合．2008，30（6）：68－70.

[5] 季玉斌，徐栋．均匀设计法优选金匮肾气丸中苷类成分的提取工艺［J］．中草药．2008，（2）：199－201.

七、九制大黄丸

【标准来源】《中国药典》一部。

【基本药物】本品是国家基本药物品种。

【处方组成】大黄500g。

【历史沿革】宋代《圣济总录》："饭上炊三遍，九蒸九暴。"宋代《博济方》："醋浸两宿，以竹刀子细切，于甑上蒸九度，研为糊。"明代《鲁府禁方》："用酒拌九蒸九晒为末。"明代《寿世保元》："酒蒸九次，极黑。"《中国医学大辞典》《中国医学大辞典》及《中华医学大辞典》（上卷）"九制大黄丸"："酒浸一日，九蒸九晒，研为细末，黄酒泛丸。"《中国基本中成药》（一部）亦名"九制清宁丸"，《中药成方制剂》（第2册）名九制大黄丸（水丸）。

【制备工艺】取1000g大黄酌予碎断，加入250g黄酒与适量水，加盖密闭，高压或隔水加热至黄酒基本蒸尽，取出，干燥，粉碎成细粉，过筛，混匀，用水泛丸，干燥即得。

【质量标准要点】

（1）性状　本品为棕褐色至黑褐色的水丸；味微苦。

（2）鉴别　取本品，研细，取0.5g，加甲醇20mL，超声处理20分钟，滤过，滤液蒸干，残渣加水10mL使溶解，再加盐酸1mL，加热回流30分钟，放冷，用乙醚振摇提取2次，每次20mL，合并乙醚液，挥干，残渣加三氯甲烷1mL使溶解，作为供试品溶液。另取大黄对照药材0.5g，加甲醇10mL，超声处理20分钟，滤过，滤液蒸干，残渣加水10mL使溶解，再加盐酸1mL，加热回流30分钟，放冷，用乙醚振摇提取2次，每次10mL，同法制成对照药材溶液。照薄层色谱法（通则0502）试验，吸取上述两种溶液各5μL，分别点于同一硅胶G薄层板上，以石油醚（30～60℃）一甲酸乙酯一甲酸（15∶5∶1）的上层溶液为展开剂，展开，取出，晾干，置紫外光灯（365nm）下检视。供试品色谱中，在与对照药材色谱相应的位置上，显相同颜色的荧光斑点。

（3）检查　应符合丸剂项（《中国药典》通则0108）下有关的各项规定。

（4）含量测定　照高效液相色谱法测定。

色谱条件与系统适用性试验：以十八烷基硅烷键合硅胶为填充剂。以甲醇一0.1%磷酸溶液（85∶15）为流动相，检测波长为254nm。理论板数按大黄素峰计算应不低于3000。

对照品溶液的制备：分别取芦荟大黄素对照品、大黄酸对照品、大黄素对照品、大黄酚对照品、大黄素甲醚对照品适量精密称定，加甲醇制成每1mL含芦荟大黄素、大黄酸、大黄素各20μg，大黄酚40μg，大黄素甲醚10μg的混合溶液。

供试品溶液的制备：取本品适量，研细，取约0.3g，精密称定。置具塞锥形瓶中，精密加入甲醇25mL，称定重量，加热回流1小时，放冷，再称定重量，用甲醇补足减失的重量，摇匀，滤过。精密量取续滤液5mL，蒸干，加盐酸溶液（22→100）10mL，超声处理5分钟，再加三氯甲烷10mL，加热回流1小时，放冷。置分液漏斗中，用少量三氯甲烷洗涤容器，并入分液漏斗中，分取三氯甲烷层，酸液再用三氯甲烷提取3次，每次10mL，合并三氯甲烷液，蒸干，残渣加甲醇使溶解，转移至10mL量瓶中，加甲醇至刻度，摇匀，滤过。取续滤液，即得。

测定法：分别精密吸取对照品溶液与供试品溶液各 10μL，注入液相色谱仪测定。

本品每 1g 含大黄以芦荟大黄素（$C_{15}H_{10}O_5$）、大黄酸（$C_{15}H_5O_6$）、大黄素（$C_{15}H_{10}O_5$）、大黄酚（$C_{15}H_{10}O_4$）和大黄素甲醚（$C_{16}H_{12}O_5$）的总量计，不得少于 12.0mg。

【规格】每袋装 6g。

【功能主治】泻下导滞。用于胃肠积滞所致的便秘、湿热下痢、口渴不休、停食停水、胸热心烦、小便赤黄。

【用法与用量】口服。一次 6g，一日 1 次。

【现代研究】

质量标准研究

李莉等人建立同时测定九制大黄丸中芦荟大黄素、大黄酸、大黄素、大黄酚、大黄素甲醚含量的高效液相色谱（HPLC）法。色谱柱为 C_{18} 柱（250mm×4.6mm，5μm），流动相为甲醇－0.1%磷酸溶液（77∶23），流速 1.0mL/min，检测波长 254nm，柱温 40℃，进样量 20μL。结果芦荟大黄素、大黄酸、大黄素、大黄酚和大黄素甲醚的进样质量浓度线性范围分别为 4.6～92μg/mL、3.8～76μg/mL、4.0～800μg/mL、5.0～100μg/mL 和 17.6～352μg/mL，平均回收率分别为 99.38%、99.04%、99.72%、99.59% 和 99.52%，RSD 分别为 0.80%、1.02%、0.50%、0.54%、0.92%。该方法专属性强，分离效果好。

参考文献

[1] 禹玉洪．九制大黄探源 [J]．时珍国药研究，1998，9 (3)：260.

[2] 王晓玲．九制大黄丸的质量鉴别方法研究 [J]．河南中医学院学报，2004，19 (4)：27.

[3] 李莉，宋俊骊，王志梅，等．高效液相色谱法同时测定九制大黄丸中 5 组分含量 [J]．中国药业，2015，24 (5)：34－36.

八、二陈丸

【标准来源】《中国药典》一部。

【基本药物】本品是国家基本药物品种。

【处方组成】陈皮 250g，茯苓 150g，半夏（制）250g，甘草 95g。

【历史沿革】处方来源于《太平惠民和剂局方》“二陈汤”，后衍生成为“二陈丸”。本方是治疗湿痰的要方。

【制备工艺】以上四味，粉碎成细粉，过筛，混匀。另取生姜 50g，捣碎，加水适量，压榨取汁，与上述粉末泛丸，干燥即得。

【质量标准要点】

(1) 性状　本品为灰棕色至黄棕色的水丸，气微香，味甘、微辛。

(2) 显微鉴别　取本品置显微镜下观察可见，不规则分枝状团块无色，遇水合氯醛试液溶化；菌丝无色或淡棕色，直径 4～6μm（茯苓）。草酸钙针晶成束，长 32～144μm，存在于黏液细胞中或散在（半夏）。草酸钙方晶成片存在于薄壁组织中（陈皮）。纤维束周围薄壁细胞含草酸钙方晶，形成晶纤维（甘草）。

（3）薄层鉴别　取本品5g，加甲醇30mL，置水浴中加热回流30分钟，滤过，滤液浓缩至约5mL，作为供试品溶液。另取橙皮苷对照品，加甲醇制成饱和溶液，作为对照品溶液。照薄层色谱法（通则0502）试验，吸取上述两种溶液各2μL，分别点于同一块用0.5%氢氧化钠溶液制备的硅胶G薄层板上，以乙酸乙酯－甲醇－水（100∶17∶13）为展开剂，展开，展距约3cm，取出，晾干；再以甲苯－乙酸乙酯－甲酸－水（20∶10∶1∶1）的上层溶液为展开剂，展开，展距约8cm，取出，晾干，喷以三氯化铝试液，置紫外光灯（365nm）下检视。供试品色谱中，在与对照品色谱相应的位置上，显相同颜色的荧光斑点。

取本品10g，研细，加乙醚40mL，加热回流1小时，滤过，药渣加甲醇50mL，加热回流1小时，滤过，滤液蒸干，残渣加水40mL使溶解，用正丁醇振摇提取3次，每次20mL，合并正丁醇液，用水洗涤3次，每次20mL，正丁醇液蒸干，残渣加甲醇5mL使溶解，作为供试品溶液。另取甘草对照药材1g，同法制成对照药材溶液。再取甘草酸铵对照品，加甲醇制成每1mL含2mg的溶液，作为对照品溶液。照薄层色谱法试验，吸取上述三种溶液各5μL，分别点于同一块用100%氢氧化钠溶液制备的硅胶G薄层板上，以乙酸乙酯－甲酸－冰醋酸－水（15∶1∶1∶2）为展开剂，展开，取出，晾干，喷以10%硫酸乙醇溶液，在105℃加热至斑点显色清晰，置紫外光灯（365nm）下检视。供试品色谱中，在与对照药材色谱和对照品色谱相应的位置上，显相同颜色的荧光斑点。

（4）检查　应符合丸剂项（《中国药典》通则0108）下有关的各项规定。

（5）含量测定　照高效液相色谱法（《中国药典》通则0512）测定。

色谱条件与系统适用性试验：以十八烷基硅烷键合硅胶为填充剂，以甲醇－醋酸－水（42∶4∶54）为流动相，柱温为40℃，检测波长为283nm。理论板数按橙皮苷峰计算应不低于2000。

对照品溶液的制备：精密称取橙皮苷对照品约10mg，置于50mL量瓶中，用甲醇溶解并稀释至刻度，摇匀，精密量取2mL，置于10mL量瓶中，用流动相稀释至刻度，摇匀即得。每1mL含橙皮苷40μg。

供试品溶液的制备：取本品适量，研细，取约1g，精密称定，置于索氏提取器中，加石油醚（60～90℃）适量，加热回流2～3小时，弃去石油醚液，药渣挥干，加甲醇适量，再加热回流至提取液无色（6～8小时），放冷，提取液转移至100mL量瓶中，用少量甲醇分次洗涤容器，洗涤液并入同一量瓶中，加甲醇至刻度，摇匀，精密量取3mL，置于10mL量瓶中，加流动相至刻度，摇匀即得。

测定法：分别精密吸取对照品溶液与供试品溶液各10μL，注入液相色谱仪，测定。

本品每1g含陈皮以橙皮苷（$C_{28}H_{31}O_{15}$）计，不得少于10.0mg。

【规格】每袋装 6g，12 袋。

【功能主治】燥湿化痰，理气和胃。用于痰湿停滞导致的咳嗽痰多，胸脘胀闷，恶心呕吐。

【用法与用量】口服。一次 9～15g，一日 2 次。

【现代研究】

质量标准研究

胡蓓莉等建立了更加快捷灵敏的气相色谱法对二陈丸（陈皮、半夏、茯苓、甘草）中的柠檬烯进行含量测定，以控制二陈丸的质量。采用 HP6890 全自动气相色谱仪对二陈丸中的柠檬烯的含量进行测定。

王宏磊等采用薄层扫描法测定了二陈丸中 ß－谷甾醇的含量。样品经提取点于硅胶 GF254 薄层板上，以 V（甲苯）：V（乙酸乙酯）＝4：1 为展开剂，用质量分数为 5％的硫酸乙醇溶液显色，85℃烘干定位，检测波长 501nm。该方法适用于二陈丸质量控制。

参考文献

[1] 胡蓓莉，张艺，李琴韵，等. GC 测定二陈丸中柠檬烯的含量［J］. 中成药，2004，26（6）：460－462.

[2] 王宏磊，郭书好，徐石海，等. TLCS 法测定二陈丸中的 ß－谷甾醇［J］. 暨南大学学报（自然科学版），2004，25（1）：79－82.

九、人参养荣丸

【标准来源】《中国药典》一部。

【基本药物】本品是国家基本药物品种。

【处方组成】人参100g，茯苓75g，当归100g，白芍（麸炒）100g，陈皮100g，肉桂100g，土白术100g，炙甘草100g，熟地黄75g，炙黄芪100g，制远志50g，五味子（酒蒸）75g。

【历史沿革】人参养荣丸源于《太平惠民和剂局方》。

【制备工艺】以上十二味，粉碎成细粉，过筛，混匀。另取生姜50g，大枣100g，分次加水煎煮至味尽，滤过，滤液浓缩至相对密度为1.25（80℃）的清膏。每100g粉末加炼蜜35～50g与生姜大枣液，泛丸，干燥，制成水蜜丸；或加炼蜜90～100g与生姜大枣液拌匀，制成大蜜丸。

【质量标准要点】

（1）性状　本品为棕褐色的水蜜丸或大蜜丸，味甘，微辛。

（2）显微鉴别　取本品置显微镜下观察可见，不规则分枝状团块无色，遇水合氯醛试液溶化；菌丝无色或淡棕色（茯苓）。草酸钙簇晶直径20～68μm，棱角锐尖（人参）。石细胞类圆形或长方形，直径32～88μm，壁一面菲薄（肉桂）。纤维成束或散离，壁厚，表面有纵裂纹，两端断裂成帚状或较平截（炙黄芪）。纤维束周围薄壁细胞含草酸钙方晶，形成晶纤维（炙甘草）。种皮石细胞呈淡黄色或淡黄棕色，表面观呈多角形，壁较厚，孔沟细密，胞腔含深棕色物（五味子）。草酸钙簇晶直径18～32μm，存在于薄壁细胞中，常排列成行，或一个细胞中含有数个簇晶（白芍）。薄壁细胞棕黄色至黑棕色，细胞多皱缩，内含棕色核状物（熟地黄）。草酸钙针晶细小，长 10～32μm，不规则地充塞于薄壁细胞中（土白术）。薄壁细胞纺锤形，壁略厚，有极微细的斜向交错纹理（当归）。草酸钙方晶成片存在于薄壁组织中（陈皮）。木栓细胞表面观呈多角形，类方形或类长方形，垂周壁较薄，有纹孔，呈断续状（制远志）。

（3）薄层鉴别　取本品 18g，剪碎，加硅藻土 10g，研匀，用 7%硫酸溶液充分研磨提取 3 次（100mL、50mL、50mL），离心，取酸水液，加热回流 1 小时，放冷，用石油醚（30～60℃）振摇提取 3 次，每次 50mL，合并石油醚液，挥干，残渣加无水乙醇 0.5mL 使溶解，作为供试品溶液。另取人参二醇对照品、人参三醇对照品，分别加无水乙醇制成每 1mL 含 1mg 的溶液，作为对照品溶液。照薄层色谱法试验，吸取供试品溶液 10μL，对照品溶液各 5μL，分别点于同一硅胶 G 薄层板上，以乙醚一三氯甲烷（1∶1）为展开剂，展开，取出，晾干，喷以 10%硫酸乙醇溶液，在 105℃加热至斑点显色清晰，置紫外光灯（365nm）下检视。供试品色谱中，在与对照品色谱相应的位置上，显相同颜色的荧光斑点。

取本品 9g，剪碎，加硅藻土 9g，研匀，置于索氏提取器中，加甲醇适量，加热回流提取至提取液无色，提取液蒸干，残渣加水 30mL 使溶解，用水饱和的正丁醇振摇提取 3 次，每次 20mL，合并正丁醇提取液，用水 20mL 洗涤，弃去水洗液，正丁醇液蒸至约 1mL，加中性氧化铝 2g，水浴拌匀，干燥，加在中性氧化铝柱（200 目，2g，内径为 1～1.5cm）上，用乙酸乙酯一甲醇（1∶1）混合溶液 50mL 洗脱，收集洗脱液，蒸干，残渣加乙醇 1mL 使溶解，上清液作为供试品溶液。另取芍药苷对照品，加乙醇制成每 1mL 含 1mg 的溶液，作为对照品溶液。照薄层色谱法试验，吸取供试品溶液 10μL，对照品溶液 5μL，分别点于同一硅胶 G 薄层板上，以三氯甲烷－乙酸乙酯－甲醇—甲酸（40∶5∶10∶0.2）为展开剂，展开，取出，晾干，喷以 10%硫酸乙醇溶液，在 105℃加热至斑点显色清晰。供试品色谱中，在与对照品色谱相应的位置上，显相同颜色的斑点。

取本品 9g，剪碎，置圆底烧瓶中，加水 200mL，照挥发油测定法试验，自测定器上端加水使之充满刻度部分并溢流入烧瓶时为止，加乙酸乙酯 2mL，加热回流 1 小时，分取乙酸乙酯层，浓缩至约 0.25mL，作为供试品溶液。另取当归对照药材 0.5g，同法制成对照药材溶液。再取桂皮醛对照品，加乙酸乙酯，制成每 1mL 含 1μL 的溶液，作为对照品溶液。照薄层色谱法试验，吸取供试品溶液 2～6μL，对照药材溶液与对照品溶液各 2μL，分别点于同一硅胶 G 薄层板上，以正己烷－乙酸乙酯（9∶1）为展开剂，展开，取出，晾干，置紫外光灯（365nm）下检视。供试品色谱中，在与当归对照药材色谱相应的位置上，显相同颜色的荧光斑点；喷以二硝基苯肼乙醇试液，加热至斑点显色清晰。日光下检视，在与桂皮醛对照品色谱相应的位置上，显相同颜色的斑点。

取本品 9g，剪碎，加硅藻土 4.5g，水 50mL，研匀，离心，弃去上清液，药渣加水 50mL，同上重复处理 2 次后，在 50℃干燥 3 小时，里索氏提取器中，加石油醚（60～90℃）80mL，水浴加热回流 1 小时，弃去石油醚，药渣挥干，加甲醇 80mL，水浴加热回流提取至提取液无色，放冷，滤过，滤液浓缩至约1mL，作为供试品溶液。另取陈皮对照药材0.5g，加甲醇5mL，超声处理5分钟，滤过，滤液作为对照药材溶液。再取橙皮苷对照品，加甲醇制成饱和溶液，作为对照品溶液。照薄层色谱法试验，吸取上述3种溶液各0.5μL，分别点于同一块用0.5%氢氧化钠溶液制备的硅胶G薄层板上，以乙酸乙酯－甲醇－水（100∶17∶13）为展开剂，展至约3cm，取出，晾干，再以甲苯－乙酸乙酯－甲酸－水（20∶10∶1∶1）的上层溶液为展开剂，展开，展距8cm，取出，晾干，喷以三氯化铝试液，置紫外光灯（365nm）下检视。供试品色谱中，在与对照药材色谱和对照品色谱相应的位置上，分别显相同颜色的荧光斑点。

（4）检查　应符合丸剂项（《中国药典》通则0108）下有关的各项规定。

（5）含量测定　照高效液相色谱法（《中国药典》通则0512）测定。

色谱条件与系统适用性试验：以十八烷基硅烷键合硅胶为填充剂，以甲醇－0.11%醋酸溶液（40∶60）为流动相，检测波长为283nm。理论板数按橙皮苷峰计算应不低于2000。

对照品溶液的制备：取橙皮苷对照品适量，精密称定，加甲醇，制成每1mL含30μg的溶液。

供试品溶液的制备：取本品水蜜丸适量，研碎，取约0.8g，精密称定；或取重量差异项下的大蜜丸，剪碎，混匀，取约1g，精密称定，置具塞锥形瓶中，精密加入甲醇50mL，密塞，称定重量，超声处理（功率250W，频率33kHz）1小时，放冷，再称定重量，用甲醇补足减失的重量，摇匀，滤过，取续滤液。

测定法：分别精密吸取对照品溶液 10μL 与供试品溶液 5～10μL，注入液相色谱仪，测定。

本品含陈皮以橙皮苷（$C_{28}H_{34}O_{15}$）计，水蜜丸每 1g 不得少于 2.0mg，大蜜丸每丸不得少于 13mg。

【规格】大蜜丸，每丸重 9g。

【功能主治】温补气血。用于心脾不足，气血两亏，形瘦神疲，食少便溏，病后虚弱。

【用法与用量】口服。水蜜丸一次 6g，大蜜丸一次 1 丸，一日 1～2 次。

【现代研究】

1. 工艺研究

大蜜丸或水蜜丸，每丸重 9g。

2. 质量标准研究

人参养荣丸薄层鉴别分别用于鉴定人参、白芍、当归、陈皮 4 味药材。卢光达在实际工作中发现，人参、陈皮鉴别中多使用离心的方法，而且离心后弃去上清液，药渣重复处理 2 次，50℃干燥，从离心管中取出药渣工作比较麻烦，而且 50℃不易干燥，往往干燥几天甚至一周，且夏季药渣易长菌霉变，这种离心的方法给工作带来不便而且增加了检验周期。人参中含多种皂苷，经水解后得到人参二醇、人参三醇。这样导致苷元较苷类提取后的含量低，效果不及皂苷。

李鑫等建立了同时测定人参养荣丸中芍药苷、阿魏酸、橙皮苷的高效液相色谱法方法。色谱柱为固定相 AgiLent C18 柱（150mm×4.6mm，5μm），流动相为乙腈－0.1%磷酸溶液

(等度洗脱)，流速 1.0mL/min，柱温 30℃，芍药苷、阿魏酸和橙皮苷检测波长为 230nm。进样量芍药苷含量在 0.108～2.160μg（r = 0.9996)，阿魏酸在 0.014 ～ 0.280μg（r = 0.9999)，橙皮苷在 0.349～6.980μg（r=0.9999)，与峰面积呈良好线性关系，加样回收率分别为 98.860%、97.35%和 98.72%，RSD 分别为 0.62%、1.16%和 1.02%（n=6)。该法简便稳定，准确度可靠，可用于人参养荣丸的质量控制。

参考文献

[1] 卢光达，李影．人参养荣丸质量标准商榷［J］．时珍国医国药，2007，18（4)：978.

[2] 李鑫，张秀丽．高效液相色谱法同时测定人参养荣丸中芍药苷，阿魏酸和橙皮苷含量［J］．中国药业，2016，25（17)：68－70.

十、十全大补丸

【标准来源】《中国药典》一部。

【基本药物】本品是国家基本药物品种。

【处方组成】党参 80g，茯苓 80g，当归 120g，酒白芍 80g，炙黄芪 80g，炒白术 80g，炙甘草 40g，川芎 40g，熟地黄 120g，肉桂 20g。

【历史沿革】处方源自《太平惠民和剂局方》。

【制备工艺】以上十味，粉碎成细粉，过筛，混匀。每 100g 粉末用炼蜜 35～50g 加适量的水泛丸，干燥，制成水蜜丸；或加炼蜜 100～120g 制成小蜜丸或大蜜丸。

【质量标准要点】

(1) 性状　本品为棕褐色至黑褐色的水蜜丸，小蜜丸或大蜜丸，气香，味甘而微辛。

(2) 显微鉴别　取本品置显微镜下观察可见，不规则分枝状团块无色，遇水合氯醛试液溶化，菌丝无色或淡棕色，直径4～6μm（茯苓）。联结乳管直径12～15μm，含细小颗粒状物（党参）。薄壁组织灰棕色至黑棕色，细胞多皱缩，内含棕色核状物（熟地黄）。纤维成束或散离，壁厚，表面有纵裂纹，两端断裂成帚状或较平截（炙黄芪）。纤维束周围薄壁细胞含草酸钙方晶，形成晶纤维（炙甘草）。草酸钙针晶细小，长10～32μm。不规则地充塞于薄壁细胞中（炒白术）。草酸钙簇晶直径18～32μm，存在于薄壁细胞中，常排列成行，或一个细胞中含有数个簇晶（酒白芍）。薄壁细胞纺锤形，壁略厚，有极微细的斜向交错纹理（当归）。石细胞类圆形或类长方形，直径32～88μm，壁一面菲薄（肉桂）。螺纹导管直径14～50μm，增厚壁互相连接，似网状螺纹导管（川芎）。

(3) 薄层鉴别　取本品水蜜丸18g，研细，或取小蜜丸，大蜜丸18g。剪碎，加硅藻土10g，研匀，加乙醇80mL，超声处理20分钟，滤过。取滤液40mL（剩余的滤液备用），蒸干，残渣加水20mL使溶解，用水饱和的正丁醇振摇提取3次，每次20mL，合并提取液，用水洗涤3次，每次15mL，弃去水洗液，蒸干正丁醇液，残渣加乙醇2mL使溶解，作为供试品溶液。另取芍药苷对照品，加乙醇溶解，制成每1mL含2mg芍药苷的溶液。作为对照品溶液。照薄层色谱法（通则0502）试验，吸取上述两种溶液各5～10μL，分别点于同一硅胶 G 薄层板上，以三氯甲烷一乙酸乙酯一甲醇一甲酸（40∶5∶10∶0.2）为展开剂，展开，取出，晾干，喷以 5%香草醛硫酸溶液，加热至斑点显色清晰。供试品色谱中，在与对照品色谱相应的位置上，显相同颜色的斑点。取上述备用滤液，作为供试品溶液。另取当归对照药材 1g，加乙醇 10mL，同法制成对照药材溶液，照薄层色谱法（通则 0502）试验，吸取上述两种溶液各 5～10μL，分别点于同一硅胶 G 薄层板上，以正己烷一乙酸乙酯（9∶1）为展开剂，展开。取出，晾干。置紫外光灯（365nm）下检视。供试品色谱中，在与对照药材色谱相应的位置上，显相同颜色的荧光斑点。

取本品水蜜丸 18g，研细；或取小蜜丸或大蜜丸 18g，剪碎，加硅藻土 10g，研匀，加乙醚 80mL，超声处理 15 分钟，弃去乙醚液；残渣挥去乙醚，加甲醇 80mL，超声处理 30 分钟，滤过，滤液蒸干；残渣加水 20mL 使溶解，用水饱和的正丁醇提取 3 次，每次 20mL，合并正丁醇液，用正丁醇饱和的氨试液洗涤 2 次，每次 50mL，再用水 20mL 洗涤，正丁醇液蒸干，残渣加水 25mL 使溶解，通过 D101 型大孔吸附树脂柱（内径 1.5cm，柱高 13cm），先后以水 50mL 和 40%乙醇溶液 40mL 洗脱，弃去洗脱液，再用 70%乙醇溶液 80mL 洗脱，收集洗脱液，蒸干；残渣加甲醇 1mL 使溶解，作为供试品溶液。另取黄芪甲苷对照品，加甲醇制成每 1mL 含 1mg 的溶液，作为对照品溶液。照薄层色谱法试验，吸取上述两种溶液各 3～8μL，分别点于同一硅胶 G 薄层板上，以三氯甲烷一乙酸乙酯一甲醇一水（15∶40∶22∶10）10℃以下放置的下层溶液为展开剂，展开，取出，晾干，喷以 10%硫酸乙醇溶液，在

105℃加热至斑点显色清晰。供试品色谱中，在与对照品色谱相应的位置上，显相同颜色的斑点；置紫外光灯（365nm）下检视，显相同颜色的荧光斑点。

（4）检查　应符合丸剂项（《中国药典》通则0108）下有关的各项规定。

（5）含量测定　照高效液相色谱法（《中国药典》通则0512）测定。

色谱条件与系统适用性试验：以十八烷基硅烷键合硅胶为填充剂；以乙腈一水（17∶83）为流动相，检测波长为230nm。理论板数按芍药苷峰计算应不低于3000。

对照品溶液的制备：取芍药苷对照品适量，精密称定，加稀乙醇制成每1mL含40μg的溶液。

供试品溶液的制备：取本品水蜜丸适量，研细，取约1g，精密称定；或取重量差异项下的小蜜丸或大蜜丸，剪碎，混匀，取约1.2g，精密称定，置具塞锥形瓶中，精密加入稀乙醇25mL，密塞，称定重量，超声处理（功率250W，频率30kHz）1小时，放冷，再称定重量，用稀乙醇补足减失的重量，摇匀，离心，取上清液。

测定法：分别精密吸取对照品溶液与供试品溶液各10μL，注入液相色谱仪，测定。

本品含酒白芍以芍药苷（$C_{23}H_{28}O_{11}$）计，水蜜丸每1g不得少于0.55mg，小蜜丸每1g不得少于0.40mg，大蜜丸每丸不得少于3.6mg。

【规格】小蜜丸每100粒重20g；大蜜丸每丸重9g。

【功能主治】温补气血。用于气血两虚，面色苍白，气短心悸，头晕自汗，体倦乏力，四肢不温，月经量多。

【用法与用量】口服。水蜜丸一次6g，小蜜丸一次9g，大蜜丸一次1丸，一日2～3次。

【现代研究】

质量标准研究

于文成等建立十全大补丸平行四波长高效液相色谱指纹图谱，依据系统指纹定量法结合全息整合法定量鉴定十全大补丸整体质量。采用RP－HPLC法，以5－羟甲基糠醛为参照物峰，在265nm、290nm、326nm和360nm波长下检测，分别确定了51、44、37和17个共有峰，建立了十全大补丸平行四波长高效液相色谱指纹图谱。分别以独立权重法、均值法和投影参数法整合四波长下各样品的定性定量全信息，最终用最简捷准确的均值法评价样品的质量等级。

徐海星等提取十全大补丸中的挥发油，并对其进行β－环糊精（β－CD）包合工艺的研究以增强其稳定性。采用水蒸气蒸馏法提取挥发油，以包合物得率及油利用率为指标，用正交设计法优选包合物的制备工艺，得到显著影响因素为油与β－环糊精的比例。并用红外分光光度（FT－IR）法和X－射线衍射（XRD）法表征所得包合物。该包合工艺中，十全大补丸挥发油与β－CD投料比为1∶8，包合时间1小时，包合温度为40℃。用β－环糊精对挥发油进行包合后，提高了稳定性，增加了溶解度，便于制剂。

胡太德等完善十全大补丸的质量标准，采用TLC法鉴别方中黄芪，用HPLC法测定方中芍药苷的含量。

参考文献

[1] 于文成，董鸿晔，孙国祥．平行四波长高效液相指纹图谱鉴定十全大补丸质量［J］．中南药学，2010，8（12）：924—928.

[2] 徐海星，刘小平，龚云霞．十全大补丸中挥发油的包合工艺研究［J］．中药材，2007，30（7）：861—862.

[3] 胡太德，邓开英，马海英．十全大补丸的质量标准［J］．华西药学杂志，2005，20（4）：341—343.

十一、八珍丸

【标准来源】《中国药典》一部。

【基本药物】本品是国家基本药物品种。

【处方组成】党参 100g，茯苓 100g，当归 150g，川芎 75g，炒白术 100g，甘草 50g，白芍 100g，熟地黄 150g。

【历史沿革】最早记载于华佗《青囊秘传》，之后《圣济总录》卷六十四、《丹溪心法》卷四有收载。本方为四君子汤合四物汤，四君子补气，四物汤补血，两者合用，气血双补，气充血旺，则由气血不足导致的诸证自然痊愈。

【制备工艺】以上八味，粉碎成细粉，过筛，混匀。每 100g 粉末用炼蜜 40～50g 加适量的水泛丸，干燥，制成水蜜丸；或加炼蜜 110～140g 制成大蜜丸。

【质量标准要点】

（1）性状　本品为棕黑色的水蜜丸或黑褐色至黑色的大蜜丸，味甜，微苦。

（2）显微鉴别　取本品置显微镜下观察可见，不规则分枝状团块无色，遇水合氯醛试液溶化；菌丝无色或淡棕色，直径4～6μm（茯苓）。联结乳管直径12～15μm，含细小颗粒状物（党参）。草酸钙针晶细小，长10～32μm，不规则地充塞于薄壁细胞中（炒白术）。草酸钙簇晶直径18～32μm，存在于薄壁细胞中，常排列成行，或一个细胞中含有数个簇晶（白芍）。纤维束周围薄壁细胞含草酸钙方晶，形成晶纤维（甘草）。薄壁细胞纺锤形，壁略厚，有极微细的斜向交错纹理（当归）。薄壁组织灰棕色至黑棕色，细胞多皱缩，内含棕色核状物（熟地黄）。

（3）薄层鉴别　取本品水蜜丸6g，研碎，或取大蜜丸9g，剪碎，加硅藻土4.5g，研匀。加水50mL，研匀，再加水50mL，搅拌约20分钟，抽滤，药渣用水50mL洗涤后，在60℃干燥2小时，置于索氏提取器中，加乙醇70mL，水浴回流提取至提取液无色，放冷，滤过，滤液浓缩至近干，加乙醇1mL使溶解，作为供试品溶液。另取甘草对照药材0.5g，加乙醇30mL，加热回流1小时，滤过，滤液浓缩至约1mL，作为对照药材溶液。再取甘草酸单铵盐对照品，加乙醇制成每1mL含1mg的溶液，作为对照品溶液。照薄层色谱法试验，吸取上述3种溶液各1μL，分别点于同一块用0.8%氢氧化钠溶液制备的硅胶G薄层板上，以乙酸乙酯－甲酸－冰醋酸－水（15∶1∶1∶2）为展开剂，展开，取出，晾干，喷以硫酸乙醇溶液（1→10），105℃加热5～10分钟，置紫外光灯（365nm）下检视。供试品色谱中，在与对照药材色谱相应的位置上，显相同颜色的荧光斑点；在与对照品色谱相应的位置上，显相同的橙黄色荧光斑点。

取本品水蜜丸6g，研碎，或取大蜜丸9g，剪碎，加硅藻土5g，研匀。加乙醇40mL，浸渍1小时，时时振摇，滤过，滤液蒸干，残渣加水20mL使溶解，用水饱和的正丁醇提取3次，每次20mL，合并正丁醇液，用水洗3次，每次10mL，正丁醇液蒸干，残渣加乙醇0.5mL使溶解，作为供试品溶液。另取芍药苷对照品，加乙醇制成每1mL含2mg的溶液，作为对照品溶液。照薄层色谱法试验，吸取上述两种溶液各3μL，分别点于同一硅胶G薄层板上，以三氯甲烷－乙酸乙酯－甲醇－甲酸（40∶5∶10∶0.2）为展开剂，展开，取出，晾干，喷以5%香草醛硫酸溶液，加热至斑点显色清晰。供试品色谱中，在与对照品色谱相应的位置上，显相同颜色的斑点。

（4）检查　应符合丸剂项（《中国药典》通则0108）下有关的各项规定。

（5）含量测定　照高效液相色谱法（《中国药典》通则0512）测定。

色谱条件与系统适用性试验：以十八烷基硅烷键合硅胶为填充剂，以乙腈－水（17∶83）为流动相，检测波长为230nm。理论板数按芍药苷峰计算应不低于2000。

对照品溶液的制备：取芍药苷对照品适量，精密称定，加稀乙醇制成每1mL含40μg的溶液。

供试品溶液的制备：取本品水蜜丸适量，研碎，混匀，取约0.3g，精密称定；或取重量差异项下的大蜜丸，剪碎，混匀，取约0.5g，精密称定，置于具塞锥形瓶中，精密加入稀乙醇20mL，密塞，称定重量，超声处理1小时，放冷，再称定重量，用稀乙醇补足减失的重量，摇匀，离心，取上清液，滤过，取续滤液。

测定法：分别精密吸取对照品溶液与供试品溶液各 10μL，注入液相色谱仪，测定。

本品含白芍以芍药苷（$C_{23}H_{28}O_{11}$）计，水蜜丸每 1g 不得少于 0.64mg，大蜜丸每丸不得少于 3.6mg。

【规格】大蜜丸，每丸重 9g。

【功能主治】补气益血。用于气血两虚，面色萎黄，食欲不振，四肢乏力，月经过多。

【用法与用量】口服。水蜜丸一次 6g，大蜜丸一次 1 丸，一日 2 次。

【现代研究】

质量标准研究

黄卫娟等建立了测定八珍丸（浓缩丸）中芍药苷含量的方法。采用高效液相色谱法，色谱柱为 WondaSiLC_{18}，乙腈流动相为乙腈－1%磷酸（15∶85），流速为 1.0mL/min，检查波长为 230nm，柱温为 30℃。结果：芍药苷检测进样量线性范围为 0.219～1.32μg（r＝0.9999），精密度、稳定性、重复性试验的 RSD＜1%，加样回收率为 95.82%～101.82%（RSD＝2.13%，n＝6）。该方法操作简便，稳定，重复性好。

参考文献

[1] 黄卫娟，何秀云，刘杰，等．HPLC 法测定八珍丸（浓缩丸）中芍药苷的含量［J］．中国药房，2016，27（15）：2126－2127.

十二、大山楂丸

【标准来源】《中国药典》一部。

【基本药物】本品是国家基本药物品种。

【处方组成】山楂 1000g，六神曲（麸炒）150g，炒麦芽 150g。

【历史沿革】大山楂丸最早出自《北京市中药成方选集》1961 年，后《中华人民共和国药典》2000 年版一部有载。

【制备工艺】以上三味，粉碎成细粉，过筛，混匀；另取蔗糖 600g，加水 270mL 与炼蜜 600g，混合，炼至相对密度约为 1.38（70℃）时，滤过，与上述粉末混匀，制成大蜜丸。

【质量标准要点】

（1）性状　本品为棕红色或褐色的大蜜丸，味酸，甜。

（2）显微鉴别　取本品置于显微镜下观察可见，果皮石细胞淡紫红色，红色或黄棕色，类圆形或多角形，直径约 125μm（山楂）。表皮细胞纵列，由 1 个长细胞与 2 个短细胞相间连接，长细胞壁厚，波状弯曲，木化（炒麦芽）。

（3）薄层鉴别　取本品 9g，剪碎，加乙醇 40mL，加热回流 10 分钟，滤过，滤液蒸干，残渣加水 10mL，加热使溶解，用正丁醇 15mL 振摇提取，分取正丁醇液，蒸干，残渣加甲醇 5mL 使溶解，滤过。取滤液 1mL，加少量镁粉与盐酸 2～3 滴，加热 4～5 分钟后，即显橙红色。取上述滤液，作为供试品溶液。另取熊果酸对照品，加甲醇，制成每 1mL 含 1mg 的溶液，作为对照品溶液。照薄层色谱法试验，吸取上述两种溶液各 2μL，分别点于同一硅胶 G 薄层板上，以三氯甲烷－丙酮（9∶1）为展开剂，展开，取出，晾干。喷以 10%硫酸乙醇溶液，105℃加热至斑点显色清晰。供试品色谱中，在与对照品色谱相应的位置上，显相同的紫红色斑点。

（4）检查　应符合丸剂项（《中国药典》通则 0108）下有关的各项规定。

（5）含量测定　取重量差异项下的本品，剪碎，混匀，取约 3g，精密称定，加水 30mL，60℃水浴温热使充分溶散，加硅藻土 2g，搅匀，滤过，残渣用水 30mL 洗涤，100℃烘干，连同滤纸一并置于索氏提取器中，加乙醚适量，加热回流提取 4 小时，提取液回收溶剂至干，残渣用石油醚（30～60℃）浸泡 2 次（每次约 2 分钟），每次 5mL，倾去石油醚液，残渣加无水乙醇－三氯甲烷（3∶2）混合溶液适量，微热使溶解，转移至 5mL 量瓶中，用上述混合溶液稀释至刻度，摇匀，作为供试品溶液。另取熊果酸对照品适量，精密称定，加无水乙醇，制成每 1mL 含 0.5mg 的溶液，作为对照品溶液。照薄层色谱法试验，分别精密吸取供试品溶液 5μL，对照品溶液 4μL 与 8μL，分别交叉点于同一硅胶 G 薄层板上，以环己烷－三氯甲烷－乙酸乙酯－甲酸（20∶5∶8∶0.1）为展开剂，展开，取出，晾干，喷以 10%硫酸乙醇溶液，在 110℃加热至斑点显色清晰，在薄层板上盖同样大小的玻璃板，周围用胶布固定，照薄层色谱法进行扫描。波长：λ_s＝535nm，λ_R＝650nm。测量供试品吸光度积分值与对照品吸光度积分值。计算即得。

本品每丸含山楂以熊果酸（$C_{30}H_{48}O_3$）计，不得少于 7.0mg。

【规格】每丸重9g。

【功能主治】开胃消食。用于食积内停所致的食欲不振，消化不良，脘腹胀闷。

【用法与用量】口服。一次1～2丸，一日2～3次；小儿酌减。

【现代研究】

质量标准研究

邢秀芳等采用HPLC法对金丝桃苷进行测定，准确，简便，可用于大山楂丸的质量控制。色谱条件为Diamond C_{18}色谱柱（250mm×4.6mm，5μm），流动相为水－异丙醇－乙酸（80∶17.3）；流速1mL/min，检测波长260nm，柱温为室温。理论塔板数按金丝桃苷峰计算应不低于5000，分离度为2.5。

罗兰等建立了大山楂丸中总黄酮的含量测定方法。采用分光光度法，以槲皮素为对照品，对其进行络合显色，在510nm波长处测定吸收度，从而测定大山楂丸中总黄酮的含量。黄酮含量线性范围0.020004～0.10002mg/mL（r＝0.9993），平均回收率为96.02%，RSD＝1.22%（n＝5）。该法简便易行，重现性好，结果可靠，可用于大山楂丸的质量控制。

李莹等建立了可见分光光度法测定自制大山楂丸中熊果酸含量的方法。采用可见分光光度法，用5%香草醛－冰醋酸，高氯酸显色，以熊果酸标准品为对照，波长545nm处测定自制大山楂丸中熊果酸的含量。结果：熊果酸在12～60μg/mL具有良好的吸光度与浓度的线性关系（r＝0.9995）；样品平均回收率为98.47%，RSD＝1.57。本法精密度，重现性好，对照品和样品溶液在1小时内稳定。

参考文献

[1] 罗兰，郭丽冰，曾常青．大山楂丸中总黄酮的含量测定［J］．时珍国医国药，2007，18（9）：2207－2208.

[2] 邢秀芳，于宏芬．HPLC法测定大山楂丸中金丝桃苷的含量［J］．中草药，2003，8（34）：712－713.

[3] 李莹，陈新梅．分光光度法测定大山楂丸中熊果酸含量［J］．食品与药品，2013，15（3）：200－201.

十三、大黄清胃丸

【标准来源】《中国药典》一部。

【基本药物】本品是国家基本药物品种。

【处方组成】大黄504g，木通63g，槟榔63g，黄芩96g，胆南星42g，羌活42g，滑石粉168g，白芷42g，炒牵牛子42g，芒硝63g。

【历史沿革】处方来源不详。最早收载于《中国药典》2005年一部。

【制备工艺】以上十味，粉碎成细粉，过筛，混匀。每100g粉末加炼蜜120～150g制成大蜜丸，即得。

【质量标准要点】

（1）性状　本品为黑褐色的大蜜丸，味苦，辛。

（2）鉴别　①取本品置于显微镜下观察可见，草酸钙簇晶大，直径60～140μm（大黄）。韧皮纤维淡黄色，梭形，壁厚，孔沟细（黄芩）。种皮栅状细胞淡棕色或棕色，长48～

80μm（炒牵牛子）。内胚乳细胞碎片无色，壁较厚，有较多大的类圆形纹孔（槟榔）。油管含棕黄色分泌物，直径约 100μm（羌活）。②取本品 3g，加水 50mL，混匀，滤过，滤液备用，滤渣用水反复漂洗至剩下少量白色沉淀，取沉淀物，照滑石项下的鉴别法（《中国药典》一部滑石）试验，显相同的反应。③取②项下的滤液，照钠盐与硫酸盐的鉴别方法（《中国药典》通则 0301）试验，显相同的反应。④取本品 2g，切碎，加甲醇 50mL，超声处理 20 分钟，滤过，取滤液 5mL，蒸干，残渣加水 10mL 使溶解，加盐酸 1mL，水浴加热 30 分钟，立即冷却，用乙醚 20mL 分 2 次提取，合并乙醚液，蒸干，残渣加乙酸乙酯 1mL 使溶解，作为供试品溶液。另取大黄对照药材 0.1g，加甲醇 20mL，同法制成对照药材溶液。照薄层色谱法试验，吸取上述两种溶液各 2μL，分别点于同一块以羧甲基纤维素钠为黏合剂的硅胶 H 薄层板上，以石油醚（30～60℃）－甲酸乙酯－甲酸（15∶5∶1）的上层溶液为展开剂，展开，取出，晾干，置紫外光灯（365nm）下检视。供试品色谱中，在与对照药材色谱相应的位置上，显相同的 5 个橙色荧光斑点；用氨蒸气熏后，在日光下检视，显相同的红色斑点。⑤取本品 30g，切碎，加硅藻土 10g，研匀，加三氯甲烷 50mL 和浓氨试液 1mL，超声处理 30 分钟，滤过，滤液用 2%盐酸溶液 20mL 振摇提取，提取液用浓氨试液调节 pH 值至 8～9，再用三氯甲烷振摇提取 2 次，每次 10mL，合并三氯甲烷液，蒸干。残渣加三氯甲烷 1mL 使溶解，作为供试品溶液。另取槟榔对照药材 1g，加三氯甲烷 30mL 与浓氨试液 0.5mL，同法制成对照药材溶液。照薄层色谱法试验，吸取上述两种溶液各

30μL，分别点于同一硅胶G薄层板上，以三氯甲烷－甲醇（9∶1）为展开剂，展开，取出，晾干，喷以稀碘化铋钾试液。供试品色谱中，在与对照药材色谱相应的位置上，显相同颜色的斑点。

（3）检查　应符合丸剂项（《中国药典》通则0108）下有关的各项规定。

（4）含量测定　照高效液相色谱法（《中国药典》通则0512）测定。

色谱条件与系统适用性试验：以十八烷基硅烷键合硅胶为填充剂，以甲醇－0.1%磷酸（85∶15）为流动相，检测波长为254nm。理论板数按大黄素峰计算应不低于2000。

对照品溶液的制备：取大黄素对照品、大黄酚对照品适量，精密称定，分别加甲醇制成每1mL含大黄素1μg的溶液和每1mL含大黄酚20μg的溶液。

供试品溶液的制备：取重量差异项下的本品，剪碎，混匀，取约5g，精密称定，精密加入等量的硅藻土，研匀，取约2g，精密称定，精密加入甲醇25mL，称定重量，超声处理（功率360W，频率50kHz）10分钟，放冷，称定重量，用甲醇补足减失的重量，摇匀，滤过，取续滤液。

测定法：分别精密吸取对照品溶液与供试品溶液各10μL，注入液相色谱仪，测定。

本品每丸含大黄以大黄素（$C_{15}H_{10}O_5$）和大黄酚（$C_{15}H_{10}O_4$）的总量计，不得少于4.7mg。

【规格】每丸重9g。

【功能主治】清热通便。用于胃火炽盛所致的口燥舌干，头痛目眩，大便燥结。

【用法与用量】口服。一次1丸，一日2次。

【现代研究】

质量标准研究

大黄清胃丸由大黄、黄芩、白芷等10味药组成，用于胃火炽盛，口燥舌干，头痛目眩，大便燥结。原质量标准未建立黄芩的含量测定方法，为增强本药质量的可控性，邓晓宇等测定黄芩中黄芩苷含量，并对测定方法进行了方法学考察。中成药中黄芩苷的测定方法很多，如分光光度法、薄层扫描法、二阶导数光谱法等，高效液相色谱法具有速度快、准确性高，分离效果好等优点，更适合本药中黄芩苷含量测定。

舒翔等建立了马兜铃酸A在大黄清胃丸中的限量检测方法。方法：采用固相萃取法提取马兜铃酸A，以Phenomenex Luna C18柱（4.6mm×260mm，5μm），以乙腈（A）－0.2%碳酸铵溶液（V/V）（稀盐酸调节pH至7.5）（B）为流动相，梯度洗脱0～5分钟（A15%，B85%）和5～15分钟（A15%～35%，B85%～65%），柱温35℃，流速1.0mL/min，检测波长λ＝250nm。结果：在0.008～0.170μg/mL，马兜铃酸A有良好线性关系（r＝0.999 8），马兜铃酸A检测限（S/N＝3）和定量限（S/V＝10）分别为2.1ng/mL和7.0 ng/mL），平均加样回收率为95.8%。结论：本方法灵敏度高，准确，重复性好，可用于大黄清胃丸中马兜铃酸A的限量检测。

参考文献

[1] 邓晓宇，陈晓霞，张元桐．大黄清胃丸质量标准的研究［J］．辽宁中医药大学学报，2009，11（3）：165－166.

[2] 舒翔，陈军，林世和，等．大黄清胃丸中马兜铃酸 A 的限量检测［J］．中国医院药学杂志，2016，36（17）：1512－1515.

十四、乌鸡白凤丸

【标准来源】《中国药典》一部。

【基本药物】本品是国家基本药物品种。

【处方组成】乌鸡（去毛爪肠）640g，醋鳖甲 64g，桑螵蛸 48g，黄芪 32g，白芍 128g，天冬 64g，地黄 256g，川芎 64g，丹参 128g，芡实（炒）64g，鹿角胶 128g，煅牡蛎 48g，人参 128g，当归 144g，醋香附 I28g，甘草 32g，熟地黄 256g，银柴胡 26g，山药 128g，鹿角霜 48g。

【历史沿革】明代《寿世保元》一书中有乌鸡丸记载，处方组成与乌鸡白凤丸相似，到了清代，宫廷御医改为乌鸡白凤丸，用于治疗妇科杂症及虚损劳疾等病。

【制备工艺】以上二十味，熟地黄、地黄、川芎、鹿角霜、银柴胡、芡实、山药、丹参八味粉碎成粗粉，其余乌鸡等十二味，分别酌予碎断，置于罐中，另加黄酒 1500g，加盖封闭，隔水炖至酒尽，取出，与上述粗粉混匀，低温干燥，再粉碎成细粉，过筛，混匀。每 100g 粉末加炼蜜 30～40g 和适量的水制丸，干燥，制成水蜜丸；或加炼蜜 90～120g 制成小蜜丸或大蜜丸。

【质量标准要点】

（1）性状　本品为黑褐色至黑色的水蜜丸，小蜜丸或大蜜丸；味甜，微苦。

（2）鉴别　取本品置于显微镜下观察可见，草酸钙簇晶直径20～68μm，棱角锐尖（人参）。草酸钙簇晶直径18～32μm，存在于薄壁细胞中，常排列成行，或一个细胞中含有数个簇晶（白芍）。草酸钙针晶束存在于黏液细胞中，长80～240μm，针晶直径2～5μm（山药）。薄壁细胞纺锤形，壁略厚，有极微细的斜向交错纹理（当归）。薄壁组织灰棕色至黑棕色，细胞多皱缩，内含棕色核状物（熟地黄）。纤维束周围薄壁细胞含草酸钙方晶，形成晶纤维（甘草）。纤维成束或散离，壁厚，表面有纵裂纹，两端断裂成帚状或较平截（黄芪）。纤维束深红棕色或黄棕色，细长，壁甚厚（醋香附）。石细胞长方形或长条形，直径5～110μm，纹孔极细密（天冬）。木栓细胞黄棕色，壁薄，微波状弯曲，多层重叠（川芎）。不规则碎块淡灰黄色，表面有裂隙或细纹理（醋鳖甲）。不规则块片半透明，边缘折光较强，表面有纤细短纹理和小孔以及细裂隙（鹿角霜）。长条形肌纤维成束，表面有细密的微波状弯曲纹理（乌鸡）。②取本品水蜜丸或小蜜丸各12g，研细，或取大蜜丸18g剪碎，加硅藻土12g，研匀。加乙醚80mL，加热回流1小时，滤过，药渣备用，滤液挥干，残渣加乙醇1mL使溶解，作为供试品溶液。另取当归对照药材、川芎对照药材各0.5g，加乙醚10mL，同法制成对照药材溶液。照薄层色谱法试验，吸取上述三种溶液各5μL，分别点于同一硅胶G薄层板上，以石油醚（60～900℃）为展开剂，展至约8cm，取出，晾干，再以石油醚（60～900℃）一乙醚（10：3）为展开剂，展开，取出，晾干，置紫外光灯（365nm）下检视。供试品色谱中，在与对照药材色谱相应的位置上，分别显相同颜色的荧光斑点。③取②项下的药渣，挥干乙醚，加甲醇80mL，加热回流1小时，滤过，滤液蒸干，残渣加水20mL微热使溶解，用水饱和的正丁醇振摇提取2次，每次25mL，合并正丁醇液，用氨试液洗涤2次，每次25mL，合并氨溶液（备用），正丁醇液回收溶剂至干，残渣用甲醇2mL使溶解，加入中性氧化铝2g，在水浴上拌匀，干燥，加在中性氧化铝柱（100－200目，8g，105℃活化1小时内径15mm）上，以40%甲醇100mL洗脱，收集洗脱液，蒸干，残渣加水5mL使溶解，通过C18固相萃取小柱（500mg，用甲醇10mL预洗，水20mL平衡），依次以水、30%甲醇溶液和甲醇各20mL洗脱，收集30%甲醇洗脱液（备用）、甲醇洗脱液，蒸干，残渣加乙醇1mL使溶解，作为供试品溶液。另取人参对照药材1g，加甲醇30mL，加热回流1小时，滤过，滤液蒸干，残渣加水20mL微热使溶解，自"用水饱和的正丁醇振摇提取2次"起，同法制成对照药材溶液。再取人参皂苷Rg1对照品，加乙醇制成每1mL含1mg的溶液，作为对照品溶液。照薄层色谱法试验，吸取上述三种溶液各5μL，分别点于同一硅胶G薄层板上，以三氯甲烷一甲醇一水（13：7：2）10℃以下放置的下层液为展开剂，展开，取出，晾干，喷以10%硫酸乙醇溶液，加热至斑点显色清晰。供试品色谱中，在与对照药材色谱和对照品色谱相应的位置上，显相同颜色的斑点；紫外光

(365nm) 下检视，显相同颜色的荧光斑点。④取③项下备用的氨溶液，用稀盐酸调节 pH 值至 3～4，用乙酸乙酯振摇提取 2 次，每次 25mL，合并乙酸乙酯液，蒸干，残渣加乙醇 1mL 使溶解，作为供试品溶液。另取甘草对照药材 0.5g，加甲醇 30mL，加热回流 1 小时，滤过，滤液蒸干，残渣加水 20mL 微热使溶解，自“用水饱和的正丁醇振摇提取 2 次”起，同法制成对照药材溶液。照薄层色谱法试验，吸取上述两种溶液各 5μL，分别点于同一硅胶 G 薄层板上，以乙酸乙酯－甲酸－冰醋酸－水（15∶1∶1∶2）为展开剂，展开，取出，晾干，喷以 10% 硫酸乙醇溶液，加热至斑点显色清晰，置紫外光 (365nm) 下检视。供试品色谱中，在与对照药材色谱相应的位置上，显相同颜色的荧光斑点。⑤取本品水蜜丸或小蜜丸各 4g，研细，或取大蜜丸 6g，剪碎，加硅藻土 4g，研匀，加甲醇 40mL，加热回流 1 小时，滤过，滤液蒸干，残渣加水 20mL 微热使溶解，用水饱和的正丁醇振摇提取 2 次，每次 25mL，合并正丁醇液，用水洗涤 2 次，每次 20mL，合并正丁醇液，回收溶剂至干，残渣加乙醇 1mL 使溶解，作为供试品溶液。另取丹酚酸 B 对照品，加乙醇制成每 1mL 含 2mg 的溶液，作为对照品溶液。照薄层色谱法试验，吸取上述两种溶液各 5μL，分别点于同一硅胶 GF254 薄层板上，以甲苯－三氯甲烷－乙酸乙酯－甲醇－甲酸（2∶3∶4∶2∶0.5）为展开剂，展开，取出，晾干，置紫外光灯（254nm）下检视。供试品色谱中，在与对照品色谱相应的位置上，显相同颜色的斑点。

（3）检查　应符合丸剂项（《中国药典》通则 0108）下有关的各项规定。

(4) 含量测定 白芍照高效液相色谱法(《中国药典》通则 0512)测定。

色谱条件与系统适用性试验:以十八烷基硅烷键合硅胶为填充剂,以乙腈-0.1%磷酸溶液(12∶88)为流动相,检测波长为 230nm。理论板数按芍药苷峰计应不低于 2000。

对照品溶液的制备:取芍药苷对照品适量,精密称定,加甲醇制成每 1mL 含 40μg 的溶液。

供试品溶液的制备:取本品水蜜丸或小蜜丸,研细,或取重量差异项下的大蜜丸,剪碎,取约 2g,精密称定,置锥形瓶中,精密加入 60%乙醇 50mL 称定重量,加热回流 1 小时,放冷,再称定重量,加 60%乙醇补足减失的重量,摇匀,滤过,取续滤液。

测定法:分别精密吸取对照品溶液与供试品溶液各 10μL,注入液相色谱仪,测定即得。

本品含白芍以芍药苷($C_{23}H_{28}O_{11}$)计,水蜜丸每 1g 不得少于 0.35mg,小蜜丸每 1g 不得少于 0.22mg,大蜜丸每丸不得少于 2.0mg。

总氮量:取本品水蜜丸或小蜜丸,研细,或取重量差异项下的大蜜丸,剪碎,取约 1g,精密称定,照氮测定法测定即得。

本品含总氮(N)水蜜丸每丸不得少于 16mg,小蜜丸每 1g 不得少于 10mg;大蜜丸每丸不得少于 90mg。

【规格】大蜜丸每丸重 9g。

【功能主治】补气养血,调经止带。用于气血两虚,身体瘦弱,腰膝酸软,月经不调,崩漏带下。

【用法与用量】口服。水蜜丸一次 6g，小蜜丸一次 9g，大蜜丸一次 1 丸，一日 2 次。

【现代研究】

质量标准研究

聂黎行等采用近红外漫反射光谱技术结合化学计量学方法对乌鸡白凤丸半成品进行定性和定量分析。共采集了 95 份同仁乌鸡白凤丸半成品和 19 份阴性（缺味）半成品的近红外漫反射光谱，以 75 份合格半成品的近红外光谱为标准，建立相似度匹配模型，并将其用于计算其余样品的相似度。采用偏最小二乘回归法建立了半成品中芍药苷和水分含量的定量分析模型，对未知样品进行含量预测。结果：相似度匹配模型能体现同仁乌鸡白凤丸半成品的质量特征，并准确反映药味的缺失。

吴忠等采用现代分析方法，从如下几方面研究了乌鸡白凤丸的质量：①乌鸡白凤丸气相色谱指纹特征鉴别；②乌鸡白凤丸微生物学，黄曲霉素检验及有害元素分析；③乌鸡白凤丸化学成分的定量分析；④乌鸡白凤丸质量的模式识别研究。

毛晓敏等采用 HPLC 法同时测定十二乌鸡白凤丸（乌鸡、黄芪、山药、党参等）中有效成分芍药苷、阿魏酸和丹皮酚的含量。方法：采用 C_{18} 反相色谱柱，乙腈－0.1％磷酸水溶液梯度洗脱，检测波长为芍药苷 230nm，阿魏酸 320nm，丹皮酚 274nm。该方法简捷，快速，可靠，可用于检测乌鸡白凤丸质量。

参考文献

[1] 聂黎行，王钢力，李志猛，等．近红外光谱法在乌鸡白凤丸半成品质量控制中的应用 [J]．2009，31（7）：1054－1058.

[2] 吴忠，苏薇薇，叶文坚，等．乌鸡白凤丸质量评价方法研究 [J]．中药材，2004，27（3）：213－214.

[3] 毛晓敏，张小波，陈小清，等．HPLC 同时测定十二乌鸡白凤丸中芍药苷，阿魏酸和丹皮酚含量 [J]．2008，30（5）：678－681.

十五、天王补心丸

【标准来源】《中国药典》一部。

【基本药物】本品是国家基本药物品种。

【处方组成】丹参 25g，当归 50g，石菖蒲 25g，党参 25g，茯苓 25g，五味子 50g，麦冬 50g，天冬 50g，地黄 200g，玄参 25g，制远志 25g，炒酸枣仁 50g，柏子仁 50g，桔梗 25g，甘草 25g，朱砂 10g。

【历史沿革】处方来源于《校注妇人良方》，本方为治疗心肾阴血亏虚所致神志不安的常用方。

【制备工艺】以上十六味，朱砂水飞成极细粉，其余十五味粉碎成细粉，与上述粉末配研，过筛，混匀。每 100g 粉末用炼蜜 20～30g 加适量的水泛丸，干燥，制成水蜜丸；或加炼蜜 50～70g 制成小蜜丸或大蜜丸，即得。

【质量标准要点】

（1）性状　本品为棕黑色的水蜜丸、褐黑色的小蜜丸或大蜜丸，气微香，味甜，微苦。

（2）鉴别 ①取本品置于显微镜下观察可见，不规则分枝状团块无色，遇水合氯醛试液溶化；菌丝无色或淡棕色，直径4～6μm（茯苓）。石细胞斜方形或多角形，一端稍尖，壁较厚，纹孔稀疏（党参）。石细胞黄棕色或无色，类长方形，类圆形或形状不规则，层纹明显，直径约94μm（玄参）。石细胞长方形或长条形，直径50～110μm，纹孔极细密（天冬）。种皮表皮石细胞淡黄色或淡黄棕色，表面观类多角形，壁较厚，孔沟细密，胞腔含暗棕色物（五味子）。草酸钙针晶成束或散在，长24～50μm，直径约3μm（麦冬）。联结乳管直径14～25μm，含淡黄色颗粒状物（桔梗）薄壁组织灰棕色至黑棕色，细胞多皱缩，内含棕色核状物（地黄）纤维束周围薄壁细胞含草酸钙方晶，形成晶纤维（甘草）。内种皮细胞棕黄色。表面观为长方形或类方形，垂周壁连珠状增厚（炒酸枣仁）。不规则细小颗粒暗棕红色，有光泽，边缘暗黑色（朱砂）。②取本品7g，水蜜丸捣碎，小蜜丸或大蜜丸剪碎，平铺于坩埚中，上盖一长柄漏斗，徐徐加热，至粉末微焦时停止加热，放冷；取下漏斗，用水5mL冲洗内壁，洗液置紫外光灯（365nm）下观察，显淡蓝绿色荧光。③取本品4.5g，用水淘洗，得少量朱红色沉淀，取出，用盐酸湿润，在光洁铜片上轻轻摩擦，铜片表面显银白色光泽，加热烘烤后，银白色即消失。④取本品水蜜丸18g，研碎，或取小蜜丸或大蜜丸27g，剪碎，加水100mL，超声处理30分钟，用盐酸调节pH值至2，滤过，滤液用乙醚振摇提取3次，每次60mL，合并乙醚提取液，挥去乙醚，残渣加甲醇1mL使溶解，作为供试品溶液。另取原儿茶酸对照品，加甲醇制成每1mL含1mg的溶液，作为对照品溶液。照薄层色谱法试验，吸取供试品溶液10μL，对照品溶液3μL，分别点于同一硅胶GF_{254}薄层板上，以三氯甲烷一丙酮一甲酸（8∶1∶0.8）为展开剂，展开，取出，晾干，置紫外光灯（254nm）下检视。供试品色谱中，在与对照品色谱相应的位置上，显相同颜色的斑点，再置碘蒸气中熏，显相同的褐色斑点。⑤取本品水蜜丸30g，研碎，或取小蜜丸或大蜜丸30g，剪碎，置于250mL圆底烧瓶中，加水100mL，蒸馏，收集蒸馏液50mL，用石油醚（60～90℃）振摇提取2次，每次20mL，合并石油醚提取液，蒸干，残渣加乙酸乙酯1mL使溶解，作为供试品溶液。另取石菖蒲对照药材1g，加水50mL，同法制成对照药材溶液；取当归对照药材2g，加乙酸乙酯20mL，超声处理20分钟，滤过，滤液挥干，残渣加乙酸乙酯1mL使溶解，作为对照药材溶液。照薄层色谱法试验，吸取上述3种溶液各1μL，分别点于同一硅胶G薄层板上，以环己烷一乙酸乙酯（9∶1）为展开剂，展开，取出，晾干，置紫外光灯（365nm）下检视。供试品色谱中，在与当归对照药材色谱相应的位置上，显相同颜色的荧光斑点。置碘蒸气中熏后在日光下检视，在与石菖蒲对照药材色谱相应的位置上，显相同颜色的斑点。⑥取本品水蜜丸6g，研碎，或取小蜜丸或大蜜丸6g，剪碎，加乙醚100mL，加热回流1小时，弃去乙醚液，药渣挥尽溶剂，加甲醇100mL，加热回流1小时，放冷，滤过，滤液蒸干，残渣加水40mL使溶解，用水饱和的正丁醇振摇提取3次，每次20mL，合并正丁醇提取液，用正丁醇饱和的水洗涤3次，每次30mL，弃去水洗液，正丁醇液蒸干，残渣加甲醇 1mL 使溶解，作为供试品溶液。另取甘草对照药材 1g，加乙醚 40mL，同法（其中甲醇用量为 30mL）制成对照药材溶液。照薄层色谱法试验，吸取上述两种溶液各 2μL，分别点于同一硅胶 G 薄层板上，以乙酸乙酯－甲酸－冰醋酸－水（15∶1∶1∶2）为展开剂，展开，取出，晾干，喷以 10%硫酸乙醇溶液，105℃加热至斑点显色清晰。供试品色谱中，在与对照药材色谱相应的位置上，显相同颜色的斑点。

（3）检查　应符合丸剂项（《中国药典》通则 0108）下有关的各项规定。

（4）含量测定　照高效液相色谱法（《中国药典》通则 0512）测定。

色谱条件与系统适用性试验：以十八烷基硅烷键合硅胶为填充剂，以甲醇－水（45∶55）为流动相，检测波长为 250nm，理论板数按五味子醇甲峰计算应不低于 6000。

对照品溶液的制备：取五味子醇甲对照品适量，精密称定，加甲醇，制成每 1mL 含 20μg 的溶液。

供试品溶液的制备：取本品水蜜丸适量，研细，取约 1g，精密称定，或取小蜜丸适量，剪碎，取适量，精密称定，精密加入等量的硅藻土，研匀，取约 3g，精密称定；或取重量差异项下的大蜜丸，剪碎，混匀，取适量，精密称定，精密加入两倍量的硅藻土，研匀，取约 4.5g，精密称定，置具塞锥形瓶中，精密加入甲醇 20mL，密塞，称定重量，超声处理（功率 180W，频率 50kHz）30 分钟，放冷，再称定重量，用甲醇补足减失的重量，摇匀，滤过，取续滤液，即得。

测定法：分别精密吸取对照品溶液与供试品溶液各 10μL，注入液相色谱仪，测定即得。

本品含五味子以五味子醇甲（$C_{24}H_{32}O_7$）计，水蜜丸每 1g 不得少于 0.19mg，小蜜丸每 1g 不得少于 0.13mg，大蜜丸每丸不得少于 1.22mg。

【规格】大蜜丸每丸重 9g。

【功能主治】滋阴养血，补心安神。用于心阴不足，心悸健忘，失眠多梦，大便干燥。

【用法与用量】口服。水蜜丸一次 6g，小蜜丸一次 9g，大蜜丸一次 1 丸，一日 2 次。

【现代研究】

质量标准研究

天王补心丸中，五味子所含的木脂素类成分与其具有的补肾宁心作用明显相关，故木脂素的含量直接影响天王补心丸质量及临床应用。孔小玲等建立了快速高分辨液相色谱同时测定天王补心丸中五味子醇甲、五味子醇乙、五味子酯甲、五味子甲素、五味子乙素、五味子丙素 6 种主要木脂素成分的方法。采用 TSK geL ODS－140HTP（50mm×2.1mm，2.3μm）色谱柱，流动相为乙腈－水梯度洗脱，流速 0.3mL/min，柱温 30℃，检测波长 250nm，进样量 10μL。此方法简便，准确，重复性好，经方法学验证可用于检测天王补心丸的质量。

天王补心丸中，远志具有安神益智的功效，皂苷类成分是远志的主要活性成分。采用高效液相色谱法，Alltima C_{18} 色谱柱（46mm×250mm，5μm），流动相甲醇－0.05%磷酸溶液（65：35），检测波长 202nm，流速 1.0mL/min。细叶远志皂苷的理论塔板数为2000。该方法简便，准确，可作为天王补心丸质量控制标准。

参考文献

[1] 孙小玲，朱麒臻，何凡.RRLC法同时测定天王补心丸中6种木脂素类成分的含量［J］.中国药事，2016，30（11）：1112—1116.

[2] 董晓兵，李军，姜勇，等.测定天王补心丸和归脾丸中细叶远志皂苷的含量［J］.中国中药杂志，2007，32（16）：1647—1649.

十六、复方丹参滴丸

【标准来源】《中国药典》一部。

【基本药物】本品是国家基本药物品种。

【处方组成】丹参、三七、冰片。

【历史沿革】本方源于上海医科大学附属华山医院临床经验方。用于冠心病心绞痛、冠心病心绞痛合并高血压、血脂异常、脑梗死、周围血管病、前缺血性视神经病变、退行性骨质增生、慢性乙型肝炎、偏头痛、慢性胃炎等出现血脉痹阻证候者。经现代中药剂型改革制成滴丸。

【制备工艺】以上三味，冰片研细；丹参、三七加水煎煮，煎液滤过，滤液浓缩，加入乙醇，静置使沉淀，取上清液，回收乙醇，浓缩成稠膏，备用。取聚乙二醇适量，加热熔融，加入上述稠膏和冰片细粉，混匀，滴入冷却的液体石蜡中，制成滴丸，或包薄膜衣即得。

【质量标准要点】

(1) 性状　本品为棕色的滴丸，或为薄膜衣滴丸，除去包衣后显黄棕色至棕色；气香，味微苦。

(2) 鉴别　①取本品 40 丸薄膜衣丸，压破包衣，加无水乙醇 10mL，超声处理 10 分钟，滤过，滤液作为供试品溶液。另取冰片对照品，加无水乙醇制成每 1mL 含 1mg 的溶液，作为对照品溶液。照薄层色谱法（通则 0502）试验，吸取上述两种溶液各 5～10μL，分别点于同一硅胶 G 薄层板上，以环己烷—乙酸乙酯（17∶3）为展开剂，展开，取出，晾干，喷以 1%香草醛硫酸溶液，105℃加热至斑点显色清晰。供试品色谱中，在与对照品色谱相应的位置上，显相同颜色的斑点。②取本品 20 丸，置离心管中，加入稀氨溶液（取浓氨试液 8mL，加水稀释至 100mL，混匀）9mL，超声处理使溶解，离心，取上清液，通过 D101 型大孔吸附树脂柱（内径为 0.7cm，柱高为 5cm），用水 15mL 洗脱，弃去水洗脱液，再用甲醇洗脱，弃去初洗脱液约 0.4mL，收集续洗脱液约 5mL，浓缩至约 2mL，作为供试品溶液。另取三七对照药材 0.5g，同法（超声处理时间为 15 分钟）制成对照药材溶液。再取三七皂苷 R_1 对照品，人参皂苷 Rb_1 对照品，人参皂苷 Rg_1 对照品，人参皂苷 Re 对照品，加甲醇制成每 1mL 含三七皂苷 R_1 1mg，人参皂苷 Rb_1，人参皂苷 Rg_1 和人参皂苷 Re 各 0.5mg 的混合溶液，作为对照品溶液。照薄层色谱法（通则 0502）试验，吸取供试品溶液 4～10μL，对照药材溶液和对照品溶液各 2～4μL，分别点于同一高效硅胶 G 薄层板上，以三氯甲烷—甲醇—水（13∶7∶2）10℃以下放置的下层溶液为展开剂，展开，展距12cm以上，取出，晾干，喷以10%硫酸乙醇溶液，105℃加热至斑点显色清晰，分别在日光和紫外光灯(365nm)下检视。供试品色谱中，在与对照药材色谱和对照品色谱相应的位置上，日光下显相同颜色的斑点，紫外光灯下显相同颜色的荧光斑点。③取本品15丸，置于离心管中，加水1mL和稀盐酸2滴，振摇使溶解，加入乙酸乙酯3mL，振摇1分钟后离心2分钟，取上清液作为供试品溶液。另取丹参素钠对照品，加75%甲醇制成每1mL含1mg的溶液，作为对照品溶液。照薄层色谱法试验，吸取供试品溶液10μL，对照品溶液2μL，分别点于同一硅胶G薄层板上，以三氯甲烷－丙酮－甲酸（25∶10∶4）为展开剂，展开，取出，晾干，置氨蒸气中熏15分钟后，显淡黄色斑点，放置30分钟后置紫外光灯(365nm)下检视。供试品色谱中，在与对照品色谱相应的位置上，显相同颜色的荧光斑点。

(3) 检查　应符合滴丸项（《中国药典》通则0108）下有关的各项规定。

(4) 指纹图谱　在(5)“含量测定”项下的供试品色谱图中，应呈现八个与对照指纹图谱（图15-1）相对应的特征峰，按中药色谱指纹图谱相似度评价系统计算，供试品指纹图谱与对照指纹图谱的相似度不得低于0.90。

(5) 含量测定　照高效液相色谱法（《中国药典》通则0512）测定。

色谱条件与系统适用性试验：用Waters ACQUITY UPLC HSS T3（柱长为100mm，内径为2.1mm，1.8μm）色谱柱，以含0.02%磷酸的80%乙腈溶液为流动相A，以0.02%

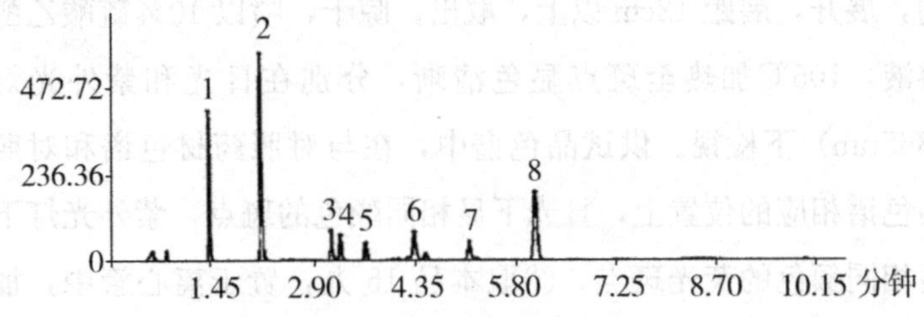

图 15-1　对照指纹图谱

峰 1：丹参素

磷酸溶液为流动相 B，按表 15-1 中的规定进行梯度洗脱；流速为每分钟 0.4mL，检测波长为 280nm，柱温为 40℃。理论板数按丹参素峰计算应不低于 8000。

表 15-1　流动相梯度洗脱程序表 1

时间（分钟）	流动相 A（%）	流动相 B（%）
0～1.6	9→22	91→78
1.6～1.8	22→26	78→74
1.8～8.0	26→39	74→61
8.0～8.4	39→9	61→91

对照品溶液的制备：取丹参素钠对照品适量，精密称定，加 75%甲醇溶液制成每 1mL 含 0.16mg 的溶液（相当于每 1mL 含丹参素 0.144mg）。

供试品溶液的制备：取本品 10 丸，精密称定，置 10mL 量瓶中，加水适量，超声处理（功率 120W，频率 40kHz）15 分钟使溶解，放冷，加水至刻度，摇匀，滤过，取续滤液。

测定法：分别精密吸取对照品溶液与供试品溶液各 2～4μL，注入液相色谱仪，测定，即得。

本品每丸含丹参以丹参素（$C_9H_{10}O_5$）计，不得少于0.10mg。

【规格】每丸重25mg，薄膜衣滴丸每丸重27mg。

【功能主治】活血化瘀，理气止痛。用于气滞血瘀所致的胸痹，症见胸闷、心前区刺痛；冠心病心绞痛见上述证候者。

【用法与用量】吞服或舌下含服。一次10丸，一日3次。28日为一个疗程；或遵医嘱。

【现代研究】

1. 质量标准研究

复方丹参滴丸主要由丹参、三七和冰片3种药物组成，丹参素为其含量控制指标。近年来，对复方丹参滴丸其他有效成分研究增多，进一步控制其质量。张琴建立一种新的检测方法检测复方丹参滴丸中的丹参素，流动相为甲醇－水－冰醋酸（20∶80∶0.5），柱温为室温；流速为0.9mL/min；检测波长为281nm。

季正超等以5mmol/L柠檬酸－10mmol/L磷酸二氢钠（A）和体积分数1%醋酸乙腈（B）为流动相进行梯度洗脱，检测波长分别为270nm、280nm、290nm和326nm，以反相高效液相色谱法建立波长指纹图谱，同时测定丹参素钠、原儿茶酸、原儿茶醛、咖啡酸、迷迭香酸、紫草酸、丹酚酸B和丹酚酸A等组分含量。

张爱兵等以乙腈－0.1%磷酸溶液为流动相，检测波长为203nm、270nm和281nm，同时测定复方丹参滴丸中丹参素、原儿茶醛、三七皂苷R_1、人参皂苷Rg_1、丹酚酸B、人参皂苷Rb_1和丹参酮ⅡA的含量。

李强用 HPLC 的方法测定复方丹参滴丸三七总皂苷的含量，认为可以用三七总皂苷对其质量进行控制。

洪艳等采用 LC－MS/MS 法建立复方丹参滴丸（丹参、三七、冰片）中丹参素钠、三七皂苷 R_1、人参皂苷 Re、人参皂苷 Rg_1、人参皂苷 Rb_1、丹参酮ⅡA 的测定方法，为复方丹参滴丸的质量控制提供新的方法。

章弘扬等结合质谱定性采用飞行时间质谱（TOF－MS）结合离子阱多级质谱（Trap－MSn）对复方丹参滴丸中多成分进行鉴定。

2. 现代药理研究

复方丹参滴丸属于活血祛瘀药，主要用于气滞血瘀所致的胸痹，症见胸闷、心前区刺痛；冠心病心绞痛见上述证候者。复方丹参滴丸和其他药物联合用药，可达到更好的治疗效果。

高群等认为复方丹参滴丸联合富马酸比索洛尔片治疗不稳定型心绞痛具有较好的临床疗效，能够改善患者的心功能和血流动力学，安全性较高，具有一定的临床推广价值。

许洪玲等研究表明，复方丹参滴丸联合盐酸曲美他嗪片治疗老年心衰患者的临床疗效显著，能有效改善患者的心功能、细胞因子水平。

冯旭研究表明，复方丹参滴丸联合多索茶碱片治疗慢性阻塞性肺疾病急性加重期具有较好的临床疗效，可显著提高患者的生活质量，改善肺功能和炎性水平。

李佳颖等分析表明，复方丹参滴丸联合血管紧张素Ⅱ受体拮抗药对比单用血管紧张素Ⅱ受体拮抗药，能够显著改善糖尿病肾病患者血肌酐、尿蛋白排泄、总胆固醇、三酰甘油、低密度脂蛋白、餐后2小时血糖、尿微量白蛋白水平。

参考文献

[1] 张琴. HPLC法测定复方丹参滴丸中丹参素的含量[J]. 中国医药指南，2015（19）：62—63.

[2] 季正超，孙国祥. 以多波长指纹图谱和同时测定8组分含量综合评价复方丹参滴丸质量[J]. 沈阳药科大学学报，2017，34（6）：495—502.

[3] 张爱兵，张珺，程月发，等. 高效液相色谱法测定复方丹参片与滴丸中7种活性成分含量[J]. 医药导报，2015，34（8）：1067—1071.

[4] 李强，张瑞，陈婕，等. HPLC法测定复方丹参方浓缩丸和滴丸中三七总皂苷的含量[J]. 北京中医药，2014，33（12）：948—950.

[5] 洪艳文，晓霞，李莎，等. LC—MS/MS法同时测定复方丹参颗粒和复方丹参滴丸中6种成分[J]. 中成药，2019，2：270—274.

[6] 章弘扬，胡坪，梁琼麟，等. 结合两种LC/MS方法用于复方丹参滴丸中多成分的鉴定[J]. 中成药，2009，31（1）.

[7] 高群，刘崇霞，庞雅桢. 复方丹参滴丸联合比索洛尔治疗不稳定型心绞痛的疗效观察[J]. 现代药物与临床，2018，33（11）：45—48.

[8] 许洪玲，肖军，李红梅，等. 复方丹参滴丸联合曲美他嗪治疗老年慢性心力衰竭的临床研究[J]. 现代药物与临床，2018，33（11）：49—52.

[9] 冯旭. 复方丹参滴丸联合多索茶碱治疗慢性阻塞性肺疾病急性加重期的临床研究[J]. 现代药物与临床，2018，33（10）：99—103.

[10] 李佳颖，张璐，孙伟鹏，等. 复方丹参滴丸联合血管紧张素Ⅱ受体

拮抗药对比单用血管紧张素Ⅱ受体拮抗药治疗糖尿病肾病疗效的Meta分析［J］．中国药房，2018（23）：3264－3268.

十七、延胡索止痛滴丸

【标准来源】《中国药典》一部。

【基本药物】本品是国家基本药物品种。

【处方组成】醋延胡索86.6g，白芷43.4g。

【制备工艺】以上二味，粉碎成粗粉，用60％乙醇溶液浸泡24小时，加热回流提取2次，第一次3小时，第二次2小时，煎液滤过，滤液合并，浓缩成相对密度为1.40～1.45（60℃）的稠膏，备用。取聚乙二醇6000适量，加热熔化，与上述稠膏混匀，滴制成1000丸，除去表面油迹，即得。

【质量标准要点】

（1）性状　本品为棕褐色的滴丸，气香，味微苦。

（2）鉴别　①取本品0.5g，研细，加浓氨试液1.5mL湿润，加石油醚（60～90℃）20mL，超声处理30分钟，滤过，滤液蒸干，残渣加石油醚（60～90℃）1mL使溶解，作为供试品溶液。另取延胡索对照药材0.5g，同法制成对照药材溶液。再取延胡素乙素对照品，加甲醇制成每1mL含0.5mg的溶液，作为对照品溶液。照薄层色谱法试验，吸取上述3种溶液各5μL，分别点于同一硅胶G薄层板上，以环己烷－三氯甲烷－甲醇（10∶6∶1）为展开剂，展开，取出，晾干，置于碘缸中熏至斑点显色清晰，取出，挥尽板上吸附的碘后，在紫外光灯（365nm）下检视。供试品色谱中，在与对照药材色谱和对照品色谱相应的位置上，显相同颜色的荧光斑点。②取本品 2.5g，研细，加石油醚（60～90℃）20mL，超声处理 20 分钟，滤过，滤液浓缩至 1mL，作为供试品溶液。另取白芷对照药材 0.5g，同法制成对照药材溶液。照薄层色谱法试验，吸取上述两种溶液各 5μL，分别点于同一硅胶 GF_{254} 板上，以石油醚（60～90℃）一乙醚（3∶2）为展开剂，展开，取出，晾干，在紫外光灯（365nm 和 254nm）下检视。供试品色谱中，在与对照药材色谱相应的位置上，紫外光灯（365nm）下显相同颜色的荧光斑点；紫外光灯（254nm）下显相同颜色的斑点。

（3）检查　应符合丸剂项（《中国药典》通则 0108）下有关的各项规定。

（4）含量测定　白芷照高效液相色谱法（《中国药典》通则 0512）测定色谱条件与系统适用性试验：以十八烷基硅烷键合硅胶为填充剂，以乙腈一水（47∶53）为流动相，检测波长为 300nm。理论板数按欧前胡素峰计算应不低于 4000。

对照品溶液的制备：取欧前胡素对照品适量，精密称定，加甲醇制成每 1mL 含 10μg 的溶液，即得。

供试品溶液的制备：取本品，研细，取约 1g，精密称定，置于具塞锥形瓶中，精密加入甲醇 50mL，称定重量，超声处理（功率 250W，频率 40kHz）30 分钟，放冷，再称定重量，用甲醇补足减失的重量，摇匀，滤过，取续滤液 25mL，蒸干，残渣用甲醇溶解并转移至 5mL 量瓶中，加甲醇至刻度，摇匀，滤过，取续滤液。

测定法：精密吸取对照品溶液与供试品溶液各 20μL，注入液相色谱仪，测定。

本品每 1g 含白芷以欧前胡素（$C_{16}H_{14}O_4$）计，不得少于 0.10mg。

醋延胡索照高效液相色谱法（《中国药典》通则 0512）测定。

色谱条件与系统适用性试验：以十八烷基硅烷键合硅胶为填充剂；以乙腈为流动相 A，以 0.6%冰醋酸溶液（用三乙胺调 pH 值至 6.0）为流动相 B，按表 15-2 中的规定进行梯度洗脱；检测波长为 280nm。理论板数按延胡索乙素峰计算应不低于 7000。

表 15-2　流动相梯度洗脱程序表 2

时间（分钟）	流动相 A（%）	流动相 B（%）
0～20	43	57
20～22	43→80	57→20
22～25	80→43	20→57
25～35	43	57

对照品溶液的制备：取延胡索乙素对照品适量，精密称定，加甲醇制成每 1mL 含 25μg 的溶液。

供试品溶液的制备：取本品，研细，取约 1g，精密称定，置具塞锥形瓶中，精密加入浓氨试液－甲醇（1∶20）的混合溶液 50mL，称定重量，超声处理（功率 250W，频率 40kHz）30 分钟，放冷，再称定重量，用浓氨试液－甲醇（1∶20）的混合溶液补足减失的重量，摇匀，滤过，精密量取续滤液 25mL，蒸至近干，残渣用甲醇溶解并转移至 10mL 量瓶中，用甲醇稀释至刻度，摇匀，滤过，取续滤液。

测定法：精密吸取对照品溶液与供试品溶液各 20μL，注入液相色谱仪，测定。

本品每 1g 含醋延胡索以延胡索乙素（$C_{21}H_{25}NO_4$）计，不得少于 0.28mg。

【规格】每 10 丸重 0.5g。

【功能主治】理气，活血，止痛。用于气滞血瘀的胃痛，胁痛，头痛及痛经。

【用法与用量】口服。一次 20～30 丸，一日 3 次，或遵医嘱。

【现代研究】

1. 质量标准研究

延胡索止痛滴丸仅含有延胡索和白芷两味中药，药典只对欧前胡素和延胡索乙素进行含量控制。李思思等用 HPLC 法同时测定延胡索止痛滴丸中的延胡索乙素、黄藤素、去氢延胡索甲素、延胡索甲素、欧前胡素和异欧前胡素的含量，为其质量控制提供依据。杨帆建立了新的 TLC 方法鉴别延胡索止痛系列产品中的延胡索和白芷。郑露露主要研究建立了延胡索止痛系列制剂 HPLC 特征图谱，控制延胡索止痛方中有效组分群，完善了延胡索止痛系列制剂现行质量标准，并对其进行了补充和修改。肖凌等采用 HPLC 法测定去氢延胡索甲素、延胡索乙素、延胡索甲素 3 种生物碱类和欧前胡、异欧前胡素两种香豆素类成分，为完善其质量标准提供依据。邓月婷等建立了延胡索止痛滴丸的质量标准，分别通过薄层鉴别和含量测定对其进行质量控制，为其质量标准提供依据。肖凌等采用液—质联用（LC—MS）技术，通过质谱信息结合文献报道，分离鉴定了15个化合物，并在此基础上建立了延胡索止痛系列制剂的特征图谱，比较了5种不同剂型的延胡索止痛制剂特征图谱。

2. 现代药理研究

延胡索止痛滴丸功效主要是理气活血止痛的作用。冯玥等研究发现，延胡索止痛滴丸对痛经模型大鼠具有显著的镇痛作用，能改善外周血中与疼痛相关的前列腺素、单胺类递质及β—内啡肽水平是其发挥多途径镇痛作用的可能机制。同时研究延胡索止痛滴丸对未孕大鼠离体子宫收缩的影响，可能是通过影响缩宫素受体、前列腺素2α受体及M3受体，对原发性痛经具有镇痛作用。通过网络药理学的方法对延胡索止痛滴丸的止痛作用进行分析发现，延胡索通过作用于中枢镇痛、平滑肌相关受体蛋白以及血栓素、血管紧张素等靶点蛋白而发挥止痛、理气、活血等功效，起到君药的作用。白芷通过参与痉挛、炎症等相关信号通路的调节与转导，发挥宣湿痹、行气血的功效，辅助君药延胡索起到臣药作用。徐文分析认为，所有化合物均可以作用于所形成的23个潜在蛋白靶点以及19条相关的通路当中。其中，作用通路主要包括血管舒张、中枢镇痛，炎症及免疫等多个环节，各个通路群间均有共同的靶点相连，且显示出不同成分之间多靶点、多途径的协同效果。

参考文献

[1] 李思思，许浚，张铁军，等．HPLC法同时测定延胡索止痛滴丸中6种成分［J］．中草药，2015，46（21）：3198—3201.

[2] 杨帆．延胡索止痛系列品种薄层色谱鉴别通用方法研究［J］．重庆中草药研究，2014（1）：7—9.

[3] 郑露露．延胡索止痛系列制剂质量标准研究［D］．湖北中医药大学，2014.

[4] 肖凌，侯俊杰，聂晶，等．延胡索止痛系列制剂中5种有效成分定量测定的研究［J］．中成药，2012，34（6）：1068—1072.

[5] 邓月婷，张喜民，任一杰，等．延胡索止痛滴丸质量标准的研究［J］．中国实验方剂学杂志，2012，18（10）：127—129.

[6] 冯玥，张宗鹏，申秀萍，等．延胡索止痛滴丸对痛经模型大鼠的镇痛作用及机制研究［J］．中国医药导报，2018，15（33）：8—12.

[7] 冯玥，安梦培，胡金芳，等．延胡索止痛滴丸对未孕大鼠离体子宫收缩影响研究［J］．亚太传统医药，2017（18）：3—6.

[8] 徐文．基于网络药理学方法的延胡索止痛滴丸治疗原发性痛经的配伍合理性研究［J］．中草药，2017（3）：526—532.

[9] 徐文．基于网络药理学方法的延胡索止痛滴丸治疗原发性痛经的配伍合理性分析［J］．临床药物治疗杂志，2017（7）：18—21.

十八、心痛宁滴丸

【标准来源】《中华人民共和国卫生部药品标准·中药成方制剂》第十五册。

【基本药物】本品是国家基本药物品种。

【处方组成】肉桂 39.2g，川芎 392.4g，香附（醋炙）235.4g。

【制备工艺】以上三味，肉桂、川芎提取挥发油，挥发油另器收集。药渣加水煎煮两次，第一次为2.5小时，第二次2小时，合并煎液，浓缩至相对密度为1.20～1.25（50℃），加等量乙醇使沉淀，吸取上清液，滤过，滤液备用。香附粉碎成粗粉，照流浸膏剂与浸膏剂项下（《中国药典》四部通则0189）的渗漉法用80%乙醇溶液作溶剂，浸渍24小时后进行渗漉，收集渗漉液约2000mL，与肉桂、川芎过滤液合并，回收乙醇，并浓缩至约70mL。取挥发油，加乙醇适量溶解，加4mL吐温－80，制成增溶液。取500g聚乙二醇－6000，加热熔融后，加入清膏及挥发油增溶液，搅拌均匀，保持温度在60～90℃，滴入液体石蜡中（0～5℃），滴制成丸。

【质量标准要点】

（1）性状　本品为浅黄色至棕黄色的滴丸，有特异香气，味微苦辛。

（2）鉴别　①取本品50丸，研细，加石油醚（30～60℃）15mL冷浸过夜。滤过，滤液挥去石油醚至剩余约1mL，作为供试品溶液。另取川芎对照药材1g，加乙醚5mL，超声处理5分钟，滤过，滤液作为对照药材溶液。照薄层色谱法试验，吸取上述两种溶液各10μL，分别点于同一硅胶G薄层板上，以甲苯－氯仿（10∶1）为展开剂，展开，取出，晾干，置紫外光灯（365nm）下检视。供试品色谱中，在与对照药材色谱相应的位置上，显相同颜色的荧光斑点。②取桂皮醛对照品，加乙醇制成每1mL中含1μL的溶液，作为对照品溶液。照薄层色谱法试验，吸取①项下供试品溶液10μL，对照品溶液2μL，分别点于同一硅胶G薄层板上，以石油醚（60～90℃）－醋酸乙酯（17∶3）为展开剂，展开，取出，晾干，喷以二硝基苯肼试液。供试品色谱中，在与对照品色谱相应的位置上，显相同颜色的斑点。

(3) 检查　应符合丸剂项（《中国药典》通则 0108）下有关的各项规定。

【规格】每丸重 40mg。

【功能主治】温经活血，理气止痛。用于寒凝气滞，血瘀阻络，胸痹心痛，遇寒发作，舌苔色白，有瘀斑者。

【用法与用量】舌下噙服。一次 3～9 丸，一日 3 次，急性发作时 12～18 丸。

【现代研究】

提取工艺及质量标准研究

心痛宁滴丸含有挥发油成分，提取工艺不同导致其质量差别较大。寇学良等优化了心痛宁滴丸挥发油提取工艺，心痛宁滴丸挥发油的最佳提取工艺：将药材粉碎粒度为 10 目粗粉，浸泡时间为 0.5 小时，以 8 倍药材的加水量，水蒸气蒸馏法提取 8 小时。张丽军等研究心痛宁滴丸增大载药量的最佳成型工艺，丸基质种类为 PEG6000：S－40（8∶1），基质和药物比例为 5∶1；滴制温度为 70℃。孙丽娟等建立了心痛宁滴丸中香附的薄层色谱鉴别和川芎阿魏酸的分析方法，为其质量标准提供参考。许波等建立心痛宁滴丸中 α－香附酮含量测定的 HPLC 法。杨书良等对心痛宁滴丸中阿魏酸进行了含量测定，建立了准确可靠的方法。

参考文献

[1] 寇学良，张丽军，朱爱华，等．心痛宁滴丸挥发油提取工艺的研究[J]．陕西中医，2016，37（6）：738－739.

[2] 张丽军，曲秦．心痛宁滴丸增大载药量的工艺研究 [J]．西北药学杂志，2015，30 (5)：612－614.

[3] 孙丽娟，郭东兰，李传兵．心痛宁滴丸中香附的薄层色谱鉴别及HPLC 法测阿魏酸的含量 [J]．中国微生态学杂志，2009，21 (7)：620－621.

[4] 许波，苌玲，高玲，等．HPLC 法测定心痛宁滴丸中 α－香附酮的含量 [J]．中国药事，2008 (10)：897－898，894.

[5] 杨书良，孙婷，佟永领，等．心痛宁滴丸中阿魏酸的含量测定 [J]．中国药业，2003 (4)：45.

十九、葛根芩连微丸

【标准来源】《中国药典》一部。

【基本药物】本品是国家基本药物品种。

【处方组成】葛根 1000g，黄芩 375g，黄连 375g，炙甘草 250g。

【历史沿革】原处方名为“葛根芩连汤”，来源于张仲景的《伤寒杂病论》，后衍生为葛根芩连微丸。证多由伤寒表证未解、邪陷阳明所致，治疗以解表清里为主。表证未解，里热已炽，故见身热口渴，胸闷烦热，口干作渴；里热上蒸于肺则作喘，外蒸于肌表则汗出；热邪内迫，大肠传导失司，故下利臭秽，肛门有灼热感；舌红苔黄，脉数皆为里热偏盛之象。

【制备工艺】以上四味，取黄芩、黄连，分别用 50％乙醇溶液作溶剂，浸渍 24 小时后进行渗漉，收集渗漉液，回收乙醇，并适当浓缩；葛根加水先煎 30 分钟，再加入黄芩、黄连药渣及炙甘草，继续煎煮二次，每次 1.5 小时，合并煎液，滤过，滤液浓缩至适量，加入上述浓缩液，继续浓缩成稠膏，减压低温干燥，粉碎成最细粉，用乙醇为湿润剂，泛丸，制成300g，过筛，于60℃以下干燥即得。

【质量标准要点】

（1）性状　本品为深棕褐色至类黑色的浓缩水丸，气微，味苦。

（2）鉴别　①取本品0.5g，研细，加乙酸乙酯20mL，超声处理30分钟，滤过，滤液蒸干，残渣加甲醇2mL使溶解，滤过，滤液作为供试品溶液。另取葛根对照药材1g，加乙酸乙酯20mL，同法制成对照药材溶液。再取葛根素对照品，加甲醇制成每1mL含1mg的溶液，作为对照品溶液。照薄层色谱法试验，吸取供试品溶液及对照药材溶液各10μL，对照品溶液2μL，分别点于同一硅胶G薄层板上，以三氯甲烷－甲醇－水（20∶5∶0.5）为展开剂，展开，取出，晾干，置于氨蒸气中熏蒸15分钟，在紫外光灯（365nm）下检视。供试品色谱中，在与对照药材色谱和对照品色谱相应的位置上，显相同颜色的荧光斑点。②取本品1g，研细，加甲醇40mL，加热回流30分钟，滤过，滤液蒸干，残渣加水15mL溶解，滤过，滤液用稀盐酸调节pH至3.0～3.5，用乙酸乙酯振摇提取2次，每次20mL，合并提取液，蒸干，残渣加无水乙醇1mL使溶解，作为供试品溶液。另取黄芩对照药材1g，加水50mL煎煮，滤过，滤液自“用稀盐酸调节pH至3.0～3.5”起，同法制成对照药材溶液。再取黄芩苷对照品，加无水乙醇制成每1mL含1mg的溶液，作为对照品溶液。照薄层色谱法试验，吸取上述三种溶液各2～10μL，分别点于同一硅胶G薄层板上，以乙酸乙酯—丁酮—冰醋酸—水（5：2：1：1）为展开剂，展开，取出，晾干，喷以1%三氯化铁乙醇溶液，在日光下检视。供试品色谱中，在与对照药材色谱和对照品色谱相应的位置上，显相同颜色的斑点。③取本品1g，研细，加甲醇10mL，超声处理20分钟，滤过，滤液作为供试品溶液。另取黄连对照药材0.1g，同法制成对照药材溶液。再取盐酸小檗碱对照品，加甲醇制成每1mL含0.5mg的溶液，作为对照品溶液。照薄层色谱法试验，吸取上述三种溶液各1～5μL，分别点于同一硅胶G薄层板上，以甲苯—乙酸乙酯—异丙醇—甲醇—浓氨试液（12：6：3：3：1）为展开剂，置于氨蒸气预平衡的展开缸内，展开，取出，晾干，在紫外光灯（365nm）下检视。供试品色谱中，在与对照药材色谱和对照品色谱相应的位置上，显相同颜色的荧光斑点。

（3）检查　应符合丸剂项（《中国药典》通则0108）下有关的各项规定。

（4）含量测定　葛根照高效液相色谱法（《中国药典》通则0512）测定。

色谱条件与系统适用性试验：以十八烷基硅烷键合硅胶为填充剂，以甲醇—乙腈—水（6：8：86）为流动相，检测波长为250nm。理论板数按葛根素峰计算应不低于3000。

对照品溶液的制备：取葛根素对照品适量，精密称定，加甲醇制成每1mL含60μg的溶液，即得。

供试品溶液的制备：取本品适量，研细，取约0.3g，精密称定，置于具塞锥形瓶中，精密加入甲醇50mL，密塞，称定重量，加热回流1小时，放冷，再称定重量，用甲醇补足减失的重量，摇匀，滤过，取续滤液，即得。

测定法：分别精密吸取对照品溶液与供试品溶液各 5μL，注入液相色谱仪，测定。

本品每 1g 含葛根以葛根素（$C_{21}H_{20}O_9$）计，不得少于 4.5mg。

黄连照高效液相色谱法（《中国药典》通则 0512）测定。

色谱条件与系统适用性试验：以十八烷基硅烷键合硅胶为填充剂，乙腈—0.05mol/L 磷酸二氢钾溶液（用磷酸调节 pH 值至 3.0）（25∶75）为流动相，检测波长为 346nm。理论板数按盐酸小檗碱峰计算应不低于 4000。

对照品溶液的制备：取盐酸小檗碱对照品适量，精密称定，加甲醇制成每 1mL 含 40ug 的溶液。

供试品溶液的制备：取本品适量，研细，取约 0.2g，精密称定，置于 50mL 量瓶中，加入盐酸—甲醇（1∶100）混合溶液约 40mL，密塞，超声处理（320W，40kHz）40 分钟，加混合溶液至刻度，摇匀，滤过，精密量取续滤液 5mL，蒸干，残渣用甲醇溶解并转移至 5mL 量瓶中，加甲醇至刻度，摇匀，滤过，取续滤液。

测定法：分别精密吸取对照品溶液与供试品溶液各 10μL，注入液相色谱仪，测定。

本品每 1g 含黄连以盐酸小檗碱（$C_{20}H_{17}NO_4 \cdot HCl$）计，不得少于 9.0mg。

【规格】每袋装 1g。

【功能主治】解肌透表，清热解毒，利湿止泻。用于湿热蕴结所致的泄泻腹痛、便黄而黏、肛门灼热，风热感冒所致的发热恶风、头痛身痛。

【用法与用量】口服。一次 3g，小儿一次 1g，一日 3 次；或遵医嘱。

【现代研究】

1. 质量标准研究

葛根芩连微丸是常用的中药微丸之一，虽有较完整的质量标准，但亦有学者对其质量标准进行完善。宋亚芳等建立同时测定葛根芩连微丸中葛根素、甘草苷、黄芩苷、盐酸小檗碱含量的 HPLC 方法。陈月凤等建立以 HPLC 同时测定葛根芩连微丸中葛根素、黄芩苷、盐酸小檗碱 3 种有效成分的含量的方法，对其质量进行控制。宋丽军等通过 HPLC 特征图谱比较分析葛根芩连汤剂、微丸、有效部位提取物 3 种不同制剂的特征峰、14 种已知成分及未知成分的差异。结果表明，葛根芩连方 3 种不同制剂的主要成分基本一致，但各种成分的比例具有较大差异。同时，他们还建立了一种 HPLC 方法定性和定量分析葛根素、大豆苷、大豆苷元、黄芩苷、黄芩素、汉黄芩苷、汉黄芩素、小檗碱、巴马汀、药根碱、甘草苷、甘草酸等 12 种成分。

2. 药理作用及临床研究

葛根芩连微丸不仅单用疗效好，还可和其他药物联合应用提高临床疗效。刘若锟观察在常规救治措施基础上加用葛根芩连微丸与注射用盐酸纳洛酮治疗，可使急性酒精中毒患者的意识、肢体功能等在较短的时间内逐步恢复，达到快速醒酒、提高临床疗效的目的。童学科发现，给予非细菌性腹泻患者葛根芩连微丸联合蒙脱石散剂收到很好的疗效。陈月凤等对大鼠灌胃给予葛根芩连微丸后，采用高效液相色谱方法同时测定大鼠血浆中葛根素、黄芩苷和小檗碱，并进行药动学研究。结果表明，大鼠体内这 3 种成分，黄芩苷吸收最佳，其次是葛根素，小檗碱吸收较差。

参考文献

[1] 宋亚芳，苏春梅，杨红，等 . HPLC 同时测定葛根芩连微丸中葛根素、甘草苷、黄芩苷、盐酸小檗碱的含量 [J] . 中国实验方剂学杂志，2013，19 (2)：64—67.

[2] 陈月凤，唐春萍，龙晓英，等 . 不同批号葛根芩连微丸中葛根素，黄芩苷和盐酸小檗碱的同步测定及含量比较 [J] . 时珍国医国药，2012 (7)：1624—1626.

[3] 宋丽军，谭晓梅，罗佳波 . 葛根芩连方 3 种不同制剂 HPLC 特征图谱比较研究 [J] . 中国新药杂志，2011 (10)：923—927.

[4] 宋丽军，谭晓梅，赵文昌，等 . HPLC－DAD 法同时定量分析葛根芩连微丸中 12 种活性成分 [J] . JournaL of Chinese PharmaceuticaL Sciences，2010 (6)：464—470.

[5] 刘若锟 . 葛根芩连微丸联合纳洛酮治疗急性酒精中毒临床疗效分析 [J] . 新中医，2018，50 (6)：90—92.

[6] 童学科 . 葛根芩连微丸联合蒙脱石散剂治疗急性非细菌性腹泻临床观察 [J] . 求医问药 (下半月)，2011，9 (1)：86—87.

[7] 陈月凤，龙晓英，江涛，等 . 大鼠口服葛根芩连微丸后葛根素，黄芩苷和小檗碱血药浓度测定及其药代动力学特征 [J] . 广东药学院学报，2012，28 (4)：460.

二十、六神丸

【标准来源】《中华人民共和国卫生部药品标准·中药成方制剂》第十八册。

【基本药物】本品是国家基本药物品种。

【处方组成】牛黄、冰片、珍珠粉、蟾酥、明雄黄、麝香、百草霜。

【历史沿革】处方来源于《药奁启秘》，清代《雷允上诵芬堂方》有载。

【制备工艺】本品为由麝香等药味经适宜加工制成的小水丸。各研细末，用酒化蟾酥，与前药末调匀为丸，如芥子大，百草霜为衣。

【质量标准要点】

（1）性状　本品为黑色有光泽的小水丸，味辛辣。

（2）鉴别　取本品粉末 0.3g，加苯 2mL，密塞，浸渍 30 分钟，取上清液，滤过，作为供试品溶液。另取麝香酮对照品，加苯制成每 1mL 含 1mg 的溶液，作为对照品溶液。照气相色谱法试验，以 5%SE－30 为固定液，柱长为 2m，柱温为 180℃，分别取对照品溶液和供试品溶液适量，注入气相色谱仪。供试品色谱峰应与对照品色谱峰的保留时间相同。

（3）检查　应符合丸剂项（《中国药典》通则 0108）下有关的各项规定。

（4）含量测定　取本品粉末 0.3g，精密称定，置于 10mL 量瓶中，加 10%冰醋酸乙醇溶液至刻度，充分振摇，放置 24 小时，取上清液，滤过，作为供试品溶液。另精密称取胆酸对照品适量，加10%冰醋酸乙醇溶液制成每1mL含1mg的溶液，作为对照品溶液。照薄层色谱法试验，吸取供试品溶液4μL，对照品溶液2μL、4μL，分别交叉点于同一硅胶G薄层板上，以正己烷－醋酸乙酯－甲酸－醋酸(6∶32∶1∶1)为展开剂，展开，取出，晾干，喷以10%磷钼酸乙醇溶液10mL，105℃加热数分钟，至斑点显色清晰，取出，放冷。照薄层色谱法进行扫描，波长620nm，反射式锯齿扫描Sλ＝3，狭缝1.2×1.2。计算胆酸含量。

本品含胆酸不得少于1.0%。

【规格】每1000粒重3.125g。

【功能主治】清凉解毒，消炎止痛。用于烂喉丹痧，咽喉肿痛，喉风喉痈，单双乳蛾，小儿热疖，痈疡疔疮，乳痈发背，无名肿毒。

【用法与用量】口服，一日3次，温开水吞服；一岁每次服1粒，两岁每次服2粒，三岁每次服3～4粒，四岁至八岁每次服5～6粒，九岁至十岁每次服8～9粒，成年每次服10粒。另可外敷在皮肤红肿处，以丸十数粒，用冷开水或米醋少许，盛食匙中化散，敷搽四周，每日数次常保潮润，直至肿退为止。如红肿已将出脓或已穿烂，切勿再敷。

【现代研究】

1. 质量标准研究

六神丸的组成较为复杂，需对其有效成分含量进行测定，以期控制其质量。张宁等建立用HPLC同时测定六神丸中和蟾蜍他灵、沙蟾毒精、远华蟾毒精、去乙酰华蟾毒它灵、蟾毒它灵、华蟾毒它灵、蟾毒灵、华蟾酥毒基、华蟾毒配基含量的方法，为其含量测定提供基础。李娟等用 HPLC－MS 法同时测定六神丸中 9 种蟾蜍二烯内酯类化合物（和蟾蜍他灵、沙蟾毒精、远华蟾毒精、去乙酰华蟾毒它灵、蟾毒它灵、华蟾毒它灵、蟾毒灵、华蟾酥毒基和脂蟾毒配基）的新方法。吕霞等采用 GC 方法测定六神丸中麝香酮的含量。吴庆晖等用原子荧光光谱建立六神丸（蟾酥、雄黄、麝香等）中总砷的测定方法，研究六神丸在人工肠液中的可溶性砷含量。郭青等采用气相色谱法测定麝香酮含量，采用高效液相色谱法测定胆酸含量，2 种方法都能准确测定六神丸中麝香酮和胆酸的含量，其结果可在一定程度上体现六神丸中天然麝香和牛黄的质量。

2. 临床研究

六神丸在临床应用上疗效确切，和其他药物联合应用能显著提高临床疗效。高祥华采用六神丸联合抗生素治疗急性扁桃体炎临床疗效显著，可快速改善患者的症状、体征、缩短病程，且安全性较高。游中华采取龙胆泻肝汤加味内服联合六神丸水研外用治疗蛇串疮，效果显著，值得临床推广。高广杰使用庆大霉素联合六神丸对口腔溃疡疾病治疗，可改善患者症状，提高治疗质量。李玲燕等认为六神丸配合湿敷法对带状疱疹后遗神经痛患者具有较好的干预作用，能够明显缓解患者的疼痛程度及情绪状态，并对患处血清 P 物质（SP）有一定作用，且临床安全性较好。詹行闻研究发现，人参半夏汤联合六神丸可较好改善Ⅲ、Ⅳ期食管癌患者的临床症状，提高生活质量，稳定并增加体重，是治疗中晚期食管癌的有效方法之一。马胜民等研究表明服中药汤剂联合六神丸外敷治疗耳郭假性囊肿疗效可靠，可操作性强，易于为患者接受。

参考文献

[1] 张宁，秦昆明，金俊杰，等 . HPLC 法同时测定六神丸中 9 种蟾蜍二烯内酯类成分的含量 [J] . 中国药房，2017，28 (21)：3000－3003.

[2] 李娟，狄留庆，李俊松，等 . HPLC－MS 法同时测定六神丸中 9 种蟾蜍二烯内酯类化合物 [J] . 中草药，2017，48 (4)：700－705.

[3] 吕霞，郭青，钟文英 . 气相色谱法测定六神丸中麝香酮含量 [J] . 中国药业，2010，19 (21)：24－25.

[4] 吴庆晖，黄伯熹，杨运云，等 . 原子荧光光谱法测定六神丸的总砷含量及其在人工肠液中的可溶性砷含量 [J] . 中成药，2010，32 (8)：1352－1354.

[5] 郭青，吕霞，吴晓燕，等 . 六神丸中麝香酮和胆酸的含量测定 [J] . 亚太传统医药，2010，6 (5)：20－23.

[6] 高祥华 . 六神丸联合抗生素治疗急性扁桃体炎的临床疗效观察 [J] . 中国药物经济学，2019 (2)：62－65.

[7] 游中华 . 龙胆泻肝汤内服加六神丸外用治疗蛇串疮的临床研究 [J] . 中国中医药现代远程教育，2019，17 (1)：83－85.

[8] 高广杰 . 六神丸＋庆大霉素共同治疗口腔溃疡的临床研究 [J] . 全科口腔医学电子杂志，2018，5 (35)：62，66.

[9] 李玲燕，熊海，袁萍 . 六神丸配合湿敷治疗带状疱疹后遗神经痛 [J] . 成都医学院学报，2018，13 (6)：727－730.

[10] 詹行闻 . 人参半夏汤联合六神丸治疗Ⅲ－Ⅳ期食管癌的临床疗效观察 [D] . 湖南中医药大学，2018.

[11] 马胜民，郭伟，胡芳，等 . 内服中药汤剂联合六神丸外敷治疗耳郭假性囊肿的疗效观察 [J] . 中成药，2017 (10)：2210－2212.

附1

《太平惠民和剂局方》丸剂摘录

说明：摘录于宋·太平惠民和剂局编，陈庆平，陈冰鸥校注．太平惠民和剂局方．北京：中国中医药出版社，1996.10

（一）至宝丹

生乌犀屑（研）、朱砂（研，飞）、雄黄（研，飞）、生玳瑁屑（研）、琥珀（研）各一两，麝香（研）、龙脑（研）各一分，金箔（半入药，半为衣）、银箔（研）各五十片，牛黄（研）半两，安息香一两半，为末，以无灰酒搅澄飞过，滤去沙土，约得净数一两，慢火熬成膏。

上将生犀、玳瑁为细末，入余药研匀，将安息香膏重汤煮凝成后，入诸药中和搜成剂，盛不津器中，并旋圆如桐子大，用人参汤化下三圆至五圆。又疗小儿诸痫急惊心热，卒中客忤，不得眠睡，烦躁风涎搐搦。每二岁儿服二圆，人参汤化下。

（二）灵宝丹

硫黄（打如皂荚子大，绢袋盛，以无灰酒煮三伏时，取出研如粉）一两，自然铜（打碎，研细如粉）一两，雄黄（打如皂荚子大，绢袋盛，以米醋煮三伏时，取出研如粉）一两，光明砂（打如皂荚子大，绢袋盛，以荞麦灰汁煮三伏时，取出研如粉）一两半。

以上四味，用一有盖瓷瓶子，先以金箔三片铺于瓶子底上，便入硫黄，又以金箔两片盖之，次入雄黄，又金箔两片盖之；次入朱砂，又金箔两片盖之，次入自然铜，又金箔三片盖之。以瓶子盖合却，不用固济，于灰池内坐瓶子令稳，以火养三日三夜。第一日，用熟炭火半斤，围瓶子三寸，第二日，用熟火十两，去瓶子二寸半，第三日，用火一斤，去瓶子二寸，以火尽为度。候冷，取药出瓶子，以纸三重裹药，于净湿土中培至来旦取出，更研令细。

磁石（烧，以醋淬二十遍，捣罗，研如粉）、紫石英（研如粉）、阳起石（研如粉）、长理石（研如粉）。

以上四味，各三分，用一有盖瓷瓶子，先入磁石，次入阳起石，次入长理石，次入紫石英。其所入金箔，一依前法，重重入之，以盖子合其口，不固济。用火养三日三夜，第一日，用熟炭火一斤，去瓶子三寸；第二日，用火半称，去瓶子二寸半，第三日，用火半称，去瓶子二寸。一日至夜，任火自消。候冷；取出药，用纸裹，入湿土中培至来旦取出，更研令极细。

虎胫骨（酒涂，炙令黄）、腽肭脐（酒刷，微炙）、龙齿、龙脑、麝香、牛黄。

以上六味，各一两，捣罗为末，更细研如粉。钟乳十两（绢袋盛，先以长流水煮半日，弃其水，别用五斗，煎取一斗，煮诸草药。留钟乳水三合，磨生犀角三分）、天麻（去苗）、远志（去心）、仙灵脾、巴戟、乌蛇（酒浸，微炙，去皮、骨用肉）、苦参各一两一分。

以上七味，捣为粗散，以前钟乳水一斗，煎至七升，用生绢滤去滓澄清。

肉桂（去粗皮）、鹿茸（去毛，酥炙微黄）、木香、肉豆蔻各一两半，延胡索、胡桐律各三分。

以上六味，捣粗罗为末，以前钟乳汁七升，煎至四升，以生绢滤去滓澄清。

半夏（汤洗七遍去滑）、当归（去苗）各一两。

以上二味，捣粗罗为末，以前钟乳汁四升，煎至三升，以生绢滤去滓澄清。

生地黄汁、童子小便、无灰酒各一升，皂荚仁（打，罗如粉）一两半。

上件地黄汁等，合前药汁，都计六升，内银锅中，于静室内，以文武慢火养至一升。下金石药末在内，以柳木篦搅，勿令住手，看稀稠得所，去火。然后入牛黄等六物，搅令极匀，即下皂荚仁末，及磨了犀角水，以绵滤过，入在药内。然后乳钵内以锤令力士研三五千下，研讫分为三分，内一分入芒硝一两，更研匀（名破棺丹），圆如绿豆大。凡治风病及扑伤肢节，不问轻重年月浅深，先以茶清调下红雪通中散一二钱（方见卷之六）。须臾，以热茶投令宣泄一两行，便依法煎生姜黑豆汤，下三粒……如要常服，空心，温酒下二圆，服十粒许，寿限之内，永无风疾。

（三）润体圆

防风（去芦及叉）一两半，白龙脑（别研）、乳香（别研如麻）、羚羊角末（别研如粉）、附子（炮，去皮、脐）、白僵蚕（微炒）、槟榔、肉豆蔻仁、沉香、蒺藜子（微炒）、丁香、蔓荆子（去白皮）、牛黄（别研如粉）、藿香叶、麻黄（去节、根）、生犀角末（别研）、雄黄（研飞）、麝香（研如粉）、木香、辰砂（研飞）各一两，茯苓（去皮）、白附子（炮）、羌活（去芦）、原蚕蛾（微炒）、人参（去芦）、肉桂（去粗皮）、芎䓖各一两半，真珠末（别研如粉）、独活（去芦）各三分，干蝎（微炒）、半夏（水煮三十沸，薄切焙干，生姜汁炒）、川乌头（炮，去皮，脐，捣碎，炒黄）各二两，白花蛇（酒浸炙，去皮，骨取肉）、天麻（去苗）各三两，琥珀（别研如粉）、腻粉（研）、白豆蔻仁各半两，金箔六十片为衣。

上为细末，入研药令匀，炼蜜搜和，圆如鸡头大。每服一圆，细嚼，温酒下，荆芥茶下亦得。加至二圆。如破伤中风，脊强手搐，口噤发痫，即以热豆淋酒化破三圆，斡口开灌下，少时再服，汗出乃愈。若小儿惊风诸痫，每服半圆，薄荷汤化下，不拘时。

（四）乌犀圆

白术（米泔浸一宿，切，焙干，微炒）、白芷、干姜（炮）、枳壳（去瓤，麸炒）、天竺黄（细研）、虎骨（酒醋涂，炙令黄）、厚朴（去粗皮，姜汁涂，炙令熟）、何首乌（米泔浸一宿，煮过，切，焙）、败龟（酒醋涂，炙令黄）、桑螵蛸（微炒）、缩砂仁、蔓荆子（去白皮）、丁香、晚蚕蛾（微炒）各三分，萆薢（微炙）、细辛（去苗）、藁本（去土）、槐胶、阿胶（杵碎，炒）、陈皮（去白，微炒）、天南星（浸洗，生姜自然汁煮软，切，焙干，炒黄）、羌活（去芦）、麝香（别研）、天麻（酒洗，切，焙）、半夏（汤洗七次，姜汁浸三日，炒）、茯苓（去皮）、独活（去苗）、人参（去芦）、羚羊角（镑）、藿香叶（去土）、槟榔、川乌（烧令通赤，留烟少许，入坑内，以盏覆，新土围，食顷出）、肉桂（去粗皮）、沉香、麻黄（去根，节）、白僵蚕（去丝、嘴，微炒）、白附子（炮）、干蝎（微炙）、防风（去芦）、白花蛇（酒浸一宿，炙熟用肉）、乌蛇（酒浸一宿，炙，去皮、骨，令熟，用肉）、木香各一两，石斛（去根）、水银、蝉壳（去土，微炒）、川芎、肉豆蔻（去壳，微炮）、硫黄（末，用瓷盏盛，慢火养成汁，入前水银，急炒如青泥，细研）、附子（水浸后，炮，去皮、脐）、龙脑（别研）、朱砂（研飞）、雄黄（研飞）、牛黄（别研）各半两，狐肝（三具，腊月采取，同乌鸦一只，入新瓦罐内，以瓦盆子盖头，用固济，用炭火一称，烧令通赤，待烟尽取出，候冷，研令极细用）、乌鸦（一只，腊月采取，去嘴、翅、足）、腻粉（别研）一分，当归（去芦，酒浸，焙，炒）、乌犀（镑）各二两。

上五十八味，并须如法修事，捣研令细，炼白蜜合和，入酥，再捣五千下，圆如梧子大。常服一圆，不计时，薄荷汤或茶嚼下。

（五）牛黄清心圆

白芍药、麦门冬（去心）黄芩、当归（去苗）、防风（去苗）、白术各一两半，柴胡、桔梗、芎䓖、白茯苓（去皮）、杏仁（去皮、尖、双仁，麸炒黄，别研）各一两二钱半，神曲（研）、蒲黄（炒）、人参（去芦）各二两半，羚羊角末、麝香（研）、龙脑（研）各一两，肉桂（去粗皮）、大豆黄卷（碎炒）、阿胶（碎炒）各一两七钱半，白敛、干姜（炮）各七钱半，牛黄（研）一两二钱，犀角末二两，雄黄（研飞）八钱，干山药七两，甘草（剉，炒）五两，金箔（一千二百箔，内四百箔为衣），大枣一百枚（蒸熟，去皮、核，研成膏）。

上除枣，杏仁，金箔，二角末及牛黄，麝香，雄黄，龙脑四味外，为细末。入余药和匀，用炼蜜与枣膏为圆，每两作一十圆，用金箔为衣。每服一圆，温水化下，食后服之。小儿惊痫，即酌度多少，以竹叶汤温温化下。

（六）摩挲圆

黑参（拣润者洗，焙干）、地榆（去苗）、川乌（炮，去皮、脐）、木香、丁香各八两，天台乌药、熏陆香（用滴乳香别研）、雄黄（研飞）、乌犀（镑，别研细）、龙脑（别研）辰砂（研飞）、自然铜（烧赤，醋淬）、麝香（别研）各四两，天麻（去苗）一斤，真珠末（细研）二两（阙以龙齿代）。

上一十五味，为末研匀，炼蜜和圆如楮实大。每服一圆，温酒化下，不拘时候。服讫，避风处，衣被盖覆令汗出。患重者服一月全安，轻者半月瘥，初患五、七服可安。

（七）透冰丹

蔓荆子（去白皮）、白茯苓（去皮）、川大黄（去粗皮）、山栀子（去皮）、益智子（去皮）、威灵仙（去芦头，洗，焙干）、白芷各半两，香墨（烧酒淬讫，细研）、麝香（研）各一钱，茯神（去木）半两，川乌二两（用河水浸半月，切作片，焙干，用盐炒），天麻（去苗）、仙灵脾叶（洗，焙）各半两。

上细末，入药研匀，炼蜜搜和，如麦饭相似，以真酥涂杵臼，捣万杵，如干，旋入蜜令得所，和搜成剂，每服旋圆如梧子大。用薄荷自然汁同温酒化下两圆。如卒中风，涎潮昏塞，煎皂荚白矾汤放温，化四圆灌之，瘫缓风，每日服三五圆，渐觉有效，常服一圆。疏痰利膈，用温酒下，食后服。小儿惊风，入腻粉少许，薄荷汁化下半圆，立效，治瘰疬用葱汤下一圆。忌动风，毒物。

（八）牛黄小乌犀圆

天麻（去苗）二十两，川乌（炮，去皮，脐）、地榆（去苗，洗，焙）、玄参（洗，焙）各十两。

以上四味，为细末，以水少许化蜜，同于石锅内，慢火熬搅成稠膏，放冷，次入后药。

浮萍草（净洗，焙）、龙脑薄荷叶（去土）、甜瓜子各十两，生犀角、朱砂（研，飞）各五两，龙脑（研）、牛黄（研）、麝香（研）各一两。

上为细末，与前膏子一处搜和，圆如鸡头大。每服一圆，细嚼，荆芥茶下，温酒亦得，不计时候。

（九）娄金圆

甘菊（去土）四两，黄芪（去芦头）、藁本（洗）、白僵蚕（去丝，嘴，爁）、甘草（爁）、羌活（去苗）、麻黄（去根，节）、茯苓（去皮）、芍药、犀角（镑）各二两，白芷（洗）、南星（末，以牛胆汁和作饼，阴干）、细辛（去苗，洗，焙）、人参（去芦）、防风（去芦）、川芎各一两半，龙脑（研）、牛黄（研）、麝香（研）、白附子（炮）、天竺黄各一两，白花蛇（酒浸，去皮，骨，炙）、天麻（去苗）各三两，生地黄汁五升（入蜜一两，酒二升，酥一两半，慢火熬成膏，放冷）金箔一百片（为衣）。

上为细末，以地黄汁膏子搜和，每两作五十圆，以金箔为衣。每服一圆，细嚼，温酒下。若中风涎潮不语，昏塞甚者，加至三圆，用薄荷自然汁同温酒共半盏，化药灌之，常服一圆，浓煎人参汤嚼下，薄荷汤亦得。小儿每服皂荚子大，薄荷汤化下。

（十）龙虎丹

黑牵牛（爁）、藿香叶（生）、天麻（去苗）、牛膝（去苗，酒浸，切，焙，微炒）、硫黄（结沙）、天竺黄（生研）、细辛（去苗，洗）、半夏（汤洗七次，生姜汁制）、附子（炮，去皮，脐）、何首乌（去粗皮）、羌活（去苗，洗，焙）、独活（去苗）、柴胡（去苗）、川芎（洗）、桔梗（生）各二两，寒水石（烧通赤，研，飞）一斤，茴香（淘，去土，焙）、甘松（洗去土，焙）、肉桂（去粗皮）、五灵脂（生）、白芷（生）、菊花（去土）、川乌（炮，去皮、脐）、白僵蚕（去丝、嘴，炒）、缩砂仁（生）各五两，牙硝（研）、木香（生）、水银（与硫黄用慢火结成沙子）、雄黄（研，飞）、麝香（研）各一两，地龙（去土，爁）、白干姜（炮）、朱砂（研，飞）、白蒺藜（炮）、防风（去苗）各三两，乌蛇（酒浸，炙，去皮、骨）八两，龙脑（研）半两。

上为细末，炼蜜为剂。每服一圆，如鸡头大，用薄荷酒嚼下。日进一服，重即两服。产后惊风，乱道见物，朱砂酒磨下；产后身多虚肿，血风，频增昏沉，身如针刺，发随梳落，面黄心逆，并煎当归酒嚼下，日进两服，若治伤寒，炒葱、豉，酒嚼下一二服，盖覆出汗立愈，小儿惊风，薄荷酒化下少许，大人急风，口噤失音等，薄荷酒化灌之，常服茶，酒任下，不拘时候服。

（十一）麝香天麻圆

紫背干浮萍草（去土）四两，麻黄（去根、节）二两，防风（去芦，叉）、天麻（去芦，郓州者佳）各一两。

以上四味，依法事持了，碾为细末。

没药（别研极细）、朱砂（研，飞）各二两安息香（别研细），乳香（研）、麝香（研）各一两，血竭（别研极细）三两，槐胶（别研细）一两半。

上件药，除研药外，将碾出药同研拌匀，炼滤白沙蜜与安息香同熬过，搜成剂，入臼捣杵熟，为圆如弹子大。每服一圆，以温酒或荆芥汤化下，空心服，患处微汗为效。如不欲化服，即圆如梧桐子大，每服三十圆，依前汤使下。

（十二）龙脑芎犀圆

石膏（细研）、川芎各四两，生龙脑（别研）、生犀角、山栀子（去皮）各一两，朱砂（研，飞）四两（内一两为衣），人参（去芦）、茯苓（去皮，用白者）、细辛（去苗）、甘草（炙）各二两，阿胶（碎炒）一两半，麦门冬（去心）三两。

上除别研、后入外，并捣，罗为细末，炼蜜为圆。每服一圆至二圆，细嚼，茶、酒任下，食后服。

（十三）银液丹

黑铅（炼十遍，称三两，与水银结沙子，分为小块，同甘草十两，水煮半日，候冷，取出研用）、铁粉、水银（结沙子）各三两，朱砂（研飞）半两，天南星（炮，为末）三分，腻粉（研）一两。

上同研匀，以面糊为圆，梧桐子大。每服二圆，用薄荷蜜汤下，生姜汤亦得，微利为度，食后服。如治风痫，不计时候服。

（十四）和太师牛黄圆

石燕、蛇黄、磁石（已上三味，并火烧醋淬九遍，细研）、雄黄（研，飞）、辰砂（研，飞）、石绿（研，飞）各一两，牛黄、粉霜（研）、轻粉（细研）、麝香（细研）各半两，银箔（研）一百片，金箔一百片（为衣）。

上件都研匀细，用酒煮面糊和圆，如鸡头大。每服一圆，煎薄荷酒磨下。老人可服半圆。小儿十岁以下，分为四服，蜜水磨下；四岁以下，分为五服；未满一岁，可分为七服。如牙关紧急，以物斡开灌之。

（十五）碧霞丹

石绿（研，九度飞）十两，附子尖、乌头尖、蝎梢各七十个。

上将三味为末，入石绿令匀，面糊为圆，如鸡头大。每服急用薄荷汁半盏化下一圆，更入酒半合温暖服之，须臾吐出痰涎，然后随证治之。如牙关紧急，斡开灌之立验。

（十六）雄朱圆

雄黄（研）、朱砂（研）、龙脑（研）、麝香（研）各一钱，白僵蚕（去丝、嘴，生）、白附子（生）、天南星（洗，生）、乌蛇（去皮、骨，生）各半两。

上除研外，余皆为末，炼蜜为圆，如梧桐子大。如中风涎潮，牙关不开，先用大蒜一瓣捣拦，涂在两牙关外腮上，次用豆淋酒化一圆，揩牙龈上即开，续用薄荷酒化下一两圆。如丈夫风气，妇人血风，牙关紧急者，只用豆淋酒化药，揩牙龈上即开。如头风目眩，暗风眼黑欲倒者，急嚼一两圆，用薄荷酒下。

（十七）八风丹

滑石（细研）、天麻（酒浸）各一两，龙脑（研）、麝香（研）各一分，白僵蚕（微炒）、白附子（炮）各半两，半夏（白矾制）二两，寒水石（火烧通赤，细研，水飞）半斤。

上述药，捣罗为细末，入研者药同研令匀，炼蜜和圆如樱桃大。每服一圆，细嚼，温荆芥汤下，茶清亦得，食后服。

（十八）牛黄生犀圆

黄丹（研）、雄黄（研，飞）、腻粉（研）、羚羊角（镑）各五两，铅水银（与铅同结沙子）、朱砂（研，飞）、龙齿（研，飞）各十两，天麻（去苗）、牙硝（研）、半夏（白矾制）各二十两，生犀角（镑）、龙脑（研）各二两半，牛黄（研）二钱半。

上为末，炼蜜为圆，每两作二十圆。每服一圆，温薄荷汤化下。中风涎潮，牙关紧急，昏迷不省，用腻粉一钱，药三圆，生姜自然汁七点，薄荷水同化下，得吐或利，逐出痰涎即愈。小儿风热痰壅，睡卧不安，上窜龂齿，每服半圆。如急惊风，涎潮搐搦，眼目戴上，牙关紧急腻粉半钱，生姜自然汁三、五点，薄荷水同化下一圆。更看岁数大小加减。

（十九）辰砂天麻圆

川芎二两半，麝香（研）白芷各一两一分，辰砂（研飞，一半入药，一半为衣）、白附子（炮）各五两，天麻（去苗）十两，天南星（齑汁浸，切，焙干）二十两。

上末，面糊圆如梧桐子大。每服二十圆，温荆芥汤下，不拘时。

（二十）青州白圆子

半夏（白好者，水浸洗过）七两（生用），川乌头（去皮、脐，生用）半两，南星（生）三两，白附子（生）二两。

上捣罗为细末，以生绢袋盛，用井花水摆，未出者更以手揉令出。如有滓，更研，再入绢袋摆尽为度，放瓷盆中，日中晒，夜露至晓，弃水，别用井花水搅，又晒，至来日早，再换新水搅。如此春五日，夏三日，秋七日，冬十日，去水晒干，候如玉片，碎研，以糯米粉煎粥清为圆，如绿豆大。初服五圆，加至十五圆，生姜汤下，不拘时候。如瘫缓风，以温酒下二十圆，日三服，至三日后，浴当有汗，便能舒展。服经三五日，呵欠是应。常服十粒已来，永无风痰膈壅之患。小儿惊风，薄荷汤下两三圆。

（二十一）辰砂圆

硼砂（研）、牛黄（研）各一钱，白附子（炮）、白僵蚕

（去丝、嘴，燃）、天南星（炮裂，研）、蝎梢（温）各一分，辰砂（研）半两，半夏（汤洗七遍）一两。

上为细末，同研令匀，水煮，面糊为圆，如梧桐子大。每服二十圆，用生姜荆芥汤下，不计时候。

（二十二）牛黄金虎丹

天雄（炮，去皮、脐）十二两半，白矾（枯过）、天竺黄（研）、天南星（汤洗，焙，为末，用牛胆和作饼，焙热。如无牛胆，用法酒蒸七昼夜）、腻粉（研）各二十五两，牛黄（研）二两半，生龙脑（研）五两，金箔八百片（为衣），雄黄（研飞）一百五十两。

上为末，炼蜜搜和，每一两半作十圆，以金箔为衣。每服一圆，以新汲水化灌之，扶坐使药行化。良久，续以薄荷自然汁，更研化一圆灌之，立愈。肥盛体虚，多涎有风之人，宜常以此药随身备急。忽觉眼前暗黑，心膈闷乱，有涎欲倒，化药不及，急嚼一圆，新汲水下。小儿急惊风，一岁儿服绿豆大一圆，薄荷自然汁化灌之，更量岁数临时加减。有孕妇人不得服。

（二十三）防风圆

防风（洗）、川芎、天麻（去苗，酒浸一宿）、甘草（炙）各二两，朱砂（研，为衣）半两。

上为末，炼蜜为圆，每两作十圆，以朱砂为衣。每服一圆，荆芥汤化服，茶、酒嚼下亦得，不拘时候。

（二十四）川芎圆

川芎、龙脑薄荷叶（焙干）各七十五两，细辛（洗）五两，防风（去苗）二十五两，桔梗一百两，甘草（爁）三十五两。

上为细末，炼蜜搜和，每一两半，分作五十圆。每服一圆，细嚼，腊茶清下，食后，临卧。

（二十五）薄荷煎圆

龙脑薄荷（取叶）十斤，防风（去苗）、川芎各三十两，缩砂仁五两，桔梗五十两，甘草（炙）四十两。

上为末，炼蜜为圆，每两作三十圆，每服一圆。细嚼，茶，酒任下。

（二十六）天南星圆

天南星一斤（每个重一两上下者，用温汤浸洗，刮去里外浮皮并虚软处令净。用法：酒浸一宿，用桑柴蒸，不住添热汤，令釜满，甑内气猛，更不住洒酒，常令药润，七伏时满取出，用铜刀切开一个大者，嚼少许，不麻舌为熟，未即再炊，候熟，用铜刀切细，焙干），辰砂（研飞）二两（一半为衣），丁香、麝香（研）各一两，龙脑（研）一两半。

上为细末，入研药匀，炼蜜并酒搜和为圆，每两作五十圆，以朱砂末为衣。每服一圆，烂嚼，浓煎生姜汤下，不计时候。酒后含化，除烦渴，止呕逆。

（二十七）犀角圆

黄连（去须）、犀角（镑）各十两，人参（去芦）二十两，大黄八十两，黑牵牛一百二十两（炒，别捣取粉六十两）。

上与牵牛粉合和为细末，炼蜜为圆，如梧桐子大。每服十五圆至二十圆，临卧温水下。更量虚实加减。

（二十八）皂角圆

皂角（捶碎，以水一十八两六钱揉汁，用蜜一斤，同熬成膏）、干薄荷叶、槐角（爁）各五两，青橘皮（去瓤）、知母、贝母（去心，炒黄）、半夏（汤洗七次）、威灵仙（洗）、白矾（枯过）、甘菊（去枝）各一两，牵牛子（爁）二两。

上为末，以皂角膏搜和为圆，如梧桐子大。每服二十圆，食后，生姜汤下。痰实咳嗽，用蛤粉齑汁下；手足麻痹，用生姜薄荷汤下；语涩涎盛，用荆芥汤下；偏正头疼，夹脑风，用薄荷汤下。

（二十九）骨碎补圆

荆芥穗、白附子（炮）、牛膝（酒浸，焙干）、肉苁蓉（酒浸一宿，切作片，焙）各一两，骨碎补（去毛，炒）、威灵仙（去苗）、缩砂仁各半两，地龙（去土，微炒）、没药各二钱，自然铜（酒淬九遍）、草乌头（炮，去皮、脐）、半夏（汤洗七次）各半两。

上同为细末，酒煮面糊圆，如梧桐子大。每服五圆至七圆，温酒下，妇人醋汤或当归酒下，妊娠不宜服之。不计时候。

（三十）乌荆圆

川乌（炮，去皮、脐）一两，荆芥穗二两。

上为细末，醋面圆糊，如梧桐子大。每服二十粒，酒或热水下。有疾食空时，日三四服，无疾早晨一服。（有少府郭监丞，少病风挛搐，头颔宽亸不收，手承颔，然后能食，服此六七服即瘥。遂长服之，已五十余年。年七十余，强健，须发无白者。此药疗肠风下血尤妙，屡有人得效。予所目见，下血人服而瘥者，一岁之内，已数人矣。）

（三十一）太阳丹

方见伤寒类。

（三十二）没药降圣丹

方见疮肿伤折类。

（三十三）乳香没药圆

抚芎一百八两，踯躅花（炒）、木鳖仁、白胶香（拣净）、藿香（拣，炒）、白僵蚕（洗，焙）、五灵脂（拣）、白芷（拣）、当归各七十二两，地龙一百四十四两，何首乌二百四十四两，威灵仙（洗）二百二十二两，草乌头（炒）六百四十八两。

上为末，醋糊圆如梧桐子大。每服五圆，不可多服，食后，用薄荷茶吞下，温酒亦得。有孕妇人不可服。

（三十四）白龙圆

藁本（去土）、细辛、白芷、川芎、甘草。

上为细末，各等分，用药四两，入石膏末一斤，系煅了者，水搜为圆，每两八粒。薄荷茶嚼下，每服一粒，食后服。风蚰牙，一粒分作三服，干揩后用盐汤漱之，更用葱茶嚼下。

（三十五）活血应痛圆

狗脊（去毛）四斤，苍术（米泔浸一宿，去皮）六斤，香附子（去毛，炒）七斤半，陈皮（洗，去蒂）五斤半，没药（别研）一十二两，威灵仙（洗）二斤，草乌头一斤半（半炮)。

上为细末,用酒煮面糊为圆,如梧桐子大。每服十五粒至二十粒,温酒或熟水任下,不拘时候。久服忌桃,李,雀,鸽,诸血物。

(三十六)四斤圆

宣州木瓜(去瓤)、牛膝(去芦,剉)、天麻(去芦,细剉)、苁蓉(洗净,切,各焙干)称一斤。

以上四味,如前修事了,用无灰酒五升浸,春秋各五日,夏三日,冬十日足,取出焙干,再入附子(炮,去皮,脐)、虎骨(涂酥炙)各二两,上同为细末,用浸前药酒打面糊为圆,如梧桐子大。每服三五十圆,空心,煎木瓜酒下,或盐汤吞下亦得。此药常服,补虚除湿,大壮筋骨。

(三十七)铁弹圆

乳香(别研)、没药(别研)各一两,川乌头(炮,去皮、尖、脐,为末)一两半,麝香(细研)一钱,五灵脂(酒浸,淘去沙石,晒干)四两(为末)。

上先将乳香、没药于阴凉处细研,次入麝香,次入药末再研,滴水和药,如弹子大。每服一圆,薄荷酒磨化下,食后,临卧服。

(三十八)大圣一粒金丹

大黑附子(炮,去皮尖)、大川乌头(炮,去皮尖)、新罗白附子(炮)各二两,白蒺藜(炒,去尖刺)、白僵蚕(洗,去丝,微炒)、五灵脂(研)各一两,没药(别研)、白矾(枯,别研)、麝香净肉(研)、细香墨(磨汁)、朱砂(研)各半两，金箔二百箔（为衣）。

上前六味同为细末，后四味研停合和，用井花水一盏，研墨尽为度，将墨汁搜和，杵臼内捣五百下，圆如弹子大；金箔为衣，窨研。每服一粒，食后，临卧，生姜自然汁磨化，入热酒服，再以热酒随意多少饮之，就无风暖处卧，衣盖被覆，汗出即瘥。病少者每粒分二服。忌发风物，孕妇不可服。

（三十九）乳香应痛圆

龙骨（酒浸一宿，焙干，研粉水飞三度，日干）四两半，蜈蚣六条（去尾针，以薄荷叶裹，煨熟），赤小豆（生用）、虎骨（酥炙焦）各六两，白僵蚕（炒，去丝、嘴）、草乌头（炮，去皮、尖）各十二两，白胶香（拣净，炼过）、天麻（去芦，洗）、川牛膝（酒浸，去芦）、川当归（去芦，酒浸）各三两，全蝎（去尾针，微炙）七十个，乳香（研）六钱，木鳖仁七十二只（别研）。

上为细末，用醋糊圆，如梧桐子大。每服五圆至七圆，冷酒吞下，或冷茶清下亦得，不计时候，忌诸热物一时辰久。此药但临睡服尤妙，忌湿，面，炙煿，鲊脯，发热，动风等物。

（四十）乳香圆

糯米（炒）、川乌头（炒，去皮、尖）、五灵脂（去砂土）各二两，乳香（研）、白芷（剉）、藿香叶（洗）、天南星（炮）、没药（研）、荆芥（去枝、梗）、赤小豆（生）、骨碎补（去毛）、白附子（炮）各一两，松脂（研）半两，香墨（煅）、草乌头（炮，去皮、脐）各五两。

上为细末，酒煮面糊圆，如梧桐子大。每服十圆至一十五圆，冷酒吞下，茶清亦得，不拘时。忌热物一时辰。

（四十一）黑神圆

熟干地黄（净洗）、赤小豆（生）、干姜（炮）、藁本（洗，去芦）、麻黄（剉，去节，汤去沫）、川芎各六两，羌活（不见火）、甘松（洗去土）、当归（洗，去芦）各三两，川乌（炮，去皮、脐）、甘草（剉）各十八两，藿香（洗去土）、香墨（烧醋淬）各半斤，草乌（炮，去皮、尖）一斤，白芷十二两。

上为细末，以水煮面糊圆，如龙眼大。每服一二粒，细嚼，茶酒任下。如妇人血风，脚手疼痛，打扑损伤，亦宜服之。

（四十二）拒风丹

荜茇半两，防风（去芦、叉）一两半，川芎四两，细辛（洗，去叶）三钱半，天麻（去芦）、甘草（剉）各一两。

上为细末，炼蜜圆如龙眼大。每服一粒，细嚼，荆芥汤或温酒送下亦得，食后服之，立效。

（四十三）寿星圆

天南星一斤（先用炭火三十斤，烧一地坑通红，去炭，以酒五升倾坑内，候渗酒尽，下南星在坑内，以盆覆坑，周回用灰拥定，勿令走气，次日取出为末），朱砂（别研）二两，琥珀（别研）一两。

上研停，生姜汁煮面糊圆，如梧桐子大。每服三十圆，加至五十圆，煎石菖蒲人参汤送下，食后，临卧服。

（四十四）左经圆

木鳖子（去壳，别研）、白胶香（研）、五灵脂、草乌头

（生，去皮、脐）各三两半，当归（去土）一两，斑蝥一百个（去头、足、翅，少醋炙熟）。

上后四味为末，与前二味和停，用黑豆去皮生杵粉一斤，醋煮为糊和药，圆如鸡头大。每服一圆，酒磨下。

（四十五）活络丹

川乌（炮，去皮，脐）、草乌（炮，去皮、脐）、地龙（去土）、天南星（炮）各六两，乳香（研）、没药（研）各二两二钱。

上为细末，入研药和匀，酒面糊为圆，如梧桐子大。每服二十圆，空心，日午冷酒送下，荆芥茶下亦得。

（四十六）七生圆

地龙（去土）、五灵脂（去石）、松脂（去木）、荆芥（去枝、梗）、川乌（炮，去皮、脐）、天南星（炮）各一两，草乌（炮，去皮、尖）二两。

上为细末，醋煮面糊为圆，如梧桐子大。每服五圆至七圆，茶酒任下。孕妇不可服。

（四十七）黑龙圆

白芷（剉）、藁本（洗）各二两，软石膏（细研）、川乌（去皮、尖，乌豆蒸三次）、南星（洗）各半斤，麻黄（去根、节）、干薄荷叶各四两，京墨（不烧）一两半。

上为细末，炼蜜杵圆如弹子大。每服一圆，薄荷汤嚼下。

（四十八）惊气圆

紫苏子（炒）一两，橘红、南木香、附子（生，去皮、脐)、麻黄（去根、节)、花蛇（酒浸，炙，去皮、骨)、白僵蚕（微炒)、南星（洗浸，薄切，姜汁浸一宿)、天麻（去苗）各半两，朱砂（研）一分半（为衣)，干蝎（去尾针，微炒）一分。

上为末，入研脑、麝少许，同研极停，炼蜜杵，圆如龙眼大。每服一粒，用金银薄荷汤化下，温酒亦得。

（四十九）乳香宣经圆

川楝子（剉，炒)、牵牛子（炒)、乌药（去木)、茴香（淘去沙土，炒)、橘皮（去白)、萆薢（微炙)、防风各二两，乳香（研)、草乌（乌豆一合同煮，竹刀切透黑，去皮、尖，焙)、五灵脂（酒浸，淘去沙石，晒干，研）各半两，威灵仙（去芦，洗）二两。

上为细末，酒糊为圆，如梧桐子大。每服五十圆，盐汤、盐酒任下，妇人醋汤下。

（五十）换腿圆

薏苡仁（炒)、石南叶、石斛（去苗，酒浸)、萆薢（微炙)、川牛膝（去苗，酒浸)、天南星（炮)、羌活（去芦)、防风（去芦、叉)、黄芪（去芦头，蜜炙)、当归（去苗，酒浸)、天麻（去苗)、续断各一两半，槟榔二两半，木瓜四两。

上为末，酒煮面糊圆，如梧桐子大。每服五十圆，温酒、盐汤任服。

（五十一）大圣保命丹

方与前大圣一粒金丹同。

上为细末拌匀，用上件墨汁和药，每一两分作六圆，窨干，用金箔为衣。每服一圆，用生姜半两和皮擦取自然汁，将药圆于姜汁内化尽为度，用无灰酒半盏暖热，同浸化，温服，量患者酒性多少，更吃温酒一二升，投之以助药力。次用衣被盖覆便卧，汗出力度。势轻者，每服半圆，不拘时。如有风疾，常服尤佳，补五脏，固真元，通流关节，祛逐风邪，壮筋骨，活血驻颜。

（五十二）四生圆

五灵脂（去石）、骨碎补、川乌头（去皮、尖）、当归各等分。

上为细末，用无灰酒打面糊为圆，如梧桐子大。每服七圆，渐加至十圆至十五圆，温酒下。服此药莫服灵宝丹，恐药无效。

（五十三）轻脚圆

木鳖子（别研）、白胶香（别研）、白芍药各二两，草乌（去皮、尖）四两，赤小豆一两（别研为末，打糊）。

上末，赤小豆糊为圆，如梧子大。每七圆，旋加至十圆，温酒或木瓜汤下。病在上，食后临卧服，病在下，空心服。

（五十四）经进地仙丹

人参、黄芪各一两半，附子（炮）、川椒（去目，并闭口者，少炒出汗）、苁蓉（酒浸，焙）各四两，川乌（炮）、茯苓（白）、甘草、白术各一两，菟丝子（酒浸）、覆盆子、天南星（汤洗，姜汁制焙）、防风（去芦）、白附子、何首乌各二两，牛膝（去芦，酒浸二宿）四两，狗脊（去毛）、赤小豆、骨碎补（去毛）、乌药、羌活、萆薢各二两，木鳖子（去壳）、地龙

（去土）各三两。

上为细末，煮酒面糊为圆，如梧桐子大。每服三十圆，加至四十圆，空心，温酒吞下。

（五十五）伏虎丹

张徽猷方。生干地黄、蔓荆子（去白）、白僵蚕（炒，去丝）各一分，五灵脂（去皮）半两，踯躅花（炒）、天南星、白胶香、草乌头（炮）各一两。

上为细末，酒煮半夏末为糊，圆如龙眼大。每一圆分作四服，酒吞下，日进二服。

（五十六）秘方换腿圆

薏苡仁、石南叶、天南星（洗，姜制，炒）、川牛膝（酒浸，焙）、肉桂（去粗皮）、当归（去芦）、天麻（去苗）、附子（炮，去皮、脐）、羌活、防风（去叉）、石斛（去根）、萆薢（微炙）、黄芪（蜜炙）、续断各一两，苍术（米泔浸）一两半，槟榔半两，干木瓜四两。

上为细末，面糊为圆，如梧桐子大。每服三十圆至五十圆，空心，温酒或木瓜汤吞下，日进二三服。常服舒筋轻足，永无脚气之患。

（五十七）左经圆

生黑豆一斤（以斑蝥二十一个，去头，足同煮，候豆胀为度，去斑蝥不用，取豆焙干），川乌（炮，去皮、脐）二两，乳香（研）二两，没药一两半，草乌（炮）四两。

上为末，醋糊为圆，如梧桐子大。每服三十圆，温酒下，不拘时。

（五十八）木瓜圆

熟干地黄（洗，焙）、陈皮（去瓤）、乌药各四两，黑牵牛三两（炒），石南藤、杏仁（去皮尖）、当归、苁蓉（酒浸，焙）、干木瓜、续断、牛膝（酒浸）各二两，赤芍药一两。

上为细末，酒糊为圆，如梧桐子大。每服三五十圆，空心，木瓜汤吞下，温酒亦可。

（五十九）追风应痛圆

威灵仙、狗脊（去毛）各四两，何首乌、川乌（炮，去皮、脐）各六两，乳香（研）一两，五灵脂（酒浸，淘去沙石）五两半。

上为末，酒糊为圆。每服十五圆，加至二十圆，麝香温酒吞下，只温酒亦得，食稍空服。常服轻身体，壮筋骨，通经活络，除湿去风。孕妇不可服。

（六十）磁石圆

磁石（烧，醋淬二十遍，捣罗如扮）一十两，牛膝（酒浸，焙）六两，黄踯躅（炒）八两，川芎、肉桂（去粗皮）、赤芍药、黑牵牛（炒）各四两，草乌（炮，去皮、脐）十四两。

上为细末，酒糊为圆。每服三十圆，煨葱盐酒吞下，煨葱茶下亦得；偏正头疼，生葱茶下；妇人血风，浑身疼痛，头目眩晕，面浮体瘦，淡醋汤下，日进三服，大有神效。

（六十一）黑神圆

牡丹皮、白芍药、川芎、麻黄（去根、节）各四两，赤芍药、甘草各十两，荆芥、草乌（炮）各六两，乌豆八两，何首乌（米泔浸，切，焙）十二两。

上为细末，水糊为圆，如鸡头大。每服一圆，细嚼，茶酒任下，不计时候。妇人血风流注，用黑豆淋酒下。小儿惊风，煎金银汤下。伤风咳嗽，酒煎麻黄下。头痛，葱茶下。

（六十二）苦参圆

苦参三十二两，荆芥（去梗）十六两。

上为细末，水糊为圆，如梧桐子大。每服三十圆，好茶吞下，或荆芥汤下。

（六十三）香薷圆

香薷（去土）、紫苏（茎叶，去粗梗）、干木瓜各一两，丁香、茯神（去木）、檀香（剉）、藿香叶、甘草（炙）各五钱。

上为细末，炼蜜和圆，每两作三十圆。每服一圆至二圆，细嚼，温汤下，或新汲水化下亦得。小儿服半圆，不计时候。

（六十四）大已寒圆

荜茇、肉桂各四斤，干姜（炮）、高良姜各六斤。

上为细末，水煮面糊为圆，如梧桐子大。每服二十粒，米饮汤下，食前服之。

（六十五）太阳丹

治头疼，伤寒，感风，气积，偏正，夹脑一切头疼。每服一粒，薄荷茶嚼下。风壅痰盛，咽膈不利，亦宜服之。脑子二两（别干）、川芎、甘草、白芷各一斤，石膏（别研）二斤，大川乌（炮，去皮、脐）一斤。

为细末，蜜同面糊为圆，每两作一十八粒，朱红为衣。

（六十六）桂苓圆

肉桂（去粗皮，不见火）、茯苓（去粗皮）各等分。

为细末，炼蜜为圆，每两作八圆。每服一圆，用新汲水或热水嚼下，化下亦得。

（六十七）消暑圆

半夏（醋五升煮干）、甘草（生）、茯苓（去皮）各半斤。

上细末，生姜汁作薄糊为圆，如梧桐子大。每服五十粒，水下。（易简方）云，此药合时，须用好醋煎煮半夏，姜汁作糊，毋见生水，臻志修合，用之神效。中暑为患，药下即苏，伤暑发热头疼，用之尤验。夏月常服，止渴利便，虽多饮水，亦不为害，应是暑药皆不及此。若痰饮停积，并用姜汤咽下。入夏之后，不可阙此。

（六十八）黄龙圆

黄连（去须）三十二两，好酒五升。

上黄连以酒煮干为度，研为细末。用面水煮糊搜和为圆，如梧桐子大。每服三十圆，热水吞下。又疗伤酒过多，壮毒下血，大便泄泻，用温米饮吞下，食前进，一日两服。

（六十九）水浸丹

巴豆（大者）二十五枚（去皮、膜，研，取油尽如粉），黄丹（炒，研，罗过）取一两一分。

上同研匀，用黄蜡熔作汁，别为圆如梧桐子大。每服五圆，以水浸少顷，别以新汲水吞下，不拘时候。

（七十）苏合香圆

（麝香苏合香圆方见后）白术、青木香、乌犀屑、香附子（炒去毛）、朱砂（干，水飞）、诃黎勒（煨，去皮）、白檀香、安息香（别为末，用无灰酒一升熬膏）、沉香、麝香（研）、丁香、荜茇各二两，龙脑（研）、苏合香油（入安息香膏内）各一两，熏陆香（别研）一两。

上为细末，入研药匀，用安息香膏并炼白蜜和剂，每服旋圆如梧桐子大。早朝取井华水，温冷任意，化服四圆。老人，小儿可服一圆。温酒化服亦得，并空心服之。用蜡纸裹一圆如弹子大。绯绢袋盛，当心带之，一切邪神不敢近。

（七十一）安息香圆

肉桂（去粗皮）二两半，诃子（炮，取皮）二两，阿魏（细干，白面少许搜和作饼子，炙令香熟）一分，茯苓（白底）、当归（汤洗，切片，焙干）、干姜（炮，去皮）、肉豆蔻（去壳）、川芎、丁香（皮）、缩砂仁、五味子（微炒）、巴戟（去心，面炒）、益智（子，去皮）、白豆蔻（去皮）各一两半，硇砂（酒半盏化，去石，入蜜中）、槟榔（炮）、荜澄茄、芍药、莪术、三棱（炮）、安息香（酒半盏化，去砂，入蜜）、香附（去毛）、茴香（微炒）各一两半，胡椒、高良姜、木香、沉香、乳香（别干）、丁香各一两。

上诸药，除安息香、硇砂外，并一处杵，罗为细末，用蜜三十两，入安息香、硇砂于蜜中炼熟，剂上件药，杵一二千下，圆如鸡头肉大。每服一圆，细嚼，温酒下，浓煎生姜汤下亦得，食前服。

（七十二）丁沉圆

甘草（炙）、青皮（去瓤，剉，炒）、丁香、白豆蔻仁、沉香、木香、槟榔、肉豆蔻仁各五两，白术（剉，微炒）四十两，人参（去芦）、茯苓（去皮）、诃黎勒（煨取皮）各十两，肉桂（去粗皮）、干姜（炮裂）各二两半，麝香（别研）一两。

上为细末，入麝香令匀，炼蜜和圆，如酸枣大。每服一圆，细嚼，炒生姜盐汤下，温酒亦得，空心食前服。

（七十三）大沉香圆

天台乌药、白芷、甘松（洗，晒）、甘草（爁）各二斤半，姜黄（去皮）、檀香、干姜（炮）、肉桂（去粗皮）各二十两，白豆蔻（去皮）十两，沉香二十两，香附子（去毛，爁）五斤。

上为末。炼蜜搜和，每一两作二十圆。每服一圆，嚼破，炒生姜盐汤下。元气发动，炒茴香热酒下，空心，食前服。

（七十四）理中圆

白术、干姜（炮）、人参、甘草（爁）各二十两。

上为末，炼蜜为圆，每一两作一十圆。每服一圆，食前，沸汤化下，嚼服亦得，或圆如梧桐子大服并得。大病新瘥，多睡不止，及新产内虚，皆可服之。常服温脾暖胃，消痰逐饮，顺三焦，进饮食，辟风、寒、湿、冷邪气。

（七十五）和胃圆

厚朴（去粗皮，剉碎，以生姜二两，研烂，同炒）、半夏（一半汤洗，曰干，微炒，一半生姜汁制作饼，炙黄）、鳖甲

（九肋，大者一枚，黄泥外固，以米醋二碗，化硇砂一两，放鳖甲内，慢火熬干，取二两，细研如粉用）、神曲（碎，炒）、麦蘖（微炒）、白术（剉，炒）、肉桂（去粗皮）各二两，枳壳（去瓤，麸炒）、三棱（炮）青皮（去白，炒）、人参各三两，陈皮（去白）、诃子（炮，去核）各四两，槟榔、当归各一两半，芍药、甘草（炒）各一两，干姜（炮）、赤茯苓（去皮）各三分。

上为细末，蜜圆如小豆大。每服二十圆，加至三十圆，微嚼破，温水下，不计时候。

（七十六）紫苏子圆

紫苏子（拣净）、陈皮（去白）各二两，肉桂（去粗皮）、人参（去芦）、高良姜（炒）各一两。

上五味为细末，炼蜜和圆，如弹子大。每服一圆，细嚼，温酒下，米饮亦得，不计时候。或作小圆服之亦得。若食瓜脍生冷，觉有所伤，噫气生熟，欲成霍乱者，含化一圆，细细咽汁，服尽应时立愈。常服此药，永不患霍乱，甚妙。

（七十七）养脾圆

大麦蘖（炒）、白茯苓（去皮）、人参（去芦）各一斤，干姜（炮）、缩砂（去皮）各二斤，白术半斤，甘草（剉，爁）一斤半。

上为细末，炼蜜和圆，每两作八圆。每服一圆，细嚼，生姜汤送下，食前服。此药养胃进食。

（七十八）五膈圆

蜀椒（去目并闭口者，微炒去汗）、细辛（去苗，土）、肉桂（去粗皮）、远志（去心）各三两，麦门冬（去心，焙）、甘草（炙）各五两，干姜（炮）二两，人参（去芦）四两，附子（炮，去皮，脐）一两半。

上为细末，炼蜜和圆，如弹子大。每服一圆，含化咽之，胸膈喉中当热，药力稍尽，更服一圆，日三服，夜二服，服药七日即愈；或圆如梧桐子大，温酒服之亦得，食后服。

（七十九）积气圆

巴豆（一百个，去皮、心、膜，出油取霜）三钱，桃仁（去皮、尖，麸炒，别研）一两半，附子（炮，去皮、脐）四两，米醋五升（以硇砂、大黄同用慢火熬成膏），大黄（面裹，煨，去面，为末）、干漆（炒焦）、木香、鳖甲（醋炙黄）各一两，三棱（煨，乘热捣碎）、肉桂（去粗皮）、硇砂（研）各二两，朱砂（研飞）、麝香（别研）各二钱半。

上为细末，入研药匀，以醋膏为圆，如梧桐子大。每服二圆，炒生姜汤温下，或木香汤亦得，食后，临卧服。更看虚实，加减服之，忌生冷，硬物。

（八十）丁香圆

猪牙皂角（去皮，炙焦黑，为细末）、好墨（烧，醋淬）、肉桂（去粗皮）、干姜（炮）、丁香、木香各一两，干漆（碎，炒令烟尽，为细末）、黑牵牛（炒，为细末）、川大黄（别为细末）、蓬莪（炮，捣碎）、京三棱（炮，捣碎）、硇砂（别研）、附子（炮，去皮、脐）各二两，青皮（去白）三两，巴豆霜（先用醋煎砌砂令热，下巴豆霜，煎三两沸，下大黄末熬膏）一钱半。

上以大黄，硇砂，巴豆膏和圆，如绿豆大。每服一两圆，茶、酒任下。如要取化癥瘕癖块，用生姜汤下七圆，并食后，临卧服之。

（八十一）小丁香圆

五灵脂十二两，丁香三两，木香一两半，肉豆蔻（去壳）三十个，巴豆（去皮、膜，出油）二百一十个。

上为细末，入巴豆令匀，面糊和令得所，圆如黍米大。每服五圆至七圆，温生姜汤下，橘皮汤亦得，食后服。如霍乱吐逆，煎桃叶汤放冷下。小儿吐逆不定，三岁儿服三圆，五岁已下服四圆，用生姜桃叶汤下。

（八十二）三棱煎圆

杏仁（汤浸，去皮、尖，麸炒黄色）、硇砂（飞研）各一两，神曲（碎，炒）、麦蘖（炒）各三两，青皮（去白）、干漆（炒）、萝卜子（微炒）各二两，三棱（生，细剉，捣，罗为末）八两（以酒三升，石器内熬成膏）。

上件为末，以三棱膏匀搜和圆，如梧桐子大。每服十五圆至二十圆，温米饮下，食后服。

（八十三）青木香圆

补骨脂（炒香）、荜澄茄、槟榔（酸粟米饭裹，湿纸包，火中煨令纸焦，去饭）各四十两，黑牵牛（二百四十两，炒香，别捣末）一百二十两，木香二十两。

上为细末，入牵牛末令匀，渐入清水和令得所，圆如绿豆大。每服二十圆，茶，汤熟水任下，食后服。每酒食后可服五圆至七圆。小儿一岁服一圆。怀妊妇人不得服之。

（八十四）消食圆

乌梅（去核，焙干）、干姜（炮）各四两，小麦蘖（炒黄）三两，神曲（捣末，炒）六两二钱。

上为末，炼蜜和搜为圆，如梧桐子大。每服十五圆，加至二十圆，米饮下，日二服，不计时候。

（八十五）小独圣圆

巴豆（连皮称半两，去皮、心、膜，炒熟，得三钱，研）、肉桂（去粗皮）一斤，硇砂（研飞）一两，半夏（汤洗七次）、丁皮（舶上者）、乌梅（去核）、干姜（炮）、当归（去芦）、三棱（煨，捣碎）各四两。

上为细末，入巴豆，硇砂匀，水煮面糊为圆，如麻子大。每服三圆至五圆，用温水下，食后服。常服化滞气，利胸膈，止逆消食。

（八十六）温白圆

川乌（炮，去皮、脐）二两半，柴胡（去芦）、桔梗、吴茱萸（汤洗七次，焙干，炒）、菖蒲、紫菀（去苗，叶及土）、黄连（去须）、干姜（炮）、肉桂（去粗皮）、茯苓（去皮）、蜀椒（去目及闭口，炒出汗）、人参、厚朴（去粗皮，姜汁制）、皂荚（去皮、子，炙）、巴豆（去皮、心、膜，出油，炒，研）各半两。

上为细末，入巴豆匀，炼蜜为圆，如梧桐子大。每服三圆，生姜汤下，食后或临卧服，渐加至五七圆。

（八十七）九痛圆

狼毒（炙香）一两，附子（炮，去皮、脐）三两，干姜

（炮）、巴豆（去皮、心膜，炒干，取霜）、人参、吴茱萸（汤洗七次）各一两。

上六味为细末，炼蜜和圆，如梧桐子大。每服空腹温酒下一圆。卒中恶心腹胀痛，口不能言者，服二圆立瘥。

（八十八）神保圆

木香、胡椒各一分，干蝎（全者）七个，巴豆（去心、皮，别研）十个。

上为细末，入巴豆霜令匀，汤释蒸饼，圆如麻子大，朱砂为衣，每服三粒，汤使如前。

（八十九）撞气阿魏圆

茴香（炒）、青皮（去白）、甘草（炒）、蓬莪（炮）、川芎、陈皮（去白）各一两，白芷半两，丁香皮（炮）一两，缩砂仁、肉桂（去皮）各半两，生姜四两（切作片子，用盐半两淹一宿，炒黑色），胡椒、阿魏（醋浸一宿，以面同为糊）各二钱半。

以上捣为末，用阿魏糊和圆，如鸡头大，每药圆一斤，用朱砂七钱为衣。丈夫气痛，炒姜盐汤下一粒至二粒；妇人血气，醋汤下。常服一粒，烂嚼，茶、酒任下。

（九十）丁沉煎圆

丁香十二两，沉香二两，木香一钱半，丁香皮一两，白豆蔻仁九两半。

上为细末，别用甘草熬膏子为圆，每一两分作二百五十圆。每服一粒，含化，空心食。

（九十一）感应圆

百草霜（用村庄家锅底上刮得者，细研）称二两，杏仁（拣净者，去双仁者，百四十个，去尖，汤浸一宿，去皮，别研极烂如膏）、南木香（去芦头）二两半，丁香（新拣者）一两半，川干姜（炮制）一两，肉豆蔻（去粗皮，用滑皮仁子）二十个，巴豆七十个（去皮、心、膜，研细，出尽油如粉）。

上除巴豆粉、百草霜、杏仁三味外，余四味捣为细末，与前三味同拌，研令细，用好蜡匮和，先将蜡六两熔化作汁，以重绵滤去滓，以好酒一升，于银石器内煮蜡熔，数沸倾出，候酒冷，其蜡自浮，取蜡称用。凡春夏修合，用清油一两，于铫内熬，令末散香熟，次下酒煮蜡四两，同化作汁，就锅内乘热拌和前项药末；秋冬修和，用清油一两半，同煎煮热作汁，和匮药末成剂，分作小铤子，以油单纸裹，旋圆服饵。此高殿前家方也。

（九十二）小理中圆

红豆、莪术（煨，乘热碎捣）、缩砂仁各一两，草豆蔻（煨）、青皮（去白瓤）、陈皮（去白）、干姜（炮）、京三棱（煨，乘热碎捣）、肉桂（去粗皮）各二两，良姜、牵牛（炒香熟）各三两，阿魏（醋化，去沙石，研）三两。

上为末，水煮面糊圆，如梧子大。每服三十粒，生姜橘皮汤下，温汤亦得，不拘时。

（九十三）大七香圆

香附子（炒）一百九十二两，麦糵（炒）一百两，丁香皮三百三十两，缩砂仁、藿香（叶）各二百五十两，甘松、乌药各六十四两，肉桂（去粗皮）、甘草（炒）、陈皮（去白，洗）各二百五十两。

上为末，炼蜜为丸，如弹子大。每服一粒，盐酒，盐汤嚼下。妇人脾血气，如经月水不调，并用炒姜酒嚼下，醋汤亦得，大有神效。忌生冷，肥腻等物。

（九十四）小七香圆

甘松（炒）八十两，益智仁（炒）六十两，香附子（炒，去毛）、丁香皮、甘草（炒）各一百二十两，蓬莪（煨，乘热碎）、缩砂仁各二十两。

上为末，水浸蒸饼为圆，如绿豆大。每服二十圆，温酒、姜汤、熟水任下。或气胀满，磨乌药水煎汤下。或酒食过度，头眩恶心，胸膈满闷，先嚼二十圆，后吞二十圆，生姜、紫苏汤下。此药性温平，不动脏腑。

（九十五）连翘圆

连翘（洗）、陈皮各二百四十两，青皮（洗）、蓬莪（炮）、肉桂（去粗皮，不见火）、好墨（煅）各一百六十两，槟榔八十两，牵牛子（碾，取末）二百二十两，三棱（炮）二百四十九两，肉豆蔻二十五两。

上为末，面糊为圆，如梧桐子大。每服三十圆，生姜汤下。久患赤白痢及大肠风秘，脾毒泻血，黄连煎汤下，妇人诸疾，姜醋汤下，不拘时。孕妇莫服。

（九十六）酒症圆

雄黄（拣六个，如皂荚子大）、巴豆（不去皮，不出油）、蝎梢各十五个。

上三味，同研细，入白面称重五两半，滴水和如豌豆大，候稍干，入麸内同炒香，将一粒放水中。如药粒浮于水上，即去麸不用。每服二粒，温酒下，食后服。寻常伤酒，每服一粒，茶、酒任下。

（九十七）温中良姜圆

高良姜（炒）四斤，干姜（炮）白术各二斤四两，肉桂（去粗皮）二十八两，甘草（爁）一斤。

上为细末，炼蜜为圆，每一两作一十二圆。每服一圆，细嚼，生姜橘皮汤、米饮亦得，空心，食前。

（九十八）煨姜圆

附子、硇砂、木香、生姜。

上用大附子五十个，各重半两者，去皮、脐，以尖刀子剜去心子，约容硇砂半钱实之。却以附子末和面作饼子，裹附子，用文武火煨令黄，用木香如附子之半，同为细末，以水为圆，如鸡头大。复以生姜一块，擘作两片，以药在内，湿纸裹令煨，候姜热，白汤嚼下，空心服。

（九十九）金露圆

生干地黄（剉，焙）、贝母（去心）、紫菀（洗，去苗，剉，焙）、柴胡（去芦，剉，焙）、干姜（炮）、桂心（不见火）、人参（洗，去芦，切，焙）、防风（去芦，剉，焙）、枳壳（汤浸，去瓤，麸炒）、蜀椒（去目，炒出汗）、桔梗（洗，去芦，剉，焙）、吴茱萸（汤浸七遍）、甘草（炙）、芎䓖（洗，去芦，剉，焙）、菖蒲（米泔浸一宿）、白茯苓（去黑皮，剉，焙）、厚朴（去粗皮，姜汁制）、鳖甲（米醋炙黄）、甘松（净洗）各一两，草乌头（炮）、黄连（洗，剉，焙）各二两，巴豆（去心、膜，用醋煮三十沸，焙干，取一两，不去油，煮时须亲自数三十沸，便倾出焙干，若沸过则药无力。一方用甘遂）。

上为细末，以面糊圆，如梧桐子大。每服五圆，小儿两圆。心中痰患，姜汤下。心痛酸，石榴皮汤下。口疮，蜜汤下。头痛，石膏汤葱茶下。一切脾气，橘皮汤下，水泻，气泻，煮陈皮饮下。赤痢，甘草汤下。白痢，干姜汤下。赤白痢，甘草干姜汤下。胸膈噎闷，通草汤下。妇人血气，当归酒下，如不饮酒，当归煎汤下亦得。疝气，岚气，小肠气及下坠，附子汤下。常服及应急诸般疾患，只米饮、茶、酒、熟水任下。伤冷腹痛，酒食所伤，酒疸，黄疸，结气痞塞，鹤膝，并用盐汤、盐酒下。

（一百）木香分气圆

木香、甘松（洗去泥）各一两，甘草（炙）六两，香附子十六两，蓬莪（煨）八两。

上为细末，水糊为圆。每服二十粒，煎生姜橘皮汤下，不计时。脾胃虚弱人最宜服。常服宽中顺气进食。

（一百零一）神仙沉麝圆

没药（研）、血竭（研）、沉香（剉）、麝香（研细）、辰砂各一两，木香半两，甘草二两。

上为末，熬甘草为膏搜和。每服一圆，用姜盐汤嚼下。血气，醋汤下。松滋令万君拟宝此药，妇人产后血痛，气痛，不可忍者，只一圆立愈。万君神秘之，每有人病，止肯与半圆，往往亦瘥，神效不可尽述。

（一百零二）枳实理中圆

枳实（麸炒）一两，白术、人参（去芦）、甘草（炙）、白茯苓（去皮）、干姜（炮）各二两。

上捣，罗为细末，炼蜜为圆，如鸡子黄大。每服一圆，热汤化下。连进二三服，胸中豁然，不拘时候。

（一百零三）二姜圆

干姜（炮）、良姜（去芦头）。

上件等分为细末，面糊为圆，如梧桐子大。每服十五圆至二十圆，食后，橘皮汤下。妊娠妇人不宜服。

（一百零四）姜合圆

丁香（不见火）、木香（不见火）、人参各一两，白术（焙）、青皮（去白）、陈皮（去白）各二两，附子（炮，去皮，脐）二两半，厚朴（去粗皮，姜汁炙）、肉豆蔻（炮）各二两，姜（炮）三两。

上为细末，入硇砂八钱，姜汁，面打糊为圆，每一两作二十圆。每服一圆，用老姜一块，如拇指头大，切开作合子，安药于内，用湿纸裹，慢火煨一顿饭久，取出去纸，和姜细嚼，白汤送下。孕妇不得服。小儿一粒分四服。老人、小儿内有伤积，服之无不神验。此药不损脏腑。

（一百零五）蓬煎圆

猪胰一具，京三棱、蓬莪（二味醋煮令透，切，焙，为末）各四两。

以上二味，同猪胰入硇砂熬膏。川楝子（去核）、山药、槟榔、枳壳（去瓤，麸炒）、茴香（炒）、附子（炮，去皮、脐）各二两，硇砂半两。

上碾细末，入猪胰，硇砂膏，同醋糊为圆，如梧桐子大。每服十圆至十五圆，生姜汤下，妇人淡醋汤下，不计时候，更量虚实加减。常服顺气宽中，消积滞，化痰饮。

（一百零六）守中金圆

干姜（炮）、甘草（爁）、苍术（米泔浸）、桔梗（去芦）。

上件各等分，剉为细末。炼蜜为圆，如弹子大。每服一圆，食前，沸汤嚼下。又治脾胃留湿，体重节痛，面色萎黄，肌肉消瘦。常服温脾暖胃，消痰逐饮，顺三焦，进美饮食。辟风，寒，湿，冷。

（一百零七）集香圆

白豆蔻仁、缩砂仁、木香（不见火）、姜黄各四两，丁香（不见火）六两，香附子（炒，去毛）四两八钱，麝香（研）八钱，甘草十六两（内二两入药，十四两捣汁煎膏）。

上除研药，碾为细末，入麝香拌匀，用甘草膏搜和为圆，如梧桐子大。每服一二圆，细嚼咽津，不拘时候。常服宽中顺气，消宿酒，进饮食，磨积滞，去症块。

（一百零八）肉豆蔻圆

诃黎勒皮、龙骨、木香各三分，丁香三两，肉豆蔻仁、缩砂仁各一两，赤石脂、白矾灰各半两（枯）。

上药捣，罗为末，粟米饮和搜，圆如梧桐子大。每服二十圆，米饮下，不计时候。

（一百零九）如神圆

天南星（炮）、羌活、白芷、甘草（炙）、京三棱（醋浸，炮，搥）、干姜（炮）、附子（炮，去皮、脐）、半夏（汤洗二七遍，姜汁炒，令干）。

上等分为末，醋煮面糊圆，如梧桐子大。每服空心，生姜盐汤下二十圆至三十圆。患泻，二宜汤下三十圆。小儿赤痢，甘草橘皮汤下三圆至五圆。量儿大小，加减与服。白痢，干姜汤下。

（一百一十）丁香脾积圆

丁香、木香各半两，皂荚三大枚（烧存性）、青橘皮（洗）一两，莪茂三两，三棱二两，高良姜二两。（以上同用米醋一升，于瓷瓶内煮干，莪术、三棱、良姜，并乘热切碎，同焙干）巴豆（去壳）半两。

上入百草霜三匙，同碾为细末，面糊为圆，如麻仁大。每服五圆，七圆至十五、二十圆止。食伤，随物下，脾积气，陈橘皮汤下，口吐酸水，淡姜汤下，翻吐，藿香甘草汤下，丈夫小肠气，炒茴香酒下，妇人血气刺痛，淡醋汤下。呕逆，菖蒲汤下。小儿疳气，史君子汤下。更量虚实加减。如欲宣转，可如圆数，五更初，冷茶清下，利三五行后，以白粥补之。孕妇不得服。

（一百一十一）木香分气圆

木香、丁香皮、香附子（炒，去毛）、蓬莪茂（煨）、缩砂仁、甘草各四两，藿香叶、川姜黄、檀香、甘松（洗）各一两。

上十味晒干，不见火，捣，罗为细末，稀糊为圆，如梧桐子大。每服二十圆至三十圆，生姜橘皮汤吞下，不计时候。脾胃虚弱人最宜服之。常服宽中顺气，进饮食。

（一百一十二）千金大养脾圆

枳壳、神曲、陈皮（去白）、麦蘖（炒）、茴香、白姜（炮）、缩砂（去皮）、肉豆蔻、三棱（炮）、茯苓（去皮）、良姜、薏苡仁、益智（去壳）、胡椒、木香、白扁豆（炒）、丁香、白术、红豆、藿香（去梗）、山药、苦梗（炒）、人参、甘草（炙）、蓬莪茂（炮）。

上各等分为末，炼蜜为圆，如弹子大。每服一粒，细嚼，白汤送下，温酒亦得，空心，食前。常服养益脾胃，大进饮食。

（一百一十三）参苓壮脾圆

人参、白术、茯苓（去皮）、肉桂（去粗皮，不见火）、缩砂（去皮）、干姜、胡椒、麦蘖（微炒）、神曲、山药、白扁豆（炒）。

上件等分为末，炼蜜为圆，如弹子大。每服一圆细嚼，白汤送下，温酒亦得，空心，食前。常服育神养气，和补脾胃，进美饮食。

（一百一十四）卢氏异方感应圆

黄蜡（真者）十两，巴豆百粒（去皮，研为粉，用纸数重裹捶，油透再易纸，至油尽成白霜为妙），乳香（剉，研）三钱，杏仁七十枚（去皮、尖，研细，依巴豆法去油），丁香（怀干）、木香（湿纸裹，煨）、干姜（炮）、肉豆蔻（面裹，煨）、荜澄茄、槟榔、青皮（汤洗，去瓤，炒）、百草霜（筛细）、片子姜黄各一两。

除巴豆粉、百草霜、杏仁、乳香外，余并为细末，却同前四味拌和研匀。先将上项黄蜡十两，于银、石器内熔化作汁，用重绵滤去滓，以无灰好酒一升，于银，石器内煮蜡熔，数滚取起，候冷，其蜡自浮于酒上，去酒不用。春夏修，合用清麻油一两，秋冬用油一两半，于入银器内熬，令香熟；次下酒煮蜡，同化作汁，乘热拌和前项药末十分均匀了，候稍凝，分作剂子，用罐子盛之，半月后方可服。如服，旋圆如萝卜子大，任意服之，二三十圆加至五十圆无碍。此药以蜡多，虽难圆，然圆子愈细，功愈博，临睡须常服之。若欲治病，不拘时候。

（一百一十五）麝香苏合香圆

白术、青木香、乌犀屑、香附子（炒，去毛）、朱砂（研，水飞）、诃黎勒（煨，去皮）、白檀香、安息香（别为末、用无灰酒一升熬膏）、沉香、麝香（研）、丁香、荜拨各二两。苏合香油（入安息香膏内）一两。薰陆香（别研）一两。上为细末，入药研匀，用安息香膏并炼白蜜和剂，每服旋圆如梧桐子大。

（一百一十六）木香槟榔圆

郁李仁（去皮）、皂角（去皮，酥炙）、半夏曲各二两，槟榔、枳壳（麸炒）、木香（不见火）、杏仁（去皮、尖，麸炒）、青皮（去白）各一两。

上为细末，别用皂角四两，用浆水一碗搓揉熬膏，更入熟蜜少许，和圆如梧桐子大。每服五十圆，食后温生姜汤下。

（一百一十七）倍术圆

干姜（炮）、肉桂（去粗皮）各半斤，白术一斤。

上三味捣筛，蜜和圆，如梧桐子大。每服二十圆，温米饮下，加至三十圆，食前服，日二服。

（一百一十八）消饮圆

枳实（麸炒）半两，茯苓（去皮），干姜（炮）各三两，白术八两。

上同为细末，炼蜜和圆，如梧桐子大。每服五十圆，温米饮下，不计时候。

（一百一十九）化痰玉壶圆

天南星（生）、半夏（生）各一两，天麻半两，头白面三两。

上为细末，滴水为圆，如梧桐子大。每服三十圆，用水一大盏，先煎令沸，下药煮五七沸，候药浮即熟，漉出放温，别用生姜汤下，不计时候服。

（一百二十）辰砂化痰圆

白矾（枯过，别研）、辰砂（飞研）各半两，南星（炮）一两，半夏（洗七次，姜汁捣，作曲）三两。

白矾、半夏曲、天南星为末，合和匀，用生姜汁煮面糊圆，如梧桐子大，别用朱砂末为衣。每服十圆，生姜汤下，食后服。亦治小儿风壅痰嗽，一岁儿服一圆，捶碎用生姜薄荷汤下。

（一百二十一）金珠化痰圆

皂荚仁（炒）、天竺黄、白矾（光明者，放石，铁器内熬汁尽，放冷，研）、铅白霜（细研）各一两，半夏（汤洗七次，用生姜二两洗，刮去皮，同捣细，作饼子，炙微黄色）四两，生白龙脑（细研）半两，辰砂（研飞）二两，金箔（为衣）二十片

上以半夏，皂荚子仁为末，与诸药同拌研匀，生姜汁煮面为糊为圆，如梧桐子大。每十圆至十五圆，生姜汤下，食后，临卧服。

（一百二十二）玉液圆

寒水石（烧令赤，出大毒，水飞过）三十两，白矾（枯过，研细）、半夏（汤洗七次，为细末）各十两。

上合研，以白面糊为圆，如梧桐子大。每服十圆，温生姜汤下，食后，临卧服，每服三十圆亦得。

（一百二十三）玉芝圆

人参（去芦）、干薄荷叶、白茯苓（去皮）、白矾（枯过）、南星（米泔浸一伏时，焙干）各三十两，半夏（汤洗七次，为末，生姜汁捣和作面）六十两。

上为末，用生姜汁煮面糊和圆，如梧桐子大。每服二十圆，生姜汤下，食后。如痰盛燥热，薄荷汤下。

（一百二十四）胡椒理中圆

款冬花（去梗）、胡椒、甘草（炙）、荜茇、良姜、细辛（去苗）、陈皮（去白）、干姜各四两，白术五两。

上为细末，炼蜜圆，如梧桐子大。每服三十圆至五十圆，温汤下，温酒，米饮亦得，不拘时候，日二服。

（一百二十五）备急五嗽圆

肉桂（去粗皮）、干姜（炮）、皂荚（去皮、子，炙黄）各等分。

上为细末，炼蜜为圆，如梧桐子大。每服十五圆，温酒下，米饮亦得，食后服。

（一百二十六）大阿胶圆

麦门冬（去心）、丹参、贝母（炒）、防风（去芦、叉、头）、柏子仁、茯神（去木）、杜仲（去粗皮，炒）、百部根各半两，干山药、阿胶（炒）、茯苓（去皮）、熟干地黄、五味子各一两，远志（去心）、人参各一分。

上为细末，炼蜜和圆，每两作二十四圆。每服一圆，水一中盏，煎至六分，和滓温服，少少频呷，不拘时候。

（一百二十七）百部圆

天门冬（去心）一斤，杏仁（去皮、尖，炒）、黄芪、百部根各六两，瓜蒌根十六两，紫苏、紫菀（去苗，洗）、马兜铃各二十二两，黑参八两，肉桂（去粗皮）四两。

同为细末，炼蜜和圆，如梧桐子大。每服十五圆，煎乌梅甘草汤温下，食后服。

（一百二十八）丁香半夏圆

肉豆蔻仁、木香、丁香、人参、陈皮（去白）各一分，藿香（叶）半两，半夏（汤浸七次，姜汁炒）三两。

上为细末，以生姜汁煮面糊为圆，如小豆大。每服二十圆，生姜汤下，不计时候。

（一百二十九）人参养肺圆

黄芪（去芦，蜜涂，炙）人参各一两八钱，白茯苓（去皮）、瓜蒌根各六两，杏仁（去皮、尖，麸炒）二两四钱，皂角子（炒）三百个，半夏（洗为末，姜汁作曲）四两（炒）。

上为细末，炼蜜圆如弹子大。每服一圆，食后，细嚼，用紫苏汤送下。如喘急，用桑白皮汤下。

（一百三十）人参诃子圆

缩砂仁、诃子（去核）、藿香（去梗）、龙脑、薄荷叶各一两，百药煎、葛粉各八两，甘草五两，乌梅肉三两，人参一两二钱。

上为末，面糊为圆。每服一二圆，含化咽津，食后，临卧。

（一百三十一）温中化痰圆

青皮（去白）、良姜（去芦，炒）、干姜（炒）、陈皮（去白）各五两

上为细末，醋打面糊圆，如梧桐子大。每服三五十粒，汤饮任下，不拘时。

（一百三十二）丁香五套圆

南星（每个切作十数块，同半夏先用水浸三日，每日易水，次用白矾二两，研碎，调入水内，再浸三日，洗净，焙干）、半夏（切，破）各二两，干姜（炮）、白术、良姜、茯苓

各一两，丁香（不见火）、木香、青皮、陈皮（去白）各半两。

上为细末，用神曲一两，大麦蘖二两，同研取末，打糊和药为圆，如梧桐子大。每服五十圆至七十圆，温熟水下，不拘时候。常服温脾胃，去宿冷，消留滞，化饮食。辟雾露风冷，山岚瘴疠，不正非时之气。但是酒癖停饮，痰水不消，屡服汤药不能作效者，服之如神。

（一百三十三）缩砂圆

缩砂仁一两，高良姜、天南星（汤洗七次，焙干）各四两。

上为细末，生姜自然汁煮面糊为圆，如梧桐子大。每服五十圆至七十圆，生姜汤下，不拘时候。

（一百三十四）渫白圆

附子一枚（六钱重者，生，去皮、脐），生硫黄（别研）、天南星（生用）、半夏（生用）各一两，盆硝、玄精石各半两。

上为细末，入细面三两令停，水和为圆，如梧桐子大。每服三十圆，沸汤内煮令浮，漉出，生姜汤送下，食后。

（一百三十五）破饮圆

旋覆花八两，白术一斤一两，肉桂（去粗皮）、干姜（炮）各六两，赤茯苓（去皮）七两，枳实（麸炒）二两。

上为末，面糊圆，如梧桐子大。每服五十圆，熟水下。

（一百三十六）温中化痰圆

干姜（炮）、半夏（煮）各一两，细辛（去叶，洗）、胡椒各半两，白术（焙）二两。

上为细末，生姜汁打面糊为圆，如梧桐子大。每服三十圆至五十圆，汤、饮任下，不拘时候。

（一百三十七）人参润肺圆

人参、款冬花（去梗）、细辛（去叶，洗）、杏仁（去皮、尖，麸炒）、甘草（爁）各四两，知母（六两）、肉桂（去粗皮）、桔梗（各五两）。

上为细末，炼蜜为圆，如鸡头大。每服一圆，食后，细嚼，淡姜汤送下，含化亦得。

（一百三十八）定喘瑞应丹

蝉蜕（洗，去土、足、翅，炒）、杏仁（去皮、尖，炒）、马兜铃各二两，煅砒六钱。

上为细末，蒸枣肉为圆，如葵子大。每服六、七圆，临睡用葱茶清放冷下。服后忌热物半日。（一本用知母六两，不用马兜铃。）

（一百三十九）半夏圆

白矾（枯过）十五两，半夏（汤洗去滑，姜汁罨一宿）三斤。

上捣为细末，生姜自然汁为圆，如梧桐子大。每服二十圆，加至三十圆，食后，临卧时生姜汤下。

（一百四十）腽肭脐圆

腽肭脐（一对，慢火酒炙令熟）、硇砂（研，飞）二两，精羊肉（熟，切碎，烂研）、羊髓（取汁）各一斤，沉香、神曲（炒）各四两。

以上六味，用无灰好酒一斗，同于银器内，慢火熬成膏，候冷入下项药。

阳起石（用浆水煮一日，细研飞过，焙干用）、人参（去芦）、补骨脂（酒炒）、钟乳粉（炼成者）、巴戟（去心）、川芎、肉豆蔻（去壳）、紫苏子（炒）、枳壳（去瓤，麸炒）、木香、荜澄茄、胡芦巴（炒）、天麻（去苗）、青皮（去白）、丁香、茴香（舶上，炒）各二两，肉桂（去粗皮）、槟榔、蒺藜子（炒）、大腹子各二两半，山药一两半，苁蓉（洗，切片，焙）四两，白豆蔻（去壳）一两，大附子（炮，去皮、脐，用青盐半斤，浆水一斗五升煮，候水尽，切，焙干）八两。

上件药各依法修事，捣，罗为末，入前膏内搜成剂，于臼内捣千余杵，圆如梧桐子大。每服二十圆，空心，温酒下，盐汤亦得。

（一百四十一）菟丝子圆

又方用龙齿三分，远志（去苗、心）半两，黑豆（煮），不用石龙芮，泽泻、肉苁蓉。菟丝子（净洗，酒浸）、泽泻、鹿茸（去毛，酥炙）、石龙芮（去土）、肉桂（去粗皮）、附子（炮，去皮）各一两，石斛（去根）熟干、地黄、白茯苓（去皮）、牛膝（酒浸一宿，焙干）、续断、山茱萸、肉苁蓉（酒浸，切）三分，五味子、桑螵蛸（酒浸，炒）、芎䓖、覆盆子（去枝、叶、萼）各半两。

上为细末，以酒煮面糊为圆，如梧桐子大。每服二十圆，温酒或盐汤下，空心服。如脚膝无力，木瓜汤下，晚食前再服。

（一百四十二）金钗石斛圆

川椒（去目，微炒出汗）、胡芦巴（炒）、巴戟天（去心）、地龙（去土炒）各四两，苍术（去浮皮）、乌药各十六两，川乌头（炮，去皮，脐）、羌活（去芦）、茴香（炒）、赤小豆、马蔺子（醋炒）、金铃子（麸炒）、石斛（去根）各八两，青盐二两。

上为细末，酒煮面糊为圆，如梧桐子大。每服二十圆，温酒下，或盐汤亦得，空心，食前服之。

（一百四十三）何首乌圆

何首乌三斤（用铜刀或竹刀切如棋子大，木杵臼捣），牛膝（去苗，剉）一斤。

上件药，以黑豆一斗净淘洗曝干，用甑一所，先以豆薄铺在甑底，然后薄铺何首乌，又铺豆，又薄铺牛膝。如此重重铺，令药、豆俱尽，安于釜上蒸之，令豆熟为度。去黑豆，取药曝干，又换豆蒸之，如此三遍，去豆取药，候干为末，蒸枣肉和圆，如梧桐子大。每服三十圆，温酒下，食前服。忌萝卜、葱、蒜。此药性温无毒，久服轻身，延年不老。

（一百四十四）石南圆

赤芍药、薏苡仁、赤小豆、当归（去芦）、石南叶、牵牛子、麻黄（去根、节）、陈皮（去白）、杏仁（去皮、尖、双仁，炒）、大腹皮（连子用）、川芎各二两，牛膝（去苗）、五加皮各三两，萆薢、独活（去芦）、杜仲（剉，炒）、木瓜各四两。

上为细末，以酒浸蒸饼为圆，如梧桐子大。每服十圆至十

五、二十圆，木瓜汤下，早起、日中、临卧各一服。常服补益元气，令人筋骨壮健，耳目聪明，妇人血气亦可服之。不拘时候。

（一百四十五）八味圆

牡丹皮、白茯苓、泽泻各三两，熟干地黄八两，山茱萸、山药各四两，附子（炮，去皮、脐）、肉桂（去粗皮）各二两。

上为末。炼蜜圆如梧桐子大。每服十五圆至二十五圆，温酒下，空心，食前，日二服。久服壮元阳，益精髓，活血驻颜，强志轻身。

（一百四十六）黄芪圆

黄芪、杜蒺藜（去圆）、川楝子、茴香（炒）、川芎（炮，去皮、脐）、赤小豆、地龙（去土，炒）、防风（去芦、叉）各一两，乌药二两。

上为细末，酒煮面糊为圆，如梧桐子大。每服十五圆，温酒盐汤亦得，妇人醋汤下，空心服。

（一百四十七）茴香圆

威灵仙（洗去土）、川乌（炮，去皮、脐）、陈皮（去白）、防风（去苗）、川楝子（麸炒）、萆薢各三两，乌药（去土）五两，川椒（去目，闭口，炒出汗）二两，赤小豆、茴香（炒）各八两，地龙（去土，炒）七两。

上为细末，以酒煮面糊为圆，如梧桐子大。每服空心及晚食前，温酒下二十圆，盐汤亦得。小肠气痛，炒生姜，茴香酒下。脚转筋，木瓜汤下。妇人血脏虚冷，温醋汤下。脐腹绞痛，滑泄冷痢，浓煎艾汤下。

（一百四十八）五补圆

地骨皮、白茯苓（去皮）、牛膝（去苗，酒浸一宿）、熟干地黄、人参各一两。

上为末，炼蜜为圆，如梧桐子大。每服三十圆，温酒下，空心，食前服。稍增至五十圆，日二服。服至十日及半月，觉气壅，即服七宣圆。服七宣圆二三日，觉气散，即还服五补圆。久服去百病，髭发黑润。

（一百四十九）无比山药圆

赤石脂、茯神（去皮，木）、巴戟（去心）、熟干地黄（酒浸尽）、山茱萸、牛膝（去苗，酒浸）、泽泻各一两，山药二两，五味子六两，苁蓉（酒浸）四两，杜仲（去皮，炒）、菟丝子（酒浸）各三两。

上为末，炼蜜和搜为圆，如梧桐子大。每服二十圆至三十圆，食前，温酒下，温米饮亦得。

（一百五十）大山蓣圆

白术、麦门冬（去心）、白芍药、杏仁（去皮、尖，麸炒黄）、防风（去芦、叉）、芎䓖各一两半，大豆黄卷（炒）、熟干地黄、肉桂（去粗皮）、曲（炒）、当归（酒浸）各二两半，桔梗、白茯苓（去皮）、柴胡各一两二钱，半干姜（炮）七钱半，甘草（炙）七两，大枣一百个（蒸熟，去皮、核），阿胶（炒）、人参各一两七钱半，白蔹半两，山蓣七两半。

上为末，炼蜜与蒸枣同和圆，如弹子大。每服一圆，温酒或米饮化下，嚼服亦得，食前。常服养真气，益精补髓，活血驻颜。

（一百五十一）定志圆

远志（去苗及心）、菖蒲各二两，人参、白茯苓（去皮）各三两。

上为细末，炼蜜圆如梧桐子大，朱砂为衣。每服七圆，加至二十圆，温米饮下，食后，临卧，日三服。常服益心强志，令人不忘。

（一百五十二）玉霜圆

天雄十两（长大者，以酒浸七日了，掘一地坑，以半称炭火烧坑通赤，速去炭火令净，以醋二升泼于地坑内候干，乘热便投天雄在内，以盆合土拥之，经宿取出，去皮、脐），磁石（醋淬七次，更多为妙）、朱砂（飞研）、泽泻（洗，酒浸一宿，炙）、牛膝（去苗，酒浸，焙干）、石斛（去根，炙）、苁蓉（去皮，酒浸一宿，炙干）、巴戟（穿心者）各二两，茴香（炒）、肉桂（去粗皮）各一两，家韭子（微炒）、菟丝子（酒浸一伏时，蒸过，日干，杵，罗为末，去轻浮者）各五两，牡蛎（大煅，捣为粉）、紫梢花（如无，以木贼代之）各三两，鹿茸（用麻茸连顶骨者，先燎去毛令净，约三寸以来断，酒浸一伏时，投火炙令脆）半两，白龙骨一斤（黏舌者，细研如粉，以水飞过三度，日中晒干，用黑豆一斗，蒸一伏时，以夹绢袋盛，日晒干）。

上件一十六味，捣罗为细末，炼酒，蜜各半和圆，如梧桐子大。每服三十圆，空心，晚食前温酒下。常服补真气，壮阳道。

（一百五十三）预知子圆

枸杞子（净）、白茯苓（去皮）、黄精（蒸熟）、朱砂（研，水飞）、预知子（去皮）、石菖蒲、茯神（去木）、人参（去芦）、柏子仁、地骨皮（去土）、远志（去心）、山药各等分。

上件一十二味，捣，罗为细末，炼蜜圆，如龙眼核大，更以朱砂为衣。每服一圆，细嚼，人参汤下，不计时侯。

（一百五十四）安肾圆

肉桂（去粗皮，不见火）、川乌（炮，去皮、脐）各十六两，桃仁（麸炒）、白蒺藜（炒，去刺）、巴戟（去心）、山药、茯苓（去皮）、肉苁蓉（酒浸，炙）、石斛（去根，炙）、萆薢、白术、破故纸各四十八两。

上为末，炼蜜为圆，如梧桐子大。每服三十圆，温酒或盐汤下，空心，食前。小肠气，炒茴香，盐酒下。

（一百五十五）麝香鹿茸圆

鹿茸（火燎去毛，酒浸，炙）七十两，熟干地黄（净洗，酒浸，蒸，焙）十斤，附子（炮，去皮、脐）一百四十个，牛膝（去苗，酒浸一宿，焙）一斤四两，杜仲（去粗皮，炒去丝）三斤半，五味子二斤，山药四斤，肉苁蓉（酒浸一宿）三斤。

上为末，炼蜜为圆，如梧桐子大，每一斤圆子，用麝香末一钱为衣。每服二十粒，温酒下，盐汤亦得，食前服。（嘉定十年十二月申明改正）

（一百五十六）养气丹

禹余粮石（火炼七次，醋淬七次，为末）、紫石英（火煅一次）、赤石脂（火煅一次）各半斤，代赭石（火煅七次，醋淬七次，为末）一斤，磁石（火煅十次，醋淬十次）半斤。

以上五石各贮之，各研为细末，又以水研之。挹其清者，置之纸上，纸用筲箕盛，欲使细末在纸上，而水滴在下，挹尽而止。既干，各用藏瓶盛贮，以盐水纸筋和泥固济，阴干。以好硬炭五十斤分为五处，每一处用炭十斤，烧红作一炉子，煅此五药，以纸灰盖之。两日后，火尽灰冷，则再煅，如此三次，埋地坑内两日，出火毒，再研，入后药。

附子（炮，去皮、脐）二两，肉苁蓉（净洗，酒浸一宿，焙干）一两半，当归（酒浸一宿，焙干）、茴香（炒）、破故纸（酒炒香熟）、木香（不见火）、肉桂（去粗皮）、巴戟（盐汤浸，打，去心）、肉豆蔻（面裹，煨）、丁香、山药、鹿茸（酥炙）、白茯苓（去皮）、沉香、远志（去心）各一两。

以上各如法修制，同研为末，却入：乳香（别研）、五灵脂（去砂，别研）、没药（去砂石，研）各一两。

以上三味，入众药同研，却入：朱砂（或煅或蒸）阳起石（略煅，或只用酒煮）钟乳粉各一两。

以上三味别研，临时入。

上同入研，过罗为细末，用糯米粉煮糊为圆，每两作五十圆，阴干，入布袋内，擦令光莹。每服五圆至十圆，空心，用温酒吞下，或姜盐汤，或枣汤下亦可，妇人用艾醋汤吞下。

（一百五十七）朴附圆

厚朴（去粗皮，姜汁制）、附子（炮，去皮）各一斤，神曲（炒）八两，干姜（炮）三斤。

上为细末，酒煮面糊圆，如梧桐子大。每服三十圆，空心，食前，米饮或盐汤下亦得。

（一百五十八）平补镇心丹

酸枣仁（去皮，隔纸炒）二钱半，车前子（去土，碾破）、白茯苓（去皮）、五味子（去枝，梗）、肉桂（去粗皮，不见火）、麦门冬（去心）、茯神（去皮）各一两二钱半，天门冬（去心）、龙齿、熟地黄（洗，酒蒸）、山药（姜汁制）各一两半，人参（去芦）半两，朱砂（细研为衣）半两，远志（去心）、甘草（炙）一两半。

上为末，炼蜜圆，如梧桐子大。每服三十圆，空心，饭饮下，温酒亦得，加至五十圆。常服益精髓，养气血，悦色驻颜。

翰林刘活庵云：平补镇心丹方有二，此方有五味子、白茯苓、车前子、肉桂、人参、酸枣仁，非唯可以治心气不足，而白浊消渴尤为切要之药。（局方）无此六味，却有生地黄、苦梗、柏子仁、石菖蒲、当归，只宜治心气不足，肾气伤败，血少气多耳。

（一百五十九）思仙续断圆

木瓜（去瓤）三两，续断、萆薢各六两，牛膝（洗，去芦，酒浸一宿，焙）、薏苡仁（炒）各四两，川乌（炮，去皮、脐）、防风（去芦，叉）、杜仲（去皮，姜炒丝断）各二两。

上为末，醋糊圆。每服三十至五十圆，空心，食前，温酒盐汤任下。治脾肾风虚，毒气流注，腿膝酸疼，艰于步履。

（一百六十）木瓜圆

狗脊（去毛）六两，大艾（去梗）四两（糯米糊调成饼，焙干，为末），木瓜（去瓤）四两，天麻（去芦）、当归（酒浸，制）、萆薢、苁蓉（去芦，酒浸）、牛膝（洗去土，酒浸一宿）各二两。

上为细末，炼蜜为圆，如梧桐子大。每服二十圆，渐加至三十圆，空心，食前温酒吞下，盐汤亦可。

（一百六十一）茱萸内消圆

吴茱萸（汤洗七次，焙）、陈皮（去白）、川楝（蒸，去皮、核）、肉桂（去粗皮，不见火）、马蔺花（醋炙）、青皮（去白）、山药（焙）、茴香（炒）、山茱萸（去核）各二两，木香（不见火）一两。

上为细末，酒糊圆，如梧桐子大。每服三十圆至五十圆，空心，温酒或盐汤吞下。

（一百六十二）青娥圆

胡桃（去皮、膜）二十个，蒜（熬膏）四两，破故纸（酒浸，炒）八两，杜仲（去皮，姜汁浸，炒）十六两。

上为细末，蒜膏为圆。每服三十圆，空心温酒下，妇人淡醋汤下。常服壮筋骨，活血脉，乌髭须，益颜色。

（一百六十三）接气丹

沉香一两，硫黄（如黑锡丹砂子结，放冷，研为细末）、黑锡（去滓称）各二两，牛膝（酒浸）、白术（焙）、苁蓉（酒浸）各半两，丁香三钱，川楝子（去核用肉）、木香、茴香（炒）、肉豆蔻（煨）、破故纸（炒）、桂心（去粗皮）、附子（炮，去皮、脐）、胡芦巴（炒）、阳起石（煅）各一两。

上件药，并砂子四两，并捣为细末，和停，用糯米粉酒煮糊为圆，如梧桐子大。温酒，盐汤空心吞下五十圆。

（一百六十四）三仙丹

（又名长寿圆）川乌头一两（生，去皮，剉作骰子块，用盐半两，同炒黄色，去盐），茴香（净称三两，炒令香透），苍术二两（米泔浸一宿，刮去皮，切碎，取葱白一握，同炒黄色，去葱）。

上为细末，酒煮面糊圆，如梧桐子大。每服五七十圆，空心温酒，盐汤任下。

（一百六十五）金铃子圆

金铃子（去核，炒）四两，益智仁、胡芦巴（炒）、石菖蒲、破故纸（炒）、茴香（炒）、巴戟（去心）各二两，木香、白茯苓（去皮）、陈皮（去白）各一两。

上为末，酒煮面糊为圆，如梧子大。每五十圆，盐汤，温酒任下。

（一百六十六）张走马玉霜圆

大川乌（用蚌粉半斤同炒，候裂，去蚌粉不用）、川楝子（麸炒）各八两，破故纸（炒）、巴戟（去心）各四两，茴香（焙）六两。

上件碾为细末，用酒打面糊为圆，如梧桐了大。每服三五十圆，用酒或盐汤下，空心，食前。

（一百六十七）降心丹

熟干地黄（净洗，酒浸，蒸，焙干）、天门冬（去心）、麦门冬（去心）各三两，茯苓（去皮）、人参、远志（甘草煮，去芦，骨）、茯神、山药各二两，肉桂（去粗皮，不见火）、朱砂（研飞）各半两，当归（去芦，洗，焙）三两。

上为末，炼蜜为圆，如梧桐子大。每服三十圆，煎人参汤吞下。

（一百六十八）四神丹

雄黄、雌黄、硫黄、朱砂各五两。

上件研细，入瓷盒内，将马鞭草为末，盐泥固济，慢火四围烧煅，一日一夜取出，再研细末，以糯米粽研为糊，圆如豆大。每服一粒，绝早空心，新汲水吞下。妊妇不可服。忌羊血，葵菜。

（一百六十九）小菟丝子圆

石莲肉二两，菟丝子（酒浸，研）五两，白茯苓（焙）一两，山药二两（内七钱半打糊）。

上为细末，用山药糊搜和为圆，如梧桐子大。每服五十圆，温酒或盐汤下，空心服。如脚膝无力，木瓜汤下，晚食前再服。

（一百七十）沉香鹿茸圆

沉香一两，附子（炮，去皮、脐）四两，巴戟（去心）二两，鹿茸（燎去毛，酒浸，炙）三两，熟干地黄（净洗，酒洒，蒸，焙）六两，菟丝子（酒浸，研，焙）五两。

上件为细末，入麝香一钱半，别研入和匀，炼蜜为圆，如梧桐子大。每服四五十粒，好酒或盐汤空心吞下。常服养真气，益精髓，明视听，悦色驻颜。

（一百七十一）椒附圆

附子（炮，去皮、脐）、川椒（去目，炒出汗）、槟榔各半两，陈皮（去白）、牵牛（微炒）、五味子、石菖蒲、干姜（炮）各一两。

上八味剉碎，以好米醋，于瓷器内，用文武火煮，令干，焙为细末，醋煮面糊为圆，如梧桐子大。每服三十圆，盐酒或盐汤空心食前吞下。妇人血海冷，当归酒下。泄泻，饭饮下。冷痢，姜汤下。赤痢，甘草汤下。极暖下元，治肾气亏乏，及疗腰疼。

（一百七十二）平补镇心丹

熟干地黄、生干地黄、干山药、天门冬、麦门冬（去心）、柏子仁、茯神各四两（一本七两），辰砂（别研为衣）、苦梗（炒）各三两，石菖蒲（节密者）十六两，远志（去心，以甘草煮三四沸）七两，当归（去芦）六两，龙骨一两。

上为细末，炼蜜为圆，如梧桐子大。每服三十圆，空心。饭饮吞下，温酒亦得，渐加如至五十圆。宜常服，益精髓，养气血，明视听，悦色驻颜。

（一百七十三）青娥圆

胡桃肉三十个（去皮、膜，别研如泥）、补骨脂（用芝麻同于银器内炒熟）、杜仲皮（去粗皮，剉，麸炒黄色，去麸，乘热略杵碎，又用酒洒匀再炒）各六两。

上为细末，入研药令匀，酒糊圆，如梧桐子大。每服三五十圆，温酒，盐汤下，空心，食前服。

（一百七十四）威喜圆

黄蜡四两，白茯苓（去皮）四两（作块，用猪苓一分，同于瓷器内煮二十余沸，出，日干，不用猪苓）。

上以茯苓为末，熔黄蜡搜为圆，如弹子大。空心细嚼，满口生津，徐徐咽服，以小便清为度。忌米醋，只吃糠醋，切忌使性气。

（一百七十五）远志圆

远志（去心，姜汁炒）、牡蛎（煅，取粉）各二两，白茯苓（去皮）、人参、干姜（炮）、辰砂（别研）各一两，肉苁蓉（净洗，切片，焙干）四两。

上为细末，炼蜜为圆，如梧桐子大。每服三十粒，空心，食前，煎灯心盐汤下，温酒亦可。此药性温无毒，常服补益心肾，聪明耳目，定志安神，滋养气血。

（一百七十六）小安肾圆

香附子、川乌、川楝子，以上各一斤（用盐四两，水四升同煮，候干剉，焙），熟干地黄八两，茴香十二两，川椒（去目及闭口者，微炒出汗）四两。

上六味为细末，酒糊为圆，如梧桐子大。每服二十圆至三十圆，空心卧服，盐汤，盐酒任下。常服补虚损，益下元。

（一百七十七）三建丹

阳起石（火煅通红）、附子（炮，去皮、脐）、钟乳粉各等分。

上为细末和匀，用糯米糊为圆，如梧桐子大。每服二十圆至三十圆，米饮送下，食前服。忌豉汁，羊血。

（一百七十八）伏火二气丹

硫黄四两，黑锡、水银、丁香（不见火）、干姜各半两。

上先熔黑锡，后下水银，结砂子，与硫黄一处，再研成黑灰色，次入余药研匀，用生姜自然汁煮糊为圆，如梧桐子大。每服十粒至十五粒，浓煎生姜汤下，空心，食前。

（一百七十九）上丹

五味子半斤，蛇床子、百部根（酒浸一宿）、菟丝子（酒浸，别研）、白茯苓、肉苁蓉（酒浸）、枸杞子、柏子仁（别研）、杜仲（炒断丝）、防风（去叉）、巴戟（去心）、山药、远志（去心）各二两。

上为末，蜜圆如梧桐子大。食前温酒，盐汤任下三十圆。春煎干枣汤，夏加五味子四两；四季月加苁蓉六两；秋加枸杞子六两；冬加远志六两。

（一百八十）鹿茸四斤圆

肉苁蓉（酒浸）、天麻、鹿茸（燎去毛，酥炙）、菟丝子（酒浸通软，别研细）、熟地黄、牛膝（酒浸）、杜仲（酒浸）、木瓜干各等分。

上为末，蜜圆如梧桐子大。每服五十圆，温酒，米汤，食前下。

（一百八十一）玄兔丹

菟丝子（酒浸通软，乘湿研，焙干，别取末）十两，五味子（酒浸，别为末）称七两，白茯苓、干莲肉各三两。

上为末，别碾干山药末六两，将所浸酒余者添酒煮糊，搜和得所，捣数千杵，圆如梧桐子大。每服五十圆，米汤下，空心食前。

（一百八十二）龙齿镇心丹

龙齿（水飞）、远志（去心，炒）、天门冬（去心）、熟地黄、山药各六两（炒），茯神、麦门冬（去心）、车前子（炒）、白茯苓、桂心、地骨皮、五味子各五两。

上为末，蜜圆如梧桐子大。每服三十圆至五十圆，空心温酒，米汤任下。

（一百八十三）羊肉圆

川楝子（炒）、续断（炒，去丝）、茯苓、茴香、补骨脂（炒）、附子（炮，去皮、脐）、胡芦巴（微炒）各三两，山药（炒）、桃仁（麸炒，去皮、尖，别研）、杏仁（麸炒，去皮、尖，别研）各二两。

上为末，精羊肉四两，酒煮烂，研极细，入面煮糊，圆如梧桐子大。盐汤，温酒，空心任下三五十圆。

（一百八十四）苁蓉大补圆

木香（炮）、附子（炮，去皮、脐，茴香（炒）、肉苁蓉（酒浸）、川椒（炒去汗）各十两，巴戟（去心）、牛膝（酒浸）、白蒺藜（炒，去刺）、桃仁（炒，去皮、尖）、黄芪、泽泻、胡芦巴、五味子各五两，槟榔、天麻、桂心、川芎、羌活各二两。

上为细末，蜜圆如梧桐子大。盐酒，盐汤空腹任下三五十圆。

（一百八十五）十四友圆

熟地黄、白茯苓、白茯神（去木）、人参、酸枣仁（炒）、柏子仁（别研）、紫石英（别研）、肉桂、阿胶（蛤粉炒）、当归、黄芪、远志（汤浸，去心，酒洒，蒸）各一两，辰砂（别研）一分，龙齿（别研）二两。

上为末，同别研四味，炼蜜为圆，如梧桐子大。每服三十圆，食后枣汤下。

（一百八十六）钟乳白泽圆

白檀香（取末）、滴乳香（别研）各一两，阳起石（煅令通红，研）、附子（炮，去皮、脐）各一两半，钟乳粉二两，麝香（别研）一钱。

上和匀，滴水搜成剂，分作六十圆。每服一圆，水一盏，煎化及七分盏，空心热服，如急病，不拘时。久服补益精血，助阳消阴，安心神，定魂魄，延年增寿，起死回生。

（一百八十七）二气丹

硫黄（细研）、肉桂（去皮，为末）各一分，干姜（炮，为末）、朱砂（研为衣）各二钱，附子（一枚大者，炮，去皮、脐，为末）半两。

上并研匀，用细面糊为圆，如梧桐子大。每服三十圆，煎艾盐汤放冷下，空心食前服。

（一百八十八）崔氏乌头圆

附子（炮，去皮、脐）、川乌（炮，去皮、脐）、赤石脂各三两，蜀椒（去目及闭口者，炒出汗）、肉桂（去粗皮）、干姜

（炮）各二两。

上六件捣，罗细末，蜜和为圆，如梧桐子大。每服三圆，温酒下，觉至痛处，痛即止。若不止，加至五六圆，以知为度。若早朝服，无所觉，至午时再服三圆，夜又服三圆。若久心痛，每旦服三圆，稍加至十圆，尽一剂遂终身不发。忌猪肉，生葱。

（一百八十九）曹公卓钟乳圆

菟丝子（酒浸，捣，焙）、石斛（去根）各一两，钟乳粉二两，吴茱萸（汤洗七次，炒）半两。

上为细末，炼蜜和圆，如梧桐子大。每服七圆，空心，温酒或温汤，米饮下，日再。服讫行数百步，饮温酒三合，复行二三百步，觉口胸内热稍定，即食干饭豆酱，过一日食如常，须暖将息。不得闻见尸秽等气，亦不可食粗、臭、陈恶食。初服七日内勿为阳事，过七日后任性，然亦不宜伤多。服过半剂觉有效，即相续服三剂，终身更无所忌。

（一百九十）金液丹

硫黄（净拣去砂石，十两，研细飞过，用瓷盒子盛，以水和赤石脂封口，以盐泥固济，晒干，地内先埋一小罐子，盛水令满，安盒子在上，用泥固济讫，慢火养七日七夜，候足，加顶火一斤煅，候冷取出，研为细末）。

上药末一两，用蒸饼一两，汤浸，握去水，搜为圆，如梧桐子大。每服三十圆，多至百圆，温米饮下，空心服之。又治伤寒阴证，身冷脉微，手足厥逆，或吐或利，或自汗自止，或小便不禁，不拘圆数，宜并服之。得身热脉出为度。

（一百九十一）橘皮煎圆

当归（去芦，先焙）、萆薢、厚朴（去粗皮，姜汁制）、肉苁蓉（酒浸，微炙，切，焙干）、肉桂（去粗皮）、附子（炮，去皮、脐）、巴戟（去心）、阳起石（酒浸，焙干，研如粉）、石斛（去根）、牛膝（去芦，酒浸）、杜仲（去皮，姜汁炙）、吴茱萸（水淘去浮者，焙干）、鹿茸（茄子者燎去毛，劈开，酒浸，炙干）、干姜（炮）、菟丝子（酒浸，焙，捣）、三棱（煨熟，乘热捣碎）各三两，甘草（炙）一两，陈橘皮（净洗，焙，为末）十五两。

上为细末，用酒五升，于银、石器内，将橘皮末煎熬如饧，却将诸药末入在内，一处搅和搜匀，仍入臼内，捣五百杵，圆如梧桐子大。每服二十圆，空心温酒下，盐汤亦得。

（一百九十二）附子理中圆

附子（炮，去皮、脐）、人参（去芦）、干姜（炮）、甘草（炙）、白术各三两。

上为细末，用炼蜜和为圆，每两作一十圆。每服一圆，以水一盏化破，煎至七分，稍热服之，空心食前。

（一百九十三）北亭圆

缩砂仁、胡椒、肉桂（去粗皮）、厚朴（去粗皮，姜汁炙）、附子（炮，去皮、脐）、川芎、当归（去芦，剉碎）、陈皮（去白）、干姜（炮）、甘草（炙）各四两，青盐（别研）、北亭（即硇砂也，醋淘去砂石，别研）各二两，白术（别研）三两，五味子（楝）一两半，阿魏（醋化，去砂石）半两。

上为末，用银、石锅，内入好酒，醋五升，白沙蜜一十两，先下北亭、阿魏、青盐三味，并好头面一升，同煎稠黏，便下药末半斤以来，更煎如稀面糊，渐渐入药末煎得所，离火取出，更以干药末和搜成剂，更捣一千杵，圆如梧桐子大。每服十五圆，微嚼破，用生姜盐汤下，温酒亦得，空心服之。忌羊血，豉汁。

（一百九十四）震灵丹

禹余粮（火煅，醋淬不计遍，以手捻得碎为度）、紫石英、赤石脂、丁头代赭石（如禹余粮炮制）各四两。

以上四味，并作小块，入甘锅内，盐泥固济，候干，用炭一十斤煅通红，火尽为度，入地坑埋，出火毒，二宿。

滴乳香（别研）、五灵脂（去沙石，研）、没药（去沙石，研）各二两，朱砂（水飞过）一两。

上件前后共八味，并为细末，以糯米粉煮糊为圆，如小鸡头大，晒干出光。每一粒，空心温酒下，冷水亦得。常服镇心神，驻颜色，温脾肾，理腰膝，除户疰蛊毒，辟鬼魅邪疠。久服轻身，渐入仙道。忌猪、羊血，恐减药力。妇人醋汤下，孕妇不可服。极有神效，不可尽述。

（一百九十五）来复丹

硝石一两（同硫黄并为细末，入定锅内，以微火慢炒，用柳篦子不住手搅，令阴阳气相入，不可火太过，恐伤药力，再研极细，名二气末），太阴玄精石（研飞）、舶上硫黄（用透明不夹沙石者）各一两，五灵脂（须择五台山者，用水澄去沙石，日干）、青皮（去白）、陈皮（去白）各二两。

上用五灵脂、二橘皮为细末，次入玄精石末及前二气末，拌匀，以好滴醋打糊为圆，如豌豆大。每服三十粒，空心，粥饮吞下，甚者五十粒，小儿三五粒，新生婴儿一粒。小儿慢惊风或吐利不止，变成虚风搐搦者，非风也，胃气欲绝故也，用五粒研碎，米饮送下。老人伏暑迷闷，紫苏汤下。妇人产后血逆，上抢闷绝，并恶露不止，及赤白带下，并用醋汤下。常服和阴阳，益精神，散腰肾阴湿，止腹胁冷疼，立见神效。应诸疾不辨阴阳证者，并宜服之，灵异不可具纪。

（一百九十六）养正丹

水银、硫黄（研细）、朱砂（研细）、黑锡（去滓，称，与水银结砂）各一两。

上用黑盏一只，火上熔黑锡成汁，次下水银，以柳枝子搅匀，次下朱砂，搅令不见星子，放下少时，方入硫黄末，急搅成汁和匀。如有焰，以醋洒之，候冷取出，研如粉极细，用糯米粉煮糊为圆，如绿豆大。每服二十圆，加至三十粒，盐汤下。此药升降阴阳，既济心肾，空心食前枣汤送下，神效不可具述。

（一百九十七）黑锡丹

沉香（镑）、附子（炮，去皮、脐）、胡芦巴（酒浸，炒）、阳起石（研细水飞）、茴香（舶上者，炒）、破故纸（酒浸，炒）、肉豆蔻（面裹，煨）、金铃子（蒸，去皮、核）、木香各一两，肉桂（去皮）只须半两，黑锡（去滓称）、硫黄（透明者结砂子）各二两。

上用黑盏，或新铁铫内，如常法结黑锡，硫黄砂子，地上出火毒，研令极细，余药并杵罗为细末，都一处和匀入研，自朝至暮，以黑光色为度，酒糊圆如梧桐子大。阴干，入布袋内，擦令光莹。每服三四十粒，空心姜盐汤或枣汤下，妇人艾醋汤下。

附歌诀：铃子沉香一两赊，木附胡芦阳起破，桂茴肉豆等无差。梧桐酒糊精修炼，返者还童事可嘉。

（一百九十八）玉华白丹

白石脂（净瓦阁起，火煅红，研细，水飞）、左顾牡蛎（七钱，洗，用韭叶捣，盐泥固济，火煅取白者）、阳起石（用甘锅于大火中煅令通红，取出，酒淬，放阴地令干）各半两，钟乳粉（炼成者）一两。

上四味，各研令极细如粉，方拌和作一处令匀，研一二日，以糯米粉煮糊为圆，如鸡头入，入地坑出火毒一宿。每服一粒，空心，浓煎人参汤放冷送下，熟水亦得。常服温平，不僭不燥，泽肌悦色，祛除宿患。妇人久无妊者，以当归、熟地黄浸酒下，便有符合造化之妙。或久冷、崩带、虚损、脐腹撮痛，艾醋汤下。服毕以少白粥压之，忌猪、羊血，绿豆粉，恐解药力。尤治久患肠风脏毒。

（一百九十九）金锁正元丹

五倍子、茯苓（去皮）各八两，紫巴戟（去心）十六两，补骨脂（酒浸，炒）十两，肉苁蓉（净洗，焙干）、胡芦巴（炒）各一斤，龙骨、朱砂（别研）各三两。

上为细末，入研药令匀，酒糊为圆，如梧桐子大。每服十五圆至二十圆，空心，食前温酒吞下，或盐汤亦得。

（二百）秘传玉锁丹

茯苓（去皮）四两，龙骨二两，五倍子六两。

上为末，水糊为圆。每服四十粒，空心用盐汤吞下，日进三服。此药性温不热，极有神效。

（二百零一）巴戟圆

良姜六两，紫金藤十六两，巴戟三两，青盐二两，肉桂（去粗皮）、吴茱萸各四两。

上为末，酒糊为圆。每服二十圆，暖盐酒送下，盐汤亦得，日午，夜卧各一服。

（二百零二）十补圆

附子（炮，去皮、脐）、肉桂（去粗皮）、巴戟（去心）、破故纸（炒）、干姜（炮）、远志（去心，姜汁浸，炒）、菟丝子（酒浸，别研）、赤石脂（煅）、厚朴（去粗皮，姜汁炙）各一两，川椒（去目及闭口者，炒出汗）二两。

上为末，酒糊圆，如梧桐子大。每服三十圆至五十圆，温酒，盐汤任下。

（二百零三）茯菟圆

菟丝子五两（一本作十两），白茯苓三两（一本作五两），石莲子（去壳）二两（一本作三两）（一本有辽五味子去梗，七两）。

上为细末，酒（一本用淮山药六两）煮糊为圆，如梧桐子大。每服三十圆（一本作五六十圆），空心，盐汤下。常服镇益心神，补虚养血，清小便。

（二百零四）妙香圆

巴豆三百一十五粒（去皮、心膜，炒熟，研如面油），牛黄（研）、龙脑（研）、腻粉（研）、麝香（研）各三两，辰砂（飞研）九两，金箔（研）九十箔。

上合研匀，炼黄蜡六两，入白沙蜜三分，同炼令匀，为圆，每两作三十圆。如治潮热，积热，伤寒结胸发黄，狂走躁热，口干面赤，大小便不通，煎大黄炙甘草汤下一圆。毒利下血，煎黄连汤调腻粉少许。如患酒毒，食毒，茶毒，气毒，风痰伏痞，吐逆等，并用腻粉，龙脑，米饮下；中毒吐血，闷乱烦躁欲死者，用生人血下立愈。小儿百病，惊痫，急、慢惊风，涎潮搐搦，用龙脑、腻粉。蜜汤下绿豆大二圆。诸积食积热，颊赤烦躁，睡卧不宁，惊哭泻利，并用金银薄荷汤下，更量岁数加减。如大人及妇人因病伤寒时疾，阴阳气交结，伏毒气胃中，喘躁眼赤，潮发不定，再经日数七八日已下至半月日未安，医所不明，证候脉息交乱者，可服一圆，或分作三圆亦可，并用龙脑、腻粉，米饮调半盏已来下。此一服，取转下一切恶毒涎，并药圆泻下。如要却收，水洗净，以油单子裹，埋入地中，五日取出，可再与。大人，小儿依法服一圆，救三人即不堪使。如要药速行，即用针刺一眼子，冷水浸少时服之，即效更速。

（二百零五）龙脑鸡苏圆

柴胡（要真银州者）二两（剉，同木通以沸汤大半升浸一二宿，绞汁后入膏），木通（剉，同柴胡浸）、阿胶（炒微燥）、蒲黄（真者，微炒）、人参各二两，麦门冬（汤洗，去心，焙研）四两，黄芪（去芦）一两，鸡苏（净叶）一斤（即龙脑薄荷也），甘草（炙）一两半，生干地黄末（六两，后入膏）。

上除别研药后入外，并捣，罗为细末，将好蜜二斤先炼一二沸，然后下生干地黄末，不住手搅，时时入绞下前木通、柴胡汁，慢慢熬成膏，勿令焦，然后将其余药末同和为圆，如碗豆大。每服二十圆，嚼破热水下，不嚼亦得。虚劳烦热，消渴惊悸，煎人参汤下。咳嗽唾血，鼻衄吐血，将麦门冬汤浸去心，煎汤下，并食后，临卧服之。唯血崩下血，诸淋疾，皆空心食前服。治淋用车前子汤下。

（二百零六）牛黄凉膈圆

牛黄（研）一两一分，南星（牛胆制）七两半，甘草（爁）十两，柴石英（研飞）、麝香（研）、龙脑（研）各五两，牙硝（枯过，研细）、寒水石粉（煅）、石膏（细研）各二十两。

上为末，炼蜜为圆，每两作三十圆。每服一圆，温薄荷人参汤嚼下，食后服。小儿常服半圆，治急惊一圆，并用薄荷水化下。

（二百零七）抱龙圆

雄黄（研飞）四两，白石英（研飞）、生犀角、麝香（研）、朱砂（研飞）各一两，藿香叶二两，天南星（牛胆制）十六两，牛黄（研）半两，阿胶（碎炒如珠）三两，金箔（研）、银箔（研）各五十片。

上件为细末，入研者药令匀，用温汤搜和为圆，如鸡头实大。每服一圆，用新汲水化破，入盐少许服，食后。

（二百零八）甘露圆

铅白霜、龙脑各三分，牙硝（枯过）三两，甘草（炙）一两，寒水石（粉）三十二两。

上为细末，用糯米糊圆，如弹子大。每服用生姜蜜水磨下半圆，新汲水亦得，小儿一圆分五服，食后。

（二百零九）消毒麻仁圆

杏仁（生，去皮、尖）二两，大黄（生）五两，山栀子仁十两。

上三味，炼蜜为圆。每服三十圆至五十圆，夜卧，温汤吞下，利下赤毒胶涎为效，服时随意加减。此药甚稳善，不损脏腑，常服搜风顺气解毒。治小儿惊热，以蜜汤化下三五圆，极效。

（二百一十）三黄圆

黄连（去须、芦）、黄芩（去芦）、大黄（煨）各十两。

上为细末，炼蜜为圆，如梧桐子大。每服三十圆，用熟水吞下，如脏腑壅实，加服圆数。小儿积热，亦宜服之。

（二百一十一）胜冰丹

白药子一两半，山豆根、红内消、黄药子、甘草（炙）、黄连各二两，麝香（研）、龙脑（研）各二钱。

上为末，用建盏盛，于饭上蒸，候冷，入脑，麝令匀，炼蜜圆如鸡头大。每一圆含化。又用津唾于指甲上磨少许，点赤眼，立效。

（二百一十二）导赤圆

赤芍药、茯苓（去皮）、滑石各四两，生干地黄（焙）、木通（去节）各半斤，大黄（炒）十五两，山栀子仁（炒）一十二两。

上为细末，炼蜜为圆，如梧桐子大。每服二十圆至三十圆，食后，用温热水吞下。

（二百一十三）灵液丹

乌梅（去核，炒）、寒水石（火煅，研飞）、瓜蒌根、石膏（研）、葛根、赤茯苓各一两，麦门冬（去心，焙）一两半，龙脑（别研）一钱。

上捣，罗为末，入研药令匀，炼蜜圆，如弹子大。每服一圆，薄绵裹，含化咽津。治泻痢附秘涩。

（二百一十四）钟乳健脾圆

肉桂（去粗皮）、人参、黄连（去须）、干姜（炮）、龙骨、当归（去芦）、石斛（去根）、大麦蘖（炒）、茯苓（去皮）、细辛（去苗土）、神曲（碎炒）、赤石脂（煅）各二两，蜀椒（去目及闭口者，微炒出汗）六两，附子（炮，去皮、脐）一两，钟乳粉三两。

上为细末，入钟乳粉匀，炼蜜和圆，如梧桐子大。每服三十圆，温米饮下，食前，日三服。

（二百一十五）朝真丹

硫黄（生，研细）三十两，朱砂（研为衣）三两一钱，白矾（煅）七两半。

上令研匀，用水浸，蒸饼为圆，如梧桐子大，以前朱砂为衣。每服三十圆，温米饮下，不计时候，夏月宜备急。

（二百一十六）驻车圆

阿胶（捣碎，炒如珠子，为末，以醋四升熬成膏）、当归（去芦）各十五两，黄连（去毛）三十两，干姜（炮）十两。

上为细末，以阿胶膏和，并手圆如梧桐子大。每服三十圆，食前，温米饮下，日三服。凡小儿服，圆如麻子大，更量岁数加减。

（二百一十七）诃黎勒圆

诃黎勒皮、川乌头（炮，去皮、脐）、缩砂仁、白矾（煅）各四十两、肉豆蔻（去皮，炮）、木香、干姜（炮）各二十两，龙骨（洗）、赤石脂各八十两。

上为末，用粟米饭为圆，如梧桐子大。每服二十圆至三十圆，温粟米饮下，食前服。甚者可倍加圆数。

（二百一十八）大温脾圆

吴茱萸（汤七次，焙）、大麦蘖（炒）、肉桂（去粗皮）各五两，甘草（炙）、桔梗、人参、干姜（炮）各三两，附子（炮，去皮、脐）、细辛（去苗）各二两，神曲（碎炒）三两一钱，枳实（麸炒）一分半。

上为细末，炼蜜和为圆，如梧桐子大。每服二十圆，温酒下，米饮亦得，日三服，空心，食前。

（二百一十九）黄连阿胶圆

阿胶（碎炒）一两，黄连（去毛）三两，茯苓（去皮）

二两。

上黄连，茯苓同为细末，水调阿胶末搜和，圆如梧桐子大。每服二十圆，温米饮下，食前服。

（二百二十）神效胡粉圆

胡粉、乌贼鱼骨、阿胶（炒焦如珠子）各四十两，白矾（煅）、龙骨（洗）各八十两，密陀僧二十两。

上为末，以粟米饭为圆，如梧桐子大。每服二十圆至三十圆，温粟米饮空心下。

（二百二十一）桃花圆

赤石脂、干姜（炮）各等分。

上为末，水面糊为圆，如梧桐子大。每服三十圆，温米饮送下，空心，食前，日三服。

（二百二十二）灵砂丹

硝石（与砒一处细研，入磁罐子内，用石灰盖口，炭火烧半日，取出，去火毒）、信州砒霜、腻粉、粉霜（研）各半两，黄丹（研）、枯矾（研）各一两半，朱砂（研飞）一两，乳香（研）、桂府滑石各一两。

上件药研，罗为末，用蒸饼二两四钱和为圆，如梧桐子大。每服五圆，温粟米饮下，未愈加圆数再服。小儿可服一圆至二圆，随大小临时增减服之。

（二百二十三）不二圆

巴豆（去皮、心、膜，去油）、杏仁（浸，去皮、尖，研）各七十个，黄蜡一两三钱，砒霜（研，入磁罐子，以赤石脂固封缝，盐泥固济，烧通赤，候冷取出）一两六钱，白胶香（研细）四钱，黄丹（炒）二两半，乳香（研）六钱半，朱砂（研飞）半两，木鳖子（烧焦）十个。

上合研匀，熔蜡和圆，如黄米大，每钱作一百二十圆。每服一圆，小儿半圆。水泻，新汲水下。赤痢，甘草汤下。白痢，干姜汤下。赤白痢，甘草干姜汤下。并放冷临卧服。忌热物一二时辰。

（二百二十四）神功圆

大麻仁（别捣如膏）、人参各二两，诃黎勒皮、大黄（绵纹者，面裹，煨）各四两。

上为细末，入麻仁捣研匀，炼蜜为圆，如梧桐子大，每服二十圆，温水下，温酒、米饮皆可服，食后，临卧。如大便不通，可倍圆数，以利为度。

（二百二十五）麻仁圆

枳壳（去瓤，麸炒）、白槟榔（煨半生）、菟丝子（酒浸，别末）、山蓣、防风（去叉，枝）、山茱萸、车前子、肉桂（去粗皮）各一两半，木香、羌活各一两，郁李仁（去皮，别研）、大黄（半蒸半生）、麻仁（别捣研）各四两。

上为细末，入别研药匀，炼蜜和圆，如梧桐子大。每服十五圆至二十圆，温水下，临卧服之。

（二百二十六）脾约麻仁圆

厚朴（去粗皮，姜汁炒）、芍药、枳实（麸炒）各半斤，大黄（蒸，焙）一斤，杏仁（去皮、尖，炒研）、麻仁（别研）各五两。

上味捣，筛，蜜和圆，如梧桐子大。每服二十圆，临卧温水下，以大便通利为度，未利再服。

（二百二十七）七圣圆

川芎、肉桂（去粗皮）、木香（生）、羌活（去芦）、槟榔（生）各半两，郁李仁（去皮）、大黄（蒸，焙一分生用）各一两。

上为细末，炼蜜为圆，如梧桐子大。每服十五圆至二十圆，温熟水下，食后，临卧服。岚瘴之地最宜服，更量脏腑虚实加减。

（二百二十八）七宣圆

柴胡（去苗，洗）、枳实（爁）、木香、诃黎勒皮各五两，桃仁（去皮、尖，爁）、甘草（爁）各六两，大黄（面裹，煨）十五两。

上为末，炼蜜圆如梧桐子大。每服二十圆，米饮下，食后临卧服，稍增至四，五十圆，取宣利为度。觉病势退，服五补圆。不问男女老少，并可服饵，量虚实加减。

（二百二十九）半硫圆

半夏（汤浸七次，焙干，为细末）、硫黄（明净好者，研令极细，用柳木槌子杀过）。

上等分，以生姜自然汁同熬，入干蒸饼末搅和匀，入臼内杵数百下，圆如梧桐子大。每服空心，温酒或生姜汤下十五圆至二十圆，妇人醋汤下。

（二百三十）育肠圆

乌梅肉、黄连（去须）各一分，诃子皮、罂粟壳（去盖、筋，蜜炙）、肉豆蔻（包湿纸裹，煨）各半两，当归（去芦，酒浸一宿，焙）一两。

上为细末，炼蜜圆，如梧桐子大。每服三十圆至五十圆，空心，食前饭饮下。如小儿，作小圆，煎甘草姜汤下。

（二百三十一）水煮木香圆

当归（洗，去芦）、诃子（炮，去核）、木香（不见火）各六两，青皮（去白）、甘草（爁赤）各二两四钱，罂粟壳（去瓤）二两八钱。

上为细末。炼蜜圆如弹子大。每服一圆，水八分盏，煎至六分，空心，食前温服。

（二百三十二）大断下圆

高良姜（去芦）、赤石脂（研）、干姜（炮）、龙骨（研）各一两半，肉豆蔻（面裹，煨）、牡蛎（火煅）、附子（炮，去皮、脐）、白矾（枯）、诃子（煨，去核）各一两，细辛（去土，叶）七钱半，酸石榴皮（去瓤，米醋浸一宿，取出，炙令焦黄色）一两。

上为末，醋煮面糊圆如梧桐子大。每五十圆，空心温米饮下。

（二百三十三）狗头骨圆

赤石脂、败龟（烧存性）、干姜各半两，肉豆蔻（面裹，煨）、附子（炮，去皮）各一两，狗头骨（一具，火烧存性，取末）一两。

上为末，醋糊圆，如梧桐子大。每服五，七十圆，米饮空心下。

（二百三十四）水煮木香圆

陈皮（去白）、甘草（炒）、青皮（去白）、木香各一两一分，白芍药、当归（去芦）各二两，干姜（炮）一两半，诃子皮（去核）二两半，罂粟壳（去蒂、盖，蜜炒黄色）八两。

上为细末，炼蜜圆，每一两作六圆。每服一圆，水一盏，煮至七分，和渣空心温服，不拘时亦可。

（二百三十五）大香连圆

黄连（去芦、须）二十两（用茱萸十两同炒令赤，去茱萸不用），木香（不见火）四两八钱八分。

上件为细末，醋糊为圆，如梧桐子大。每服二十圆，饭饮吞下。

（二百三十六）戊已圆

黄连（去须）、吴茱萸（去梗，炒）、白芍药各五两。

上为细末，面糊为圆，如梧桐子大。每服二十圆，浓煎米饮下，空心日三服。

（二百三十七）豆附圆

肉豆蔻（炮）、白茯苓（焙）、附子（炮，去脐）各四两，木香（不见火）、干姜（炮）、肉桂（去粗皮）各二两，丁香（不见火）一两。

上为细末，姜汁面糊为圆，如梧桐子大。每服五十圆至一百圆，用生姜汤吞下，粥饮亦得，空心，食前进。

（二百三十八）温中圆

良姜（去芦）、干姜（炮）、青皮（去白）、陈皮（去白）

各五两。

上为细末，用醋打面糊为圆，如梧桐子大。每服三十圆，米饮吞下，不拘时候。又疗丈夫小肠疝气块疠痛，炒茴香少许，细嚼，用盐汤、盐酒任下，日进二服。

（二百三十九）神应黑玉丹

刺猬皮（剉）十六两，猪悬蹄一百只，牛角腮（剉）十二两，槐角六两，雷圆、脂麻各四两，乱发（皂角水洗净，焙）、败傻（剉）各八两，苦楝根五两。

上剉碎用，瓮罐内烧存性，碾为细末，入乳香二两，麝香八钱，研令和匀，用酒打面糊为圆，如梧桐子大。每服八粒，先细嚼胡桃一个，以温酒吞下，空心，晚食前，日二服，如病甚，日三服。切忌别药，不过三两日永除根本。

（二百四十）曲术圆

神曲（炒）、苍术（米泔浸一宿，焙干）各等分（为末）。

上末，面糊为圆，如梧桐子大。每服三十圆，不拘时，米饮吞下。

（二百四十一）缠金丹

硇砂、乳香各二钱半，杏仁（去皮、尖）、巴豆（去皮、心、膜，出油）各八钱半，黄蜡、朱砂各一两，木鳖半两，白胶香一钱，黄丹二两，半砒霜（醋煮煅）三钱半。

上件研为细末，熔蜡搜和为圆，如麻子仁大。每服一圆。

（二百四十二）小儿半圆

砒（成块好者乳细）、黄蜡各半两。

上将黄蜡熔开，下砒，以柳条七个，逐个搅，头焦即换，俟用足取起，旋圆如梧桐子大。每服一圆。痢，冷水下，脾疼亦然。腰痛，冷酒下，并食前。小儿圆如黍米大，每服一圆，汤使同上。

（二百四十三）三神圆

草乌（三枚各去皮、尖，一生，一炮，一烧作灰用）。

上为细末，醋糊圆，如萝葡子大。大人五七圆，小儿三圆。水泻，倒流水下。赤痢，甘草汤下；白痢，干姜汤下。

（二百四十四）如神止泻圆

半夏（汤泡七次，去滑）、苍术（米泔浸，去黑皮，焙干）各半斤，川乌（米泔浸软，去皮，切作片，焙干，用盐四两同炒，黄色为度，去盐不用，净称）四两。

上为细末，姜汁糊为圆，如梧桐子大。每服五十圆，空心，食前饭饮吞下。

（二百四十五）明睛地黄圆

生干地黄（焙，洗）、熟干地黄（洗，焙）各一斤，牛膝（去芦，酒浸）三两，石斛（去苗）、枳壳（去瓤，麸炒）、防风（去芦、叉）各四两，杏仁（去皮、尖，麸炒黄，细研，去油）二两。

上为细末，炼蜜为圆，如梧桐子大。每服三十圆，空心，食前温酒吞下，或用饭饮，盐汤亦得。忌一切动风毒等物。

（二百四十六）还睛圆

白术（生用）、菟丝子（酒浸，别研）、青葙子（去土）、防风（去芦）、甘草（炙）、羌活（去苗）、白蒺藜（炒，去尖）、密蒙花、木贼（去节）。

上各等分，为细末，炼蜜为圆，如弹子大。每服一圆，细嚼，白汤吞下，空心，食前，日三服。

（二百四十七）秘传羊肝圆

白羊子肝一具（净洗，去膜），黄连（去须，捣，罗为末）。

上将羊肝先入沙盆内杵烂，旋次入黄连末拌擂，干湿得所，为圆如梧桐子大。每服十四圆，食后，以温浆水吞下，连作五剂，瘥。但是诸般眼疾及障翳，青盲者，皆主之。禁食猪肉及冷水。

（二百四十八）硼砂圆

麝香一两（研），硼砂（研）、甘草（浸汁，熬膏）各十两，牙硝（枯研）二两，梅花脑（别研）三分，寒水石（烧通赤红）五十两。

上为末，用甘草膏子和搜，每两作四百圆。每服一圆，含化咽津，常服化痰利膈，生津止渴。

（二百四十九）耆婆万病圆

芍药、肉桂（去粗皮）、芎䓖（不见火）、川椒（去目及闭口者，微炒去汗）、干姜（炮）、防风（去芦）、巴豆（去心、膜，炒）、当归（去芦）、生犀角（镑）、桔梗、芫花（醋炒赤）、茯苓（去皮）、桑白皮（炒）、人参（去芦）、黄芩、黄连（去须）、禹余粮（醋淬，研飞）、蒲黄（微炒）、前胡（去芦）、大戟（剉，炒）、葶苈（炒）、麝香（研）、细辛（去苗）、雄黄

（研飞）、朱砂（研飞）、紫菀（去芦）、甘遂、牛黄（研）各一两，蜈蚣十二节（去头、足，炙），芫青二十八枚（入糯米同炒，候米色黄黑，去头足、翅用），石蜥蜴（去头、尾、足，炙）四寸。

上为细末，入研药匀，炼蜜为圆，如小豆大。

（二百五十）神应圆

威灵仙（去土）二十两，当归、肉桂（去粗皮）各十两。

上为末，以酒煮面糊为圆，如梧桐子大。每服十五圆，温酒或煎茴香汤下，食前服。妇人煎桂心汤下，加至二十圆。有孕妇人不得服，忌食茗。

（二百五十一）集效圆

大黄（剉，炒）十五两，木香（不见火）、槟榔、诃黎勒（煨，去核，酒浸，焙干）、附子（炮，去皮、脐）、羌活（炒，研。一本作芜荑）、鹤虱（炒）、干姜（炮）各十两半。

上为末，炼蜜为圆，如梧桐子大。每服三十圆，食前，橘皮汤下，妇人醋汤下。

（二百五十二）乳香圆

枳壳（去瓤，麸炒）、牡蛎（火煅）、荜澄茄、芫青（去头、翅、足，糯米炒，以米黄色为度）、大黄（蒸，焙）、鹤虱（炒）各半两，白丁香、乳香（研）各一分。

上为末，粟米糊圆如梧桐子大。每服十圆至十五圆。如治肠风，腊茶清下。诸痔，煎薤白汤下；诸瘘，煎铁屑汤下，并食前服。

（二百五十三）解毒雄黄圆

郁金、雄黄（研飞）各一分，巴豆（去皮，出油十四个。）

上为末，醋煮面糊为圆，如绿豆大。用热茶清下七圆，吐出顽涎，立便苏省，未吐再服。如至死者，心头犹热，灌药不下，即以刀、尺、铁匙斡开口灌之，药下喉咙，无有不活，吐泻些小无妨。及治上膈壅热，痰涎不利，咽喉肿痛，赤眼痈肿，一切毒热，并宜服之。如小儿患喉咙赤肿，及惊热痰涎壅塞，服二圆或三圆，量儿大小加减。

（二百五十四）乌梅圆

乌梅三百个，黄柏（炙）、细辛（去苗）、肉桂（去粗皮）、附子（炮，去皮、脐）、人参（去芦）各六两，蜀椒（去目及闭口者，微炒出汗用）、当归（去芦）各四两，干姜（炮）十两，黄连（去须）十六两。

上异捣，筛，合治之，以醋浸乌梅一宿，去核，蒸之五斗米下，饭熟，捣成泥，和药令相得，内臼中与炼蜜杵二千下，圆如梧桐子大。每服十五圆，温米饮下，食前服。

（二百五十五）钓肠圆

瓜蒌二枚（烧存性），猬皮两个（剉碎，罐内烧存性），鸡冠花（剉，微炒）五两，胡桃（取仁一十五个，不油者，入罐内烧存性），白矾（枯）、绿矾（枯）、白附子（生用）、天南星（生用）、枳壳（去瓤，麸炒）、附子（去皮、脐，生用）、诃子（煨，去皮）、半夏各二两。

上为细末，以醋煮面糊为圆，如梧桐子大。每服二十圆，空心，临卧温酒下，远年不瘥者，服十日见效，久服永除根本。小可肠风等疾，一二年内者，只十服，瘥，永不发动。

（二百五十六）槐角圆

槐角（去枝、梗，炒）一斤，地榆、当归（酒浸一宿，焙）、防风（去芦）、黄芩、枳壳（去瓤，麸炒）各半斤。

上为末，酒糊圆，如梧桐子大。每服三十圆，米饮下，不拘时候。此药治肠风疮内小虫，里急下脓血，止痒痛，消肿聚，驱湿毒，久服永除病根。

（二百五十七）胜金圆

槟榔四两，常山（酒浸，蒸，焙）一斤。

上为末，水面糊为圆，如梧桐子大。每服三十圆，于发前一日晚临卧，用冷酒吞下便睡。不得吃热物、茶、汤之类，至四更尽，再用冷酒吞下十五圆。忌食一切热羹汤、粥食，午间可食温粥，至晚方可食热。忌一切生冷、鱼腥等物。一方用川常山十六两为末，鸡卵十五只，取清为圆。治证，服饵一如前法。

（二百五十八）备急圆

干姜（炮）一两，巴豆（去皮，油，研）、大黄各二两。

上件为末，炼蜜为圆，如梧桐子大。每服三圆，温水下，不拘时。

（二百五十九）青解毒圆

寒水石（研）、石膏（研）各十六两，青黛八两。

上件细研如粉，入青黛和匀，蒸饼七个，水调为圆，如鸡头大。每服一圆，食后新汲水化下，或细嚼，用生姜水下亦得。如中诸毒，并宜服之，及小儿惊风潮热，痰涎壅塞，心胸烦躁，颊赤多渴，睡卧不稳，每三岁儿可服半粒，更量岁数加减与之。

（二百六十）寸金圆

楮实子、川楝子（炒）各一两半，巴豆（炒）七个，全蝎（炒）四十个，当归（去芦，酒浸一宿）一两半。

上为细末，用浸当归酒打面糊和圆，如鸡头实大。空心，温酒盐汤吞下二圆至三圆，并进二服。

（二百六十一）夺命丹

吴茱萸（去枝、梗）一斤（四两用酒浸，四两用醋浸，四两用汤浸，四两用童子小便浸，各浸一宿，同焙干），泽泻（去灰土）二两。

上为细末，酒煮面糊圆，如梧桐子大。每服五十圆，空心，食前，盐汤或酒吞下。

（二百六十二）茱萸内消圆

（一方无枳实、陈皮、桃仁、玄胡索、川楝子、木香）山茱萸（捣，去核，取肉微炒）、桔梗（水浸一伏时滤出，慢火炒干为度）、白蒺藜（炒，去刺）、川乌（炮，去皮、脐）、肉桂（去粗皮）、茴香（舶上者，淘去沙石，焙干）、食茱萸、吴茱萸（微炒）、青皮（去白）各二两，海藻（洗，焙）、五味子（净拣）、大腹皮（酒洗，焙）、玄胡索各二两半，桃仁（去皮、尖及双仁，麸炒，别研）、枳实（去瓤，麸炒）、陈皮（去白）各一两，川楝子（剉，炒）三两，木香一两半。

上为末，酒糊圆，如梧桐子大。温酒下三十圆，食前服。

（二百六十三）麝香大戟圆

胡芦巴（炒）四两，大戟（去皮，炒黄）半两，麝香（别研）一钱，茴香（舶上者）、川楝子各六两，槟榔（刮去底，细切，不见火）、诃子（炮，去核，酒浸，蒸，焙干用）、附子（炮，去皮、脐）、木香各一两。

上为末，独留川楝子，以好酒一二升，葱白七枚，长三四寸，煮川楝子软，去核取肉，和药捣杵，圆如梧桐子大。空心，温酒下五七圆至十圆，姜汤亦得。潮发疼痛，炒姜热酒下十五圆。

（二百六十四）胡芦巴圆

胡芦巴（炒）一斤，吴茱萸（汤洗十次，炒）十两，川楝子（炒）一斤二两，大巴戟（去心，炒）、川乌（炮，去皮、脐）各六两，茴香（淘去土，炒）十二两。

上为细末，酒煮面糊为圆，如梧桐子大。每服十五圆，空心，温酒吞下，小儿五圆，茴香汤下。

（二百六十五）小犀角圆

巴豆二十二枚（去皮、膜、心，炒出油，细研），大黄（蒸，焙）一两一分，犀角三两，黄连（去须）、栀子（去皮）、干蓼蓝、升麻、黄芩、防风（去芦）、人参、当归（去芦）、黄芪（去苗）、甘草（炙）各一两。

上为细末，入巴豆匀，炼蜜搜和为圆，如梧桐子大。每服三圆，温汤下，利三两行，吃冷粥止之，不利，加至四五圆，初服取快利，后渐减圆数，取微溏泄为度，老小，以意加减，肿消及和润乃止。利下黄水，觉肿处微皱色变，即是消候。一切肿毒皆内消，神验不可论。忌热面，蒜，猪肉，芦笋，鱼，海藻，菘菜，生冷，黏食。

（二百六十六）太岳活血丹

乱发（皂角水净洗，二斤，晒干，用清麻油二斤，入锅内炒，频以手拈看，脆乱如糊苔即止，不可令炒过）、栗楔（谓栗三颗共一毬，其中有扁薄者是，去壳，薄切，日干）、皂角刺（烧通红，米醋内淬，焙）、大黑豆（以湿布揩去尘垢，退黑皮，焙干）、花桑枝（如臂大者，炭火烧，烟尽，米醋淬，取出焙）各一斤，蓖麻仁（别研，涂墨）三两，乳香（好者，细研，入米醋一碗熬令熟香）四两，细墨半斤（一半用蓖麻仁三两，乳钵烂研涂墨上，涂尽，用薄纸裹，以黄泥固济，日干，以火五十斤煅令通红，放地上，盆盖，出火气，两饭久。一半用硇砂二两，醋化，涂墨上，炙干），硇砂（光净者，醋化涂墨上）二两。

上六味为末，入乳香膏内，和杵三千下，圆如弹子大。如乳香膏少，更入醋煮面糊。痛甚者每服一圆，轻可者服半圆，用无灰酒一盏，乳香一豆大，先磨香尽，次磨药尽，煎三五沸，临卧温服，以痛处就床卧。如欲出汗，以衣被盖覆，仍用药涂磨损处。忌一切动风物。应妇人诸疾服者，更用当归末一钱，依法煎服。有孕者莫服。

（二百六十七）没药降圣丹

自然铜（火煅，醋淬十二次，研末水飞过，焙）、川乌头（生，去皮、脐）、骨碎补（燂，去毛）、白芍药、没药（别研）、乳香（别研）、当归（洗，焙）各一两，生干地黄、川芎各一两半。

上并生用，为细末，以生姜自然汁与蜜等分炼熟和圆，每一两作四圆。每服一圆，捶碎，水、酒各半盏，入苏木少许，同煎至八分，去苏木，热服，空心，食前。

（二百六十八）熟干地黄圆

熟干地黄（酒浸）、五味子（拣净）、柏子仁（微炒，别研）、芎䓖各一两半，泽兰（去梗）二两一分，禹余粮（火烧红，醋淬七遍，细研）、防风（去芦、叉）、肉苁蓉（酒浸一宿）、白茯苓（去皮）、厚朴（去粗皮，姜汁炙）、白芷、干姜（炮）、山药、细辛（去苗）、卷柏（去根）各一两，当归（去芦，酒浸，炒）、藁本（去芦，洗）、甘草（炙）各一两三分，蜀椒（去目及闭口者，微炒去汗）、牛膝（去苗，酒浸一宿）、人参、续断、蛇床子（拣净，微炒）、芜荑（炒）、杜仲（去粗皮，炙黄）、艾叶（炒）各三分，赤石脂（煅，醋淬）、石膏（煅，研飞）各二两，肉桂（去粗皮）、石斛（去根）、白术各一两一分，紫石英（煅，醋淬，研飞）三两。

上件药捣，罗为末，炼蜜和捣五七百杵，圆如梧桐子大。每服三十圆，温酒或米饮下，空心，食前服。常服养血补气，和顺荣卫，充实肌肤，调匀月水，长发驻颜，除风去冷，令人有子。温平不热无毒，妊娠不宜服之。

（二百六十九）泽兰圆

黄芪、泽兰（去梗）、牛膝（去苗，酒浸一宿）、人参（去芦）、赤石脂（煅）各一两，附子（炮，去皮、脐）、木香、萆薢、白茯苓（去皮）、续断各三分，肉桂（去粗皮）、芎䓖、白术、干姜（炮）、当归（去芦，剉，微炒）、甘草（炙，微赤）各半两，熟干地黄（净洗，酒蒸，焙）一两半。

上为末，炼蜜圆，如梧桐子大。每三十圆，温米饮下，空心，食前。

（二百七十）钟乳泽兰圆

钟乳粉三两，泽兰二两二钱半，芜荑（炒）半两，麦门冬（去心，焙）一两半，山茱萸一两二钱半，艾叶（醋炒）七钱半，防风一两七钱半，柏子仁（炒，别捣）、人参（去芦）、石膏（研飞）、石斛（去根）、熟干地黄（酒蒸）各一两半，芎䓖、甘草（微炙赤）、牛膝（去芦，酒浸，焙）、白芷、山药、当归（去芦，炒）、藁本、细辛（去苗，不见火）、肉桂（去粗皮）各一两。

上为细末，炼蜜和为圆，如梧桐子大。每服三十圆至五十圆，温酒或米饮下，空心，食前，日二服。

（二百七十一）牡丹煎圆

延胡索、缩砂仁各半两，赤芍药、牡丹皮各一两，山茱萸、干姜（炮）各半两，龙骨（细研水飞）、熟干地黄（酒浸）、槟榔、羌活各二两，藁本（去土）、五味子、人参、白芷、当归（去芦，酒浸）、干山药、泽泻、续断（细者）、肉桂（去粗皮）、白茯苓、白术、附子（去皮、脐）、木香、牛膝（去苗，酒浸一宿，焙）、荜薢（炮，为末，炒熟）各一两，石斛（去根，酒浸）三两。

上为细末，炼蜜和圆，如梧桐子大。每服二十圆至三十圆，温酒或醋汤下，空心，食前，日二服。妊娠不宜服。

（二百七十二）椒红圆

沉香、莪术、诃黎勒（煨，去核）、椒红（微炒，出汗）、当归（去芦，酒浸，微炒）、附子（炮，去皮、脐）、白术各一两，麝香一分（别研），丁香、肉豆蔻（炮）、高良姜（去芦，麻油炒）各半两。

上为细末，入麝香匀，酒煮面糊圆，如梧桐子大。每服三十圆，用温酒下，空心，食前。

（二百七十三）安息活血丹

吴茱萸（汤浸七遍，焙干，微炒）、安息香（捣碎，入好酒研，澄去渣，银器内慢火熬成膏）、柏子仁（炒）、山茱萸（去核）、延胡索、桃仁（去皮、尖，麸炒微黄色）、虎杖、当归、杜仲（去粗皮，剉，炒）、附子（炮，去皮、脐）、木香各二十两，泽兰（叶）、干姜（炮）、肉桂（去粗皮）、艾叶（微炒）、黄芪（去芦）、牡丹皮各二斤半，肉苁蓉（酒浸，焙）、厚朴（去粗皮，姜汁炙令熟）各五斤。

上为细末，以前安息香膏，入白面同煮作糊和圆，如梧桐子大。每服三十圆，食前以温酒下，醋汤亦得。

（二百七十四）禹余粮圆

桑寄生、柏叶（微炒）、当归（去芦，微炒）、厚朴（去粗皮，涂姜汁，炙）、干姜（炮）、白术、鳖甲（醋浸，去裙，炙黄）、附子（炮，去皮、脐）各一两，禹余粮（烧，醋淬七遍，飞研）、白石脂各二两，狗脊（去毛）、白芍药各三分，吴茱萸（汤洗七次，微炒）半两。

上为细末，炼蜜和圆，如梧桐子大。每服三十圆，温酒或米饮下，空心，食前服。

（二百七十五）白薇圆

秦椒（去目及闭口者，微炒出汗）半两，白薇（去苗）、熟干地黄、当归（去芦，剉，微炒）、姜黄各一两七钱半，牡蒙、藁本（去苗及土）各一两二钱半，禹余粮（火煅，酒淬七遍，研）二两，人参、柏子仁（微炒）、桑寄生、附子（炮，去皮、脐）、肉桂（去粗皮）、五味子（去梗）、吴茱萸（汤浸，微炒）、石斛（去根）、甘草（炙，微赤）、牛膝（去苗，酒浸一宿，焙干）、防风（去苗，叉）、芎䓖各一两半。

上为细末，入研药匀，炼蜜为圆，如梧桐子大。每服三十圆至五十圆，温酒或米饮下。空心食前服，才觉妊娠即住服，已怀孕者尤不宜服之。

（二百七十六）小白薇圆

覆盆子（去梗）、菖蒲（微炒）各三分，白龙骨、熟干地黄、川椒（去目及闭口者，微炒出汗）、白薇（去苗）各一两，蛇床子（炒）、干姜（炮）、细辛（去苗）、当归（去芦，微炒）、车前子、芎䓖各半两，远志（去心）、桃仁（去皮、尖，麸炒黄）、白茯苓（去皮）、藁本（去苗）、人参、卷柏（去根）、白芷、肉桂（去粗皮）各三两，麦门冬（去心，焙）一两半。

上为细末，炼蜜和圆，如梧桐子大。每服三十圆，温酒或米饮下，空心，食前。常服壮筋骨，益血气，暖下脏，除风冷，令人有子。

（二百七十七）紫石英圆

乌贼鱼骨（烧灰）、山蓣、甘草（炙）各一两半，天门冬（去心，焙）、紫石英（研）各三两，紫葳、辛夷仁、熟干地黄、卷柏（去根）、禹余粮（烧，醋淬七遍，研）、肉桂（去粗皮）、石斛（去根）、芎䓖、牡蒙各二两，食茱萸、人参、续断、当归（去芦，微炒）、川乌（炮，去皮、脐）、牡丹皮、桑寄生、细辛（去苗）、厚朴（去粗皮，姜汁炙）、干姜（炮）、牛膝（去苗）各一两一分，柏子仁（微炒，别研）一两半。

上为细末，炼蜜圆，如梧桐子大。每服三十圆，温酒或温米饮下，空心，食前，日二服。

（二百七十八）阳起石圆

阳起石（酒浸半日，细研）二两，吴茱萸（汤洗七遍，焙，微炒）三分，熟地黄一两，牛膝（去苗，酒浸，焙）、干姜（炮）、白术各三分。

上为细末，炼蜜和捣三百杵，圆如梧桐子大。每服二十圆至三十圆，温酒或温米饮下，空心，食前，日二服，若觉有妊，即住服。

（二百七十九）保生圆

大麻仁（去皮）一两半，贝母、黄芩、大豆黄卷、粳米、甘草（微炙赤）、干姜（炮）、肉桂（去粗皮）、石斛（去根）、石膏（细研）各一两，当归（去芦，炒）半两，秦椒（微炒出汗）一两。

上为细末，炼蜜和圆，如弹子大。每服一圆，并用温酒或枣汤化下，嚼亦得，空心，食前服。

（二百八十）当归圆

真蒲黄（炒）三分半，熟干地黄十两，阿胶（捣碎，炒燥）、当归（去芦，微炒）、续断、干姜（炮）、甘草（微炙赤）、芎䓖各四两，附子（炮，去皮、脐）、白芷、白术、吴茱萸（汤洗七次，微炒）各三两，肉桂（去皮）、白芍药各二两。

上为细末，炼蜜和圆，如梧桐子大。每服二十圆，食前以温酒下，渐加至五十圆。

（二百八十一）大通真圆

苍术（米泔浸一宿，微炒）、蝉壳（去嘴、脚，微炒）、甘草（微炙赤）、白芜荑（微炒）、白术、白薇、芎䓖、藁本（微炒）、干姜（炮）各半两，蚕纸（烧灰）二两半，人参（去苗）、川椒（去目闭口者，微炒出汗）、防风（去苗、叉）、石膏（研飞）、当归（去芦，微炒）、附子（炮，去皮、脐）、泽兰（叶）、桔梗（去苗）、柏子仁（微炒，别研）各一两，白芷、白芍药、食茱萸、厚朴（去粗皮，姜汁炙）各三分。

上件捣，罗为末，炼蜜为圆，每一两二钱分十圆。每服一圆，食前，当归酒研下。

（二百八十二）茯苓圆

葛根、枳实（去瓤，麸炒黄）、白术、甘草（炙）各二两，赤茯苓（去皮）、人参、干姜（炮）、肉桂（去粗皮）、陈皮、半夏（汤洗十遍去滑，切，焙）各一两。

上为细末，炼蜜和为圆，如梧桐子大。每服三十圆，温米饮空心下，食前服。

（二百八十三）催生丹

麝香（别研）一字，乳香（别研极细）一分，母丁香（取末）一钱，兔脑髓（腊月者，去皮膜，研）。

上拌匀，以兔脑和圆，如鸡头瓤大，阴干，用油纸密封贴。每服一圆，温水下，实时产下。随男左，女右，手中握药圆出是验。

（二百八十四）四顺理中圆

甘草（炙微赤）二两，人参（去产）、干姜（炮）、白术各一两。

上细末，炼蜜圆，如梧桐子大。每三十圆，米饮温下，空心，食前。

（二百八十五）暖宫圆

生硫黄六两，禹余粮（醋淬手拈为度）九两，赤石脂（火煅红）、附子（炮，去皮、脐）、海螵蛸（去壳）各三两。

上为细末，以醋糊和圆，如梧桐子大。每服十五圆至二十圆，空心，食前，温酒下，或淡醋汤亦得。

（二百八十六）神仙聚宝丹

没药（别研）、琥珀（别研）、木香（煨，令取末）、当归（洗，焙，取末）各一两，辰砂（别研）、麝香（别研）各一钱，滴乳香（别研）一分。

上研令细和停，滴冷熟水捣为圆，每一两作一十五圆。每服一圆，温酒磨下。胎息不顺，腹内疼痛，一切难产，温酒和童子小便磨下。产后血晕，败血奔心，口噤，舌强，或恶露未尽，发渴面浮，煎乌梅汤和童子小便磨下。产后气力虚羸，诸药不能速效，用童子小便磨下。室女经候不调，每服半圆，温酒磨下，不拘时候服。

（二百八十七）诜诜圆

泽兰叶、白术各一两半，肉桂（去粗皮）、干姜（炮）各半两，熟地黄（洗，焙）、当归（洗，焙）各二两，川芎、石斛（酒浸，剉，炒）、白芍药、牡丹皮（去心）、延胡索各一两。

上为细末，醋煮面糊圆，如梧桐子大。每服五十圆，温酒空心下。

（二百八十八）人参鳖甲圆

杏仁（汤浸，去皮、尖，炒）、人参、当归（洗，焙）、赤芍药、甘草（炙）、柴胡（去苗）、桔梗（去芦）各一两，地骨皮、宣黄连（去须）、胡黄连各一分，肉桂（去粗皮）、木香各半两，麝香（别研）半分，鳖甲一枚（可重二两者，醋炙黄色为度）。

上为细末，用青蒿一斤，研烂，绞取汁，童子小便五升，酒五升，同熬至二升以来，次入真酥三两，白沙蜜三两，再熬成膏，冷，方下众药末，搜和令匀，圆如梧桐子大。每服五十圆，温酒送下，不拘时候。

（二百八十九）济危上丹

太阴玄精、五灵脂（去沙石）、硫黄（老红色者）、乳香（研）。

已上上味各等分，慢火炒结成砂，研极细。

桑寄生（须要真者）、陈皮（去白净称）、阿胶（蛤粉炒）、卷柏（去根，生用）。

上四味各等分，修事了，焙干，为末。上八味同研，用生地黄汁和捣一千下，圆如梧桐子大。温酒或当归酒下二十圆，食前服。

（二百九十）琥珀黑龙丹

五灵脂（去沙石）、当归（去芦）、川芎、干地黄（生者）、良姜。

上各等分，入砂盒内，赤石脂泯缝，纸筋盐泥固济封合，炭火十斤煅通红；去火候冷，开取合子，看成黑糟，乃取出细研，入后药。（一本云，用椽头砂盒）

花乳石（锻）、琥珀（研）各一分，乳香（别研）、硫黄（研）各一钱半，百草霜（别研）五两。

上同为细末，米醋煮糊，圆如弹子大。每服一圆，炭火烧通红，投生姜自然汁与无灰酒各一合，小便半盏，研开，顿服，立效。

（二百九十一）南岳魏夫人济阴丹

秦艽、石斛（去根，酒浸，焙）、藁本（去芦）、甘草（炙）、蚕布（烧灰）、桔梗（炒）各二两，京墨（煅，醋淬，研）、茯苓（去皮）、人参（去芦）、木香（炮）、桃仁（去皮、尖，炒）各一两，熟干地黄（洗过，酒蒸，焙）、香附（炒，去毛）、泽兰（去梗）各四两，当归（去芦）、肉桂（去粗皮）、干姜（炮）、细辛（去苗）、川芎、牡丹皮各一两半，山药、川椒（去目，炒）各三分，苍术（米泔浸，去皮）八两，大豆黄卷（炒）半升，糯米（炒）一升（一本，山药。川椒，各云三两）。

上为细末，炼蜜搜，每两作六圆。每服一圆，细嚼，空心，食前，温酒，醋汤任下。

（二百九十二）琥珀圆

琥珀（研）、辰砂（别研）、沉香、阿胶（碎，炒）、肉桂（去粗皮）、石斛（去根）、附子（炮，去皮、脐）、五味子（拣净）、川芎各半两，牛膝（去苗，酒浸一宿）、当归（去苗，炒）、肉苁蓉（切，酒浸一宿，焙）、人参、续断、没药（研）各三分，熟干地黄、木香各一分。

上为细末，炼蜜和圆，如弹子大。每服一圆，空心，暖酒调下，午、晚食前再服，能生精血，去恶血。若人腹胁疼痛，绕脐如刀刺，及呕逆上气筑心，痰毒不思饮食，用姜汁少许和酒服；诸痢及赤白带，血冷崩中下血，漏胎下血，用生姜与艾剉炒令赤色，入酒同煎数沸，去渣调服；泄泻不止，陈米饮服；涩尿诸淋，煎通草灯心汤服；血运不知人，煎当归酒调服。上热下冷，浓煎人参汤服，遍身虚肿水气，煎赤小豆汤服。产内二毒伤寒，及中风角弓反张，身如板硬，煎麻黄汤服，使被盖出汗；月经不通，或间杂五色，频并而下，断续不止，饮食无味，肌肤瘦劣，面赤唇焦，乍寒乍热，四肢烦疼，五心燥热，黑鼾，遍身血斑，赤肿走注，及血风劳伤无力，用童子小便入姜汁少许调服；常服以小便为妙，若恐恶心，和以半酒。如怀胎人，于难月一日一服，至产下不觉疼痛。或患者服至五服，十服，日倍饮食，是药功效矣。其功不能具载，略述急用汤使于前。

（二百九十三）皱血圆

菊花（去梗）、茴香、香附（炒，酒浸一宿，焙）、熟干地黄、当归、肉桂（去粗皮）、牛膝、延胡索（炒）、芍药、蒲黄蓬各三两。

上为细末，用乌豆一升醋煮，候干，焙为末，再入醋二碗，煮至一碗，留为糊，圆如梧桐子大。每服二十圆，温酒或醋汤下。血气攻刺，炒姜酒下。症块绞痛，当归酒下。忌鸭肉，羊血。此药暖子宫，能令有子。

（二百九十四）乌鸡煎圆

乌雄鸡一个，乌药、石床、牡丹皮、人参（去芦）、白术、黄芪各一两，苍术（米泔浸，切，焙）一两半，海桐皮、肉桂（去粗皮）、附子（炮，去皮、脐）、白芍药、蓬莪术、川乌（炮）、红花、陈皮各二两，延胡索、木香、琥珀、熟干地黄（洗，焙）、肉豆蔻、草果各半两。

上细剉，用乌雄鸡一只，汤挦去毛及肠肚，将上件药安放鸡肚中，用新瓷瓶好酒一斗同煮令干，去鸡骨，以油箪盛，焙干为细末，炼蜜为圆，如梧桐子大。每服三十圆。胎前产后伤寒，蜜糖酒下；胎前气闷壮热，炒姜酒下；赤白带下，生姜地黄煮酒下；产后败血攻心，童子小便炒姜酒吞下，产后血块攻筑，心腹疼痛，延胡索酒下，胎前呕逆，姜汤下，催生，炒蜀葵子酒下；安胎，盐酒下；室女经脉当通不通，四肢疼痛，煎红花酒下；血气攻刺，心腹疼痛，煎当归酒下；血运，棕榈烧灰，酒调吞下；血邪，研朱砂，麝香酒下；血闷，煎乌梅汤研朱砂下；子宫久冷，温酒或枣汤下，空腹，日一服；血风劳，人参酒吞下；小腹疞痛，炒茴香盐酒下，血散四肢，遍身虚浮黄肿，赤小豆酒下。常服，温酒、醋汤任下，并空心，食前服。

（二百九十五）白垩丹

牡蛎（煅，研）、白垩、细辛（去苗）、禹余粮（煅，醋淬九遍，研）、白石脂（煅）、龙骨（煅，研）各一两半，瞿麦穗、附子（炮，去皮、脐）、乌贼鱼骨（烧灰）、芍药、石韦（去毛）、白敛、黄连（去毛）、茯苓（去皮）、肉桂（去粗皮）、白芷、当归（去苗）、干姜（炮）、人参、甘草（炙）各一两，川椒（去目及闭口者，炒出汗）半两。

上为细末，炼蜜圆，如梧桐子大。每服三十圆至五十圆，空心，温酒下。

（二百九十六）暖宫圆

沙参（净洗）、地榆、黄芪、桔梗、白薇、牛膝（酒浸一宿）、杜仲（去粗皮，姜汁炙）、厚朴（去粗皮，姜汁炒）、白芷各半两，干姜（炮）、细辛（去苗）、蜀椒（去目，闭口，炒出汗）各一分，附子（大者炮，去皮、脐）一个。

上为细末，炼蜜圆，如梧桐子大。每服二十、三十圆，空心，温酒或枣汤吞下。及疗妇人子宫久寒，不成胎孕。

（二百九十七）益阴丹

方与前南岳魏夫人济阴丹同。

（二百九十八）妙应丹（一名延龄丹）

晚蚕沙（炒）、鲤鱼鳞（烧为末）、当归（去芦）、石膏

（煅，研）、泽兰（去梗）、附子（炮，去皮、脐）、木香（炮）各二两，熟干地黄（洗，酒浸，蒸，焙）、川芎、防风（去芦，叉）、芜荑（炒）、马牙硝（烧）、人参、黄芪、川椒（微炒）、柏子仁（微炒，别研）、蝉蜕（去足，洗，焙）、白薇、槟榔（不见火）各一两，厚朴（去粗皮，姜制）、藁本（去苗）、白姜（炮）、甘草（炙赤）各三两，吴茱萸（汤洗七次）、红花（炒）各半两。

上为末，炼蜜搜和，杵数千下，圆如弹子大。每服一圆。血瘕块痛，绵灰酒下，催生，温酒吞细下，血劳血虚，桔梗酒下；血崩，棕榈灰酒下；血气痛，炒白姜酒血风，荆芥酒下，血晕闷绝，胎死腹中，胞衣不下，并用生地黄汁，童子小便，酒各一盏，煎二沸调下；常服，醋汤、温酒化下，并空心，食前服。

（二百九十九）人参养血圆

乌梅肉三两，熟干地黄五两，当归（去苗）二两，人参、川芎、赤芍药、菖蒲（微炒）各一两。

上为细末，蜜搜，杵数千下，圆如梧桐子大。每服五十圆至百圆，温酒，米汤下，食前服。

（三百）艾煎圆

人参、川芎、菖蒲（节，蜜炒）各一两，熟艾（糯米饮调作饼，焙干）四两，食茱萸（汤洗）、当归各七钱半，白芍药、熟干地黄各一两半。

上为末，煮酒糊为圆，如梧桐子大。每服五十圆，酒、饮任下。常服补荣卫，固经脉。

（三百零一）黑龙丹

治证，品味与前琥珀黑龙丹同。

（三百零二）当归养血圆

当归、牡丹皮、赤芍药、延胡索各二两（炒），肉桂一两。

上为细末，蜜圆如梧桐子大。温酒，米饮下三十圆，食前温服。痛甚，细嚼咽下。

（三百零三）小地黄圆

人参（去芦）、干姜（炮）各等分。

上为末，用生地黄汁，圆如梧子大。每五十圆，米汤下，食前服。

（三百零四）交感地黄煎圆

生地黄（净洗，研，以布裂汁留渣，以生姜汁炒地黄渣，以地黄汁炒生姜渣，各至干，堪为末为度）、生姜（净洗，烂研，以布裂汁留渣）各二斤，延胡索（拌糯米，炒赤，去米）、当归（去苗）、琥珀（别研）各一两，蒲黄（炒香）四两。

上为末，蜜圆，弹子大。当归汤化下一圆，食前服。

（三百零五）阿胶枳壳圆

阿胶（碎炒）、枳壳（浸，去瓤，麸炒）各二两，滑石（研飞为衣）半两。

上为末，炼蜜圆，如梧桐子大。每服二十圆，温水下，半日来未通再服。

（三百零六）反魂丹

当归（酒浸，切，焙，微炒）、乌犀（镑）各二两，干姜

（炮）、枳壳（去瓤，麸炒）、白术（泔浸一宿，微炒）、人参（去芦）、木香（不见火）、茯苓（去皮）、丁香（不见火）、厚朴（去皮，姜汁炙熟）、藁本（去土）、天竺黄（细研）、败龟（酒、醋涂，炙黄）、蔓荆子（去白）、桑螵蛸（微炒）、何首乌（泔浸一宿，煮过，切，焙）、白芷、虎骨（酒，醋炙令黄）、晚蚕蛾（微炒）各三分，缩砂仁、麻黄（去根、节）、麝香（别研）、羌活（去芦）、羚羊角（镑）、半夏（汤洗七次，姜汁浸三宿，焙干，炒黄）、川乌头（烧令通红，留烟少许，入坑以盏盖，新土围，食倾）、防风（去芦）、白花蛇（酒浸一宿，炙令熟，去皮、骨，用肉）、白僵蚕（去丝、嘴，微炒）、槟榔、白附子（微炮）、天南星（汤洗，生姜自然汁煮软，切，焙，炒黄）、藿香（叶，去土）、阿胶（碎炒）、萆薢（微炙）、肉桂（去粗皮）、细辛（去苗）、陈皮（去瓤，微炒）、槐胶、乌蛇（酒浸一宿，炙熟，取肉用）、沉香（不见火）、干蝎（微炙）、独活（去苗）、天麻（酒洗，切，焙）各一两，朱砂（细研水飞）、石斛（去根）、雄黄（细研水飞）、肉豆蔻（去壳，微炒）、牛黄（别研）、龙脑（别研）、水银、附子（水浸后，炮，去皮、脐）、蝉壳（去土，微炒）、川芎各半两，乌鸦一个（去嘴、翅、足），腻粉（别研）一分，狐肝三具（腊月采取同乌鸦一个，入新瓮内，以瓦盆盖头，用泥固济，炭火一斤，烧令通赤烟尽出，候冷，研细用），硫黄（研细，用瓷盏盛，慢火养成汁，入水银，急炒如青泥，成砂再研）半两，金箔二十片（为衣）。

上如法修事，捣研令细，炼白蜜合和，入酥，再捣三五千下，圆如梧桐子大。每一岁儿一圆，温薄荷自然汁化下，不计时候。

（三百零七）定命丹

青黛（研）半钱，蟾酥（干者，酒浸一宿）一钱，干蝎（全者）七个（微炒），麝香（研）一字，白附子（炮为末）半分，天南星（炮，为末）一分。

上件细研令匀，以粟米粥和圆，如绿豆大，别以青黛为衣。每服一圆，荆芥薄荷汤下，后困睡无疑。但有患者，先化半圆滴入鼻中，嚏喷者必瘥（一本不用天南星）。

（三百零八）八珍丹

甘草（炒）、天麻（去芦）、朱砂（研飞）、天南星（牛胆制）各五两，牛黄（研）一分，腻粉（研）、雄黄（飞）各一两一分，天浆子（微炒）三百五十个，银箔七十片（为衣）。

上为细末，入研药匀，炼蜜为圆，如豌豆大，以银箔为衣。每服，一岁儿服一圆，薄荷汤化下。疾证未退，可再服之，更量儿大小加减，奶食后服。

（三百零九）太一银朱丹

黑铅（炼十遍，称三两，与水银结砂子，分为小块，同甘草水煮半日，候冷，取出研，去草不用）、水银（结砂子）、铁粉各三两，甘草（同铅煮）十两，天南星（炮为末）三分，朱砂（飞研）半两，腻粉（研）一两。

上同研匀，以面糊为圆，如麻子大。每一岁儿服一圆，用薄荷蜜汤下，微利为度，未利再服，乳食后。

（三百一十）软金丹

使君子（炒，为末）、兖墨（烧，研）、青黛（细研），麝香（细研）、腻粉（研）各一分，胡黄连（为末）一分，寒食面七钱半，天浆子七个（炒，为末）。

上合研匀，以白面糊为圆，如小豆大。每服一圆，煎金银薄荷汤化下。五岁以上可服二圆，更量大小，虚实加减，不计时候。

（三百一十一）鹤顶丹

麝香（研）二两半，朱砂（研飞）一百两，牙硝（枯研）一百二十五两，寒水石粉一百一十两，甘草（炒为末）三十五两。

上合研匀，炼蜜搜和，每一两二钱作十圆。大人温生姜水化下一圆。如治中暑，入生龙脑少许，同研细，新水化下。小儿一圆分四服，更量大小加减。又治小儿脏腑积热，心神不宁，夜卧狂叫，口舌生疮，用薄荷自然汁化下，并食后服。

（三百一十二）至圣丹

熊胆（用温水化入药）、芦荟（研）、腻粉（同水银研）、朱砂（干飞）各一分，麝香（研）半分，蟾酥（研者，酒浸一宿）、龙脑（研）、铅霜（研）各一字，雄黄（研飞）、青黛（研）、胡黄连（末）各半两，白附子（炮）二钱，水银一钱（与腻粉同研，不见米星）。

上为末，入研药匀，用熬过渍猪胆汁浸，蒸饼为圆，如黄米大，汤使如前。此药退惊治风，化虫杀疳，除百病，进乳食。若隔三，两日进一服，永无百病，不染横夭之疾，凡有患与服，必见功效。

（三百一十三）定吐救生丹

山大戟（浆水煮，切，焙干，为末）一十五两，乳香（别研）、丁香（为末）各五两，粉霜（研）、腻粉（研碎）各七两半，龙脑（研）二两半，水银、黄蜡、黑铅（与水银同结砂子）各一十两半。

上件合研令匀，每熔蜡一两，入蜜二钱半，和为圆，如黄米大。每一岁儿服一圆。如烦躁，研生脂麻，马齿水下。如吐逆，丁香马齿汤下。更量虚实加减，食后，临卧服之。此药除热化涎，下膈止吐逆，若胃虚伤冷、呕吐不止者，不可服。凡小儿吐逆，宜速疗之，久不止，遂为慢惊，常宜收此药备急。

（三百一十四）五福化毒丹

桔梗（微炒）、玄参（洗，焙）各六两，青黛（研）、牙硝（枯）、人参（去芦）各二两，茯苓（去皮）五两，甘草（炒）一两半，银箔八片（为衣），麝香（研）半钱，金箔八片（为衣）。

上为细末，入研药匀，炼蜜为圆，每两作十二圆。每一岁儿，一圆分四服，用薄荷水化下。及疮疹后，余毒上攻口齿，涎血臭气，以生地黄自然汁化一圆，用鸡翎扫在口内。热疳肌肉黄瘦，雀目夜不见物，陈粟米泔水化下。食后，临卧服。

（三百一十五）灵砂归命丹

巴豆（去心、膜、皮，炒熟，研如面油）三百一十五粒，牛黄（研）、龙脑（研）、麝香（研）、腻粉（研）各三两，辰砂（研飞）九两，金箔（研）九十片。

上合研匀，炼黄蜡六两，入白沙蜜三分，同炼令匀，为圆如绿豆大。每服二圆，金银薄荷汤下，更量岁数加减。如惊痫痫搐搦，用龙脑、腻粉、蜜汤下。服药先以冷水浸少时，服之见效尤速。

（三百一十六）大天南星圆

龙脑（研）、牛黄（研）、乳香（研）各一钱，天南星（牛胆制者）半两，人参、天麻（去芦）、防风（去芦）各一分，朱砂（研）三钱，干蝎十四个（汤浸润，去土，微炒，为末）、麝香（研）一钱半。

上件研杵令匀，炼蜜和圆，如大鸡头大。每服一圆，荆芥薄荷汤化下。量儿大小以意加减服，不计时候。

（三百一十七）五疳保童圆

黄连（去须）、白鳝头（炙令焦黄，无，即炒白芜荑充代）、草龙胆（去芦）、雄黄（研飞）、青橘皮（去瓤）、五倍子、夜明砂（微炒）各一两，蟾头一枚（炙令黄色）、苦楝根、天浆子（微炒）、胡黄连、麝香、青黛（研）、熊胆（研）、芦荟（研）各一两（一本有虾蟆灰，蜗牛微炒）。

上为细末，都研令匀，用糯米饭和圆，如麻子大。每服一岁儿一圆，不计时候，温米饮下，日进三服尤妙。一方有蜗牛微炒，一分。

（三百一十八）熊胆圆

熊胆（研）、胡黄连（木）各二钱，使君子（麸炮，为末）、天浆子（麸炒）各七个，青黛（研）一钱，寒食面三钱，麝香（研）一分，细墨（烧淬）半钱。

上件一处同研匀，用白面糊和圆，如黍米大。每服五圆至七圆，米饮下，不计时候。

（三百一十九）虎睛圆

茯神（去木）、天麻（去苗）、腻粉（研）、天竺黄（研）、胡黄连各五两，朱砂（研飞）二两，麝香（研）、白附子（炮）、天南星（炮）各三两，青黛（研）七两，使君子一百个，天浆子（微炒）四十个。

上为细末，以面糊为圆，如梧桐子大。每一岁儿服一圆，薄荷汤化下，更量虚实加减，乳食后服。

（三百二十）天麻防风圆

白僵蚕（去丝、嘴，炒）、干蝎（炒）各半两，天麻（去苗）、防风（去苗）、人参各一两，朱砂（研飞）、雄黄（研）、麝香（研）、甘草（炙）各一分，牛黄一钱。

上为细末，炼蜜为圆，如梧桐子大。每服一圆至二圆，薄荷汤化下，不拘时候。

（三百二十一）化虫圆

胡粉（炒）、鹤虱（去土）、槟榔、苦楝根（去浮皮）各五十两，白矾（枯）十二两半。

上为末，以面糊为圆，如麻子大。一岁儿服五圆，温浆水入生麻油一二点，调匀下之，温米饮下亦得，不拘时候。其虫细小者皆化为水，大者自下。

（三百二十二）进食圆

代赭石（烧醋淬，研）、当归（去芦，微炒）、朱砂（研，飞）、枳壳（去瓤，麸炒微黄）、木香各半两，麝香（细研）一分，巴豆霜半分。

上件药捣，罗为末，入研药匀，面糊为圆，如麻子大。每一岁儿服一圆，温米饮下，更量虚实加减服之，食后服。

（三百二十三）金箔镇心圆

紫河车（用黑豆煮软，切作片，焙干）二十五两，山药一百五十两，牙硝（枯）十五两，甘草（爁）、人参（去芦）、茯苓（去皮）各五十两，朱砂（研飞）一百两，龙脑（研）十两，麝香（研）五两，金箔一千二百箔（为衣）。

上为细末，炼蜜为圆，每一两半作五十圆，以金箔为衣。每服一圆，薄荷汤化下，含化亦得，食后，临卧。常服安镇心神，散败邪热，凉咽膈，止惊啼。

（三百二十四）比金圆

滑石、腻粉（研）各十五两，青黛（研）二两半，天南星（炮）一十二两半，巴豆七百个（去皮，去霜）。

上为细末，以面糊为圆，如麻子大。每服一岁一圆，薄荷温水下。如急惊风，头热足冷，口噤面青，筋脉抽掣，上膈顽涎，疾状甚者，加一二圆，煎桃符汤下，疏利下蕴毒热涎，立便安愈。小儿疮疹后余毒不解，宜与服，食后。

（三百二十五）香连圆

白石脂、龙骨、干姜（炮）、黄连（去须，微炒）、白矾（煅）各半两。

上件药捣，罗为末，醋煮面糊和圆，如麻子大。每一岁儿服十圆，米饮下，乳食前服。如烦渴，煎人参汤下，更量儿大小，以意加减，日三四服。

（三百二十六）紫霜圆

代赭石（醋淬，细研）一两，赤石脂（为末）一两，杏仁（去皮、尖，麸炒，别研）五十枚，巴豆（去皮、心，出油，炒研）三十粒。

上合研匀，汤浸，正饼，圆如黄米大。儿生三十日外，可服一圆，一岁至三岁并服二圆至三岁，乳汁送下，米饮亦得，微利为度，亦不虚人，未利再服，更量虚实加减，乳食后服。

（三百二十七）开胃圆

白芍药、麝香（细研）各一分，人参、木香、蓬莪术（煨）、白术、当归（去苗，微炒）各半两（一本无白术）。

上件捣，罗为末，都研令匀，汤浸炊饼和圆，如黍米大。每服十五圆，温米饮下。新生儿腹痛夜啼，可服五圆，并乳食前服。

（三百二十八）没食子圆

没食子、地榆各半两，黄柏（剉，蜜炒）二两，黄连（剉，炒）一两半，酸石榴皮一两。

上件捣，罗为细末，以醋煮面糊为圆，如麻子大。每服十圆至二十圆，温米饮下。食前服。

（三百二十九）水银扁圆子

黄明胶（炒令黄燥）一钱三字，腻粉、干蝎（全者）、百草霜（研）、牛黄（研）、铅霜（研）、青黛（研）各一分，巴豆（去皮、膜、脂，煮黄）、黑铅（同水银结砂子）、水银各一两，香墨（烧，淬）三钱。

上为细末，入研药匀，以陈粟米饭为圆，如绿豆大，捏扁。每一岁儿服一圆，二岁服二圆，三岁服三圆，四岁以上服四圆，用干柿汤下，薄荷汤亦得，更量虚实加减服，利下青黏滑涎为度，乳食后服。此药不得化破。

（三百三十）朱砂圆

硼砂（研）一分，朱砂（研飞）五十两，麝香（研）、梅花脑（研）各半两，脑子（研）、牙硝（枯）各一两、甘草（浸汁熬膏）五斤，寒水石（烧通红，研）四两。

上研匀，用甘草膏和，每两作一百圆。每服一圆，含化。小儿夜多惊啼，薄荷水化下。

（三百三十一）芦荟圆

大皂角、干虾蟆（用各等分，同烧存性，为末）一两（入下项药），青黛（研）一分，芦荟（研）、朱砂（研飞）、麝香（研）各一钱。

上合研匀，用汤浸蒸饼和为圆，如麻子大。每三岁儿，服二十圆，不计时候，温米饮下，更量大小加减。

（三百三十二）人参半夏圆

半夏（汤洗七次，切，焙）、厚朴（去粗皮，姜汁炙）、丁香各四两，陈皮（去瓤）、人参（去芦）、细辛（去苗）各二两。

上为细末，用生姜汁打面糊为圆，如麻子大。三岁儿每服二十圆，生姜汤下，食后服，量儿大小加减。

（三百三十三）辰砂半夏圆

五灵脂（微炒，用酒研飞，去砂土）、朱砂（研飞）各一两，葶苈（水淘净，日干，别杵成膏）、杏仁（汤浸，去皮、尖及双仁，麸炒，别杵成膏）、半夏（汤浸七次，去滑，焙干）各半两。

上为末，入研药匀，以生姜汁煮面和圆，如小麻子大。每服五圆至七圆，淡生姜汤下，食后。

（三百三十四）六神丹

丁香、木香、肉豆蔻（去壳）各半两。上三味，用面裹同入慢灰火煨，令面熟为度，取出放冷诃子（煨，去核）、使君子仁各半两，芦荟（细研入药）一两。

上件同杵，罗为细末，以枣肉和圆，如麻子大。每服五圆至七圆，温米饮下，乳食前服。

（三百三十五）太一丹

天南星（炮）、乌蛇（酒炙，取肉）各三钱，天麻（去芦，酒浸一宿）、附子（炮，去皮脐）、麻黄（去根、节）各半两，干蝎（微炒）一钱半，白附子（炮）三钱半，白僵蚕（去丝、嘴，炒）四钱。

以上为细末，以水一升，调浸三日，以寒食面一斗拌匀，踏作曲，须六月六日，以楮叶罨七日取出，逐片用纸袋盛，挂当风，十四日可用，每曲末一两，入下项药：琥珀（研），一钱，辰砂（研飞）六钱，雄黄（研飞）三钱，甘草（炙，为末）半钱。

上合研匀，炼蜜和圆，如鸡头大。每服一圆，温水化下，不计时。

（三百三十六）大惊圆

蛇黄（火煅，醋淬九次，研飞）二钱，青礞石（研）一钱，朱砂（研飞）三钱，虾蟆麻灰、雄黄各一钱，铁粉（研）二钱半。

上研匀，以水浸蒸饼，圆如桐子大。每服一圆，煎薄荷水磨剪刀股化下，日二三服。此药治惊化涎，不用银粉。小儿脏腑、口齿、肠胃柔弱，凡用银粉药，切须慎之，则无他苦。

（三百三十七）睡惊丹

蛇黄（火煅红，米醋淬五遍，再将醋煮干为度）、天南星（碾为粉，用薄荷汁搜和为饼，炙熟）、茯苓（去皮）、铁粉（重罗）、使君子仁。

以上五味捣，罗为末各称半斤。

脑子（别研）半两，麝香（别研）一两，银箔（研）、金箔（研）各一百片。

上前项五味药末，入后项研药拌匀，糯米糊为圆，如皂荚子大，朱砂为衣。用薄荷汤磨下，五岁儿一圆分二服，三岁以下儿一圆分三四服，更量岁数加减。常服安神镇心，定惊控痰。

（三百三十八）使君子圆

厚朴（去皮，姜汁炙）、陈皮（去白）、川芎各一分，使君子仁（浸，去黑皮）一两。

上为细末，炼蜜圆如皂子大。三岁以上一粒，以下半粒，陈米饮化下。大治小儿腹痛。

（三百三十九）肥儿圆

神曲（炒）、黄连（去须）各十两，肉豆蔻（面裹，煨）、使君子（去皮）、麦糵（炒）各五两，槟榔（不见火，细剉，晒）二十个，木香二两。

上为细末，猪胆为圆如粟米大。每服三十圆，量岁数加减，熟水下，空心腹。（一方黄连、神曲、使君子各一两，槟榔，肉豆蔻各半两，木香二钱，面糊圆如萝卜子大，熟水吞下）

（三百四十）至圣保命丹

全蝎十四个，白附子、天南星（炮）、白僵蚕（直青者，炒）、朱砂（研）、麝香（研）各一钱，防风（去芦，叉）、天麻各二钱，金箔十片，蝉蜕（去泥）一钱。

上为细末，入研药和匀，以粳米煮饭，取中心软者搜为圆，每两作四十圆。初生儿半圆，乳汁化下，周岁儿一圆，金银薄荷汤化下，十岁以上有急候者二圆，薄荷汤化下。常服镇心安神化痰，除一切惊风证候。

（三百四十一）挨积圆

京三棱（炮）、丁香皮（不见火）各三两，丁香（不见火）、青皮（去白）各一两，干姜（炮）、巴豆（去皮、膜、油）各二钱半。

上件为细末，入巴豆拌匀，面醋糊为圆，如粟米大。每服五十圆至六十圆，二岁儿可服七圆至十圆，生姜汤吞下，熟水亦得，不拘时候，更量儿岁数加减与之。此药不用大黄、硇砂、汞粉之类，并是性温之药，常服消积滞，进乳食，退黄长肌。

（三百四十二）小抱龙圆

天竺黄一两，雄黄（研飞）二分，辰砂（别研）、麝香（别研）各半两，天南星（腊月酿黄牛胆中，阴干百日者。如无，只以生者去皮、脐，剉，炒熟用）四两。

上为细末，煮甘草水和圆，如皂子大。每服一圆，温水化下，百晬内者作三服，或用腊雪水煮甘草和药尤佳。

（三百四十三）蚵蚾圆

白芜荑（去皮）、黄连（去须）、蚵蚾（酒浸，去骨，焙）、胡黄连各一两半，青黛半两（为衣）。

上件碾为细末，猪胆汁面糊圆，如粟米大。每服三十圆，用饭饮吞下，食后，临卧，日进三服。

（三百四十四）人参圆

人参、丁香、陈皮（去白）、干姜（焙）、白术各一分，半夏（汤洗七次）半两。

上件捣，罗为末，炼蜜和圆，如麻子大。每三岁小儿，服一十圆，温汤下，不拘时，日二服，量儿大小加减。

（三百四十五）当归圆

白芍药、当归（微炒）、人参、芎䓖各三分，白术、甘草（炙）各半两。

上件捣罗为末，水煮面糊圆，如麻子大，三岁小儿每服十圆，粥饮下，日三服，更量儿大小加减。

（三百四十六）豆蔻香连圆

黄连（去须，微炒）三分，肉豆蔻仁二枚，丁香一分，木香、诃黎勒（炮，去核）各半两。

上捣罗为末，以粟米粥和圆黍米大。三岁儿服十圆，粥饮下。

（三百四十七）龙骨圆

黄连（去须，微炒）、黄柏、白龙骨、诃黎勒皮（炮，去核）、木香各一分，当归（微炒）、干姜（炮）、白矾（枯研）各半两，胡粉（微炒黄）三分。

上件捣，罗为末，炼蜜和圆，如绿豆大。三岁儿每服十圆，温粥饮下，日三服，量儿大小临时加减。

（三百四十八）镇心至宝丹

天南星（煨）、白附子（炮）、雄黄（研）、干蝎各半两，白僵蚕（去丝、嘴，炒）、郁金各一两，龙脑（研）、麝香（研）各二钱半，辰砂（研）一分，腻粉二钱，滑石（末）二两。

上为细末，炼蜜为圆，如皂荚子大，金、银箔为衣。每服一圆，食后，临卧薄荷汤下。常服镇心神，凉咽膈。

（三百四十九）小黄连阿胶圆

肉豆蔻、茯苓（去皮）、诃子（炮，去核）各一两，黄连（去须，微炒）二两。

上为细末，用阿胶一两醋煎溶，搜为圆，如粟米大。每服一岁儿十粒至十五粒、二十粒，用温饮下，随乳亦得，更量岁数加减服，不计时候。

（三百五十）蛇头圆

蛇含石十个（煅三度，醋淬，却用甘草汤煮，出酸气，研飞，为细末），铁腻粉、五灵脂（酒浸，去砂）、神砂（研）、蝎梢、白附子（炮）、郁金（炮）各二两，龙脑（别研）半两，麝香（研）一两，花蛇头十个（酒浸，去骨，用齿并肉）。

上为细末，面糊为圆，如鸡头大。每服一圆，薄荷自然汁磨，以井花水化开，量儿大小加减与服。

（三百五十一）五疳消食圆

麦糵、使君子（去皮，炒）、黄连（去须，微炒）、橘红（焙）、草龙胆、芜荑。

上等分为细末，粟米糊为圆，如粟米大。每服二三十圆，空心，米饮吞下，不拘时候，量儿岁数加减。

（三百五十二）秘传神仙消痞圆

斑蝥二十个（去头、足、翼，用糯米半升同炒，候米焦黄色为度，去米不用），巴豆（去皮，取霜）二十粒。

上先将斑蝥碾为细末，却入巴豆霜同研令匀，用米糊为圆，如小绿豆大。小儿三岁以前，每服三圆，五更初，茶清下，更量岁数，虚实，加减与服。此药神妙。

（三百五十三）小驻车圆

当归（去芦）二两，诃子（炮，去核）一两，干姜（炮）、黄连（去须）各三分。

上为细末，用阿胶一两三分，水煎成汁，搜和为圆，如粟米大。每一岁儿服十粒至二十、三十粒，温饭饮下，随乳亦得，更量岁数加减与服。

（三百五十四）虾蟆圆

虾蟆、使君子（炒）、皂角（烧）各二两，青黛二两半，龙胆草（去草）四两，雄黄（研，飞）二两。

上为细末，入研药令匀，水糊为圆，如粟米大。每一岁儿七粒，二岁十粒，三岁二十粒，随乳下，饭饮亦得，不计时候。

（三百五十五）磨积圆

干漆（炒）、丁香各一两，青皮（去白）、京三棱（炮）各六两，蓬莪术半斤。

上为细末，水糊为圆，如粟米大。每二岁儿，可服五圆，淡姜汤吞下，不拘时候，更量岁数，虚实，加减与之。

（三百五十六）龙胆圆

龙胆草（去芦）、黄连（去须，微炒）、青皮（去白）、使君子（去皮，炒）。

上等分为细末，猪胆汁和为圆，如萝卜子大。每服二十粒，以意加减，临卧热水下。

附 2

古今药物剂量及丸剂规格

说明：本章将各朝代剂量、规格换算为现代的用法。

1. 长度

10 分=1 寸，10 寸=1 尺，10 尺=1 丈，10 丈=1 引。商代，一尺约 16.95cm；周代，一尺约 23.1cm；秦时，一尺约 23.1cm；汉时，一尺 21.35～23.75cm；三国，一尺约 24.2cm；南朝，一尺约 25.8cm；北魏，一尺约 30.9cm；隋代，一尺约 29.6cm；唐代，一尺约 30.7cm；宋元时，一尺约 31.68cm；明清时，木工一尺约 31.1cm；现代，1 尺=1/3 米（约 33.3cm）。

2. 体积

2 龠（yuè）=1 合，10 合（gě）=1 升，10 升=1 斗，10 斗=1 斛（宋以后 5 斗是 1 斛），1 升=200 毫升（东汉），1 升=600 毫升（唐代），1 升=664.1mL（宋代），1 升=1000mL（现代）。

《本草纲目》：4 刀圭为 1 撮，10 撮为 1 勺，10 勺为 1 合，

10合为1升。

3. 质量

1石=4钧，1钧=30斤，1斤=16两，1两=10钱，1钱=10分，1分=10厘，1厘=10毫，1斤=500g，1两=31.25g。

《伤寒论》1斤=250g，1两=15.625g，1铢约0.65g。

汉代：十黍为一累，十累为一铢，六铢为一分，四分为一两，十六两为一斤。

4. 丸剂规格

一弹丸=一鸡子黄=40梧桐子=80大豆=160小豆=480大麻子=1440细麻子=1280黍

现代测定：粟大0.0025mL；黍大0.015mL；小豆大0.07mL；大豆大0.22mL；梧桐子大0.25mL；枣核大0.65mL；枣大6mL；鸡子黄大10.6mL。1钱匕约合1.82mL：含金石药约1g；草本药约0.7g；五味子大0.11mL；麻子仁（火麻仁）0.025mL。

5. 特殊药物剂量

方寸匕：依古尺正方一寸所制的量器。形状如刀匕，一方寸匕容积约等于现代的2.7mL；其重量，金石药末约为2g，草木药末约为1g。

字：古以铜钱抄取药末，钱面共有四字，将药末填去钱面一字之量，即称一字。

铢：古代衡制中的重量单位，汉代以二十四铢为一两，十六两为一斤。

钱匕：用汉代的五铢钱币抄取药末以不落为对，贿称一钱匕，分量比一方寸匕稍小，合一方寸匕的十分之六七。半钱匕者，系用五铢钱的一半面积抄取药末，以不落为度，约为一钱匕的 1/2。钱五匕者，是指药末盖满五铢钱边的五字为度，约为一钱匕的 1/4。

刀圭：形状像刀头的圭角，端尖锐，中低洼。一刀圭约等于一方寸匕的 1/10。

《太平惠民和剂局方》丸剂索引